Amitai Etzioni
Die zweite Erschaffung des Menschen

Für Mike und Dari, meine Jüngsten

Amitai Etzioni

Die zweite Erschaffung des Menschen

Manipulationen der Erbtechnologie

Westdeutscher Verlag

Titel der Originalausgabe: Genetic Fix. The Next Technological Revolution.
Aus dem Amerikanischen übersetzt von Hanne Herkommer.

© 1973 by Amitai Etzioni
© 1977 für die deutsche Sprache: Westdeutscher Verlag GmbH, Opladen
Umschlaggestaltung: Hanswerner Klein, Opladen
Satz: E. Henniger, Wiesbaden

Alle Rechte vorbehalten. Auch die fotomechanische Vervielfältigung des Werkes (Fotokopie, Mikrokopie) oder von Teilen daraus, bedarf der vorherigen Zustimmung des Verlages.

ISBN-13: 978-3-531-11393-7   e-ISBN-13: 978-3-322-83788-2
DOI: 10.1007/978-3-322-83788-2

Inhalt

Vorwort zur deutschen Ausgabe 9

Vorwort 11

Persönlicher Dank 16

Einleitung: Eine Reise nach Paris 17

Teil I: Erster Tag 21
1. Kapitel: Ein Überlick: Was braut sich über uns
   zusammen? 22
   Sollen und dürfen wir Wissenschaft einfach
   publizieren? 33
   Ein Diener Gottes 48
   Ein Kollektivgewissen? 55

Teil II: Zweiter Tag 71
2. Kapitel: Ein Befürworter der künstlichen Befruchtung   72
3. Kapitel: Sind wir dabei, unsere Gene zu verderben? . 100
4. Kapitel: Sollen wir eine höhere Rasse züchten? . . . 124
   Heilen oder Züchten? 124
   Individualtherapie 128
   Gesellschaftstherapie 131
   Eine Gesellschaft wird gezüchtet 136
   Individuen werden gezüchtet 145
   Die schiefe Ebene — oder das Postvirginitäts-
   problem 154
   Der technische Faktor im gesellschaftlichen
   Mixtum 158

Teil III: Dritter Tag 167

5. Kapitel: Das Recht des Bürgers, Bescheid zu wissen, zu entscheiden, zuzustimmen und als Spender zu fungieren 168
   Die Notwendigkeit einer lenkenden Instanz . . 168
   Zwei Forscher experimentieren mit Babies . . 173
   Fürsprecher der ärztlichen Seite 188
6. Kapitel: Die Pille – für *meine* Tochter nicht 199
7. Kapitel: Eine Prioritätenfrage 216
   Gerechtigkeit in der Gesundheitsversorgung . . 216
   Die Kommission wird konzipiert 227

Nachschrift: Der weite Weg zum sozialen Wandel 233
   Mehr als eine Resolution 233
   Der Hastings-Report über Massenuntersuchungen 236
   Die „Bill of Rights" des Patienten 241
   Abtreibungsbestimmungen 244
   Medizinische Kontrollorgane 246
   Die Mondale-Vorlage, wiederaufgenommen und weitergeführt 248

Anhang 1: Die Warnung der Food and Drug Administration (FDA) vor der Anti-Baby-Pille 251
Anhang 2: Praktische Hinweise für werdende Eltern von Dr. Virginia Apgar 255
Anhang 3: Die „Bill of Rights" des Patienten 257
Anhang 4: Erklärung zur Frage des Todes („Erklärung von Sydney") 260
Anhang 5: Orientierungshilfen für Ärzte bei der Klinischen Forschung („Erklärung von Helsinki") 262
Anhang 6: Eine nationale Beratungskommission für Fragen der Gesundheit, Wissenschaft und Gesellschaft (Die Mondale-Vorlage) 266

Anhang 7: „Geschlechtsbestimmung, Wissenschaft und
          Gesellschaft", von Amitai Etzioni 271
Anhang 8: Ethische und soziale Probleme der Gen-Diagnose 292

Anmerkungen 304

Personenregister 317

Sachregister 319

Vorwort zur deutschen Ausgabe

Seit der amerikanischen Veröffentlichung von *Genetic Fix* im Jahre 1973 hat sich einiges getan, was den Problemen, die das Buch anspricht, und den Anregungen, die es geben möchte, eher mehr als weniger Aktualität verleiht. Vor allem ist Senator Mondale, dessen Politik in Fragen der Biomedizin mit unserem Buch übereinstimmt, inzwischen Vizepräsident der Vereinigten Staaten geworden, und zwar ein sehr aktiver. Die Chancen für eine Verwirklichung seiner (und unserer) Vorstellungen sind damit beträchtlich gestiegen.

Durch einige Gerichtsentscheidungen, in denen die Frage verhandelt wurde, ob und unter welchen Umständen ein Arzt die Behandlung seines Patienten abbrechen darf, ist auch die öffentliche Aufmerksamkeit für die hier angeschnittenen Probleme gewachsen. Während der Prozesse kam eine wahrhaft weltweite Diskussion über die impliziten medizinischen, ethischen und rechtlichen Probleme in Gang sowie über die Macht- und Autoritätsfrage: wer soll entscheiden. Als vorläufiges Resultat ergibt sich, wie mir scheint, eine größere Klarheit bezüglich der möglichen Alternativen und eine Art Gewaltenteilung (so wurde in Kalifornien vor kurzem ein Gesetz verabschiedet, das es dem Patienten gestattet, seinem Arzt bindende Anweisungen hinsichtlich einer Beendigung seiner Behandlung zu geben).

Zwei weitere richtungweisende Entscheidungen blieben indes noch wenig beachtet: ich denke erstens an die Entscheidung, ein Forschungsprojekt abzubrechen, weil es als unmoralisch angesehen wurde, geschehen bei einer Harvard-Untersuchung über Kinder mit XYY-Chromosomenstruktur (vgl. hierzu die Ausführungen im Buch bes. S. 27 f.). Nicht daß ich mit dieser speziellen Entscheidung unbedingt übereinstimme, ich kann jedoch feststellen, daß sie den Blick auf die Notwendigkeit einer generellen Überwachung der Forschung gelenkt hat. Und ich denke zweitens an den, wie ich meine, dringend notwendigen Beschluß, die Forschungsarbeit über DNS (Desoxyribonukleinsäure = chemische Basis von Vererbung) nationaler und internationaler Kontrolle zu unterstellen. Vielleicht reicht die Überwachung, wie sie heute ausgeübt wird, noch nicht aus, trotzdem bedeutet sie einen gewaltigen Schritt vorwärts in die Richtung, in die wir gehen müssen.

Schließlich ist in den USA eine nationale Kommission zum Schutze des Menschen vor wissenschaftlichen und medizinischen Experimenten eingesetzt worden. Alle Forscher, die öffentlich unterstützt werden wollen, müssen heute offenlegen, wie sie die informierte Zustimmung ihrer Versuchspersonen sicherzustellen und deren Rechte zu wahren gedenken.

Es braucht nicht erwähnt zu werden, daß diese Probleme alle Länder und alle Völker betreffen. Viren, Kettenreaktionen, unmoralische Praktiken kennen keine nationalen Grenzen. Deutschland ist heute eines der wichtigsten Zentren der Wissenschaft und Medizin. Es könnte deshalb eine entscheidende Rolle bei der Entwicklung neuer Werte und neuer Institutionen spielen, deren es bedarf, soll sich die Wissenschaft in einem verantwortungsvolleren Kontext entwickeln als bisher.

Amitai Etzioni

Vorwort

Wenn Sie sich von der einen oder anderen der folgenden Fragen betroffen fühlen, sollten Sie sich unbedingt Klarheit über den neuesten Stand der Genetik verschaffen, sowie über die Aussichten, Rechte und Möglichkeiten, die Sie auf diesem Gebiet haben.
- Können, dürfen und sollen Sie daraufhin untersucht werden, ob Sie, ohne es zu wissen, in Ihren Genen eine Krankheit mit sich herumtragen, die Sie in späteren Jahren an den Rollstuhl fesselt? (Wissenschaftler haben über 1500 Krankheiten identifiziert, die teilweise oder ausschließlich genetisch bedingt sind).[1]
- Falls Sie an ein weiteres Kind denken: Kennen Sie die Schritte, die Sie bereits jetzt unternehmen können, damit es ein normales Kind wird, Schritte, die verhindern, daß Sie ein durch Phenylketonurie (PKU, Brenztraubensäure-Schwachsinn) zurückgebliebenes oder ein mongoloides Kind bekommen (eine Tragödie, die in Amerika unter 600 Geburten einmal eintritt) oder ein Kind, das das Opfer eines anderen verheerenden Leidens ist?
- Wenn Sie wollen, daß Ihr nächstes Kind mit Sicherheit ein Junge bzw. ein Mädchen wird: Wissen Sie, was Sie tun müssen, um das gewünschte Resultat zu erreichen? Und welche Vorkehrungen können Sie treffen, um verschiedene andere biologische Merkmale wie Größe, Aussehen und möglicherweise den Intelligenzquotienten zu beeinflussen?
- Wenn Ihre Nieren oder andere lebenswichtige Organe versagen: Wissen Sie, wovon es abhängt, ob Ersatz gefunden werden kann oder nicht? Ob das erforderliche Geld da ist? Ob Ärzte, Schwestern und technisches Personal entsprechend ausgebildet sind?
- Sollen Sie als Bürger Experimente billigen, mißbilligen oder zu verhindern suchen, in denen versucht wird, Babies mittels künstlicher Befruchtung in der Retorte zu züchten und von

Menschen Xerox-Kopien anzufertigen? (Die Experimente auf diesem Gebiet nehmen von Tag zu Tag zu.)
— Sollte unser Staat anordnen, daß jedermann seine Gene überprüfen läßt, ehe er heiratet? Sollen Menschen mit „kriminellen" Chromosomen (XYY) keine Kinder haben dürfen?
— Soll die neue Genetik dazu verwandt werden, eine gesündere und höhere Rasse heranzuzüchten?
— Und wer soll all diese Entscheidungen treffen? Sie? Ihr Arzt? Die Regierung? Ein Rat der Weisen?

Diese und ähnliche Fragen müssen in naher Zukunft angepackt werden, weil uns bereits eine weitere technologische Revolution ins Haus steht. Im Augenblick erleben wir mit, wie eine Epoche zu Ende geht, eine Epoche, die von der Industriellen Revolution geprägt ist, von wirtschaftlichen und technokratischen Interessen beherrscht und von einer gigantischen Produktionsmaschinerie angetrieben wird. Zugleich ist diese Epoche ein Zeitalter, in dem unsere Fähigkeit zu denken, zu analysieren und — das vor allem — unsere Kräfte human und verantwortungsbewußt zu lenken mit dem Wachstum unserer physisch-technischen Potenz nicht Schritt gehalten hat. Wir sind eine Art Frankenstein geworden, bisweilen ziemlich rücksichtslos und grausam.

Die neue Revolution, die auf Entwicklungen in Biologie und Physiologie basiert, wird sich auf die chemische Zusammensetzung unserer Gene und unseres Gehirns in ähnlicher Weise auswirken, wie die Industrielle Revolution sich auf unsere Muskelkraft ausgewirkt hat. Natürliche Prozesse werden in noch größerem Umfang der menschlichen Steuerung unterliegen. In diesem neuen Zeitalter werden „Gegebenheiten" zu Fragen und Problemen, über die wir diskutieren, streiten und in denen wir Entscheidungen treffen können und müssen. Die neue Revolution wird unsere Fähigkeit, sowohl Schlimmes wie Gutes zu tun, gewaltig steigern, sie wird uns kolossale neue Kräfte und Verantwortlichkeiten aufbürden, angefangen bei der Möglichkeit der Massenproduktion identischer Säuglinge bis hin zur Fähigkeit, Erbkrankheiten auszulöschen.

Sicher, im Augenblick stehen wir noch ganz am Anfang. Noch können wir keine Babies im Labor nach den Anweisungen eines Konstrukteurs züchten. Von dem Tag, an dem wir identische Kopien unserer selbst zu hinterlassen vermögen, dürften uns noch

Jahrzehnte trennen, und die Möglichkeit, ein fehlerhaftes Gen zu korrigieren oder gar ein neues zu komponieren, dürfte einer eher noch ferneren Zukunft angehören. Dennoch, es gibt eine Vielzahl von Dingen, die wir heute schon, noch in diesem Jahr oder zumindest in allernächster Zukunft tun können. Wenn ich mich auf diese aktuellen Entwicklungen konzentriere, so einmal, weil ich damit ein höheres Maß an Realität in die Diskussion zu bringen hoffe, als dies mit Spekulationen über eine ferne Zukunft möglich ist, und zum anderen, weil die persönlichen, gesellschaftlichen und moralischen Fragen und Probleme, die heute durch bestimmte Schritte aufgeworfen werden, prinzipiell die gleichen sind, wie auch zukünftige Entwicklungen sie mit sich bringen werden. Um deutlich zu machen, daß wir uns in der Anfangsphase des Zeitalters der genetischen *Steuerung* befinden, spreche ich von genetischer „Planung". Wir sind *heute* bereits in der Lage, an unserem biologischen Erbe herumzubasteln, wir können bestimmen, wo etwas falsch läuft, und können Verbesserungen vornehmen. Mehr noch, während wir eine Zeitlang jeden aktiven Eingriff auf diesem Gebiet vermieden — erinnerte er uns doch allzusehr an die eugenischen Versuche der Nazis —, gibt es nun eine immer vernehmlichere Forderung nach einem genetischen Elixier, nach genetischer Planung.

Würde ich nicht befürchten, damit Zweifel an der Ernsthaftigkeit des Buches zu erwecken, so könnte sein Titel auch lauten: *Was Ihnen Ihr Arzt nicht sagt, und was Ihr Abgeordneter nicht weiß — über die neue Genetik*. Dieses Buch ist nämlich nicht in erster Linie eine Chronik der jüngsten wissenschaftlichen Entwicklungen; es konzentriert sich vielmehr auf Ihr Recht, von vorhandenen Möglichkeiten und deren Folgen zu erfahren, auf Ihr Recht, bezüglich der Entscheidungen, die uns heute aufgebürdet sind, auf dem Laufenden gehalten zu werden, auf Ihr Recht, selbst darüber zu entscheiden, ob Sie die genetische Planung auf sich selbst, auf Ihr nächstes Kind und — gemeinsam mit Ihren Mitbürgern — auf das biologische Erbe und die Zukunft der Nation angewendet wissen wollen.

Dieses Buch ist Teil meiner Bemühungen, die Aufmerksamkeit auf die schwerwiegenden Implikationen der genetischen Steuerung zu lenken — Implikationen für Sie, für mich, für unsere Gesellschaft und für die Zukunft der menschlichen Gattung insgesamt. Was wird demnächst im Namen von Wissenschaft und Fortschritt mit uns passieren? Wie können wir die neue Kraft so kanalisieren und lenken, daß die Qualität unseres Lebens gesteigert wird?

Zwei Maßnahmen sind in meinen Augen dringend erforderlich: zum einen Stimulierung und Aktivierung jener passiven Mitglieder der Gemeinschaft, die es der Wissenschaft ermöglichen, die Gesellschaft egal welchen Laborerrungenschaften anzupassen, zum andern sanfte Beruhigung jener, die jeden technologischen Fortschritt hysterisch ablehnen. Was wir am nötigsten brauchen, ist eine gesteigerte Fähigkeit, zu unterscheiden, zu urteilen und zu prüfen – kurz eine größere Reife. Wir brauchen diese Fähigkeiten, um von den neuen und höchst revolutionären wissenschaftlichen Errungenschaften profitieren zu können, ohne von ihnen erdrückt zu werden. Wir müssen lernen, die neuen Mittel und Instrumente zu unserem Wohle zu gebrauchen, statt unsererseits der Ausbeutung durch sie anheimzufallen. Die Grundfrage lautet: *Werden wir diese dramatischen Neuerungen einsetzen, um die Priorität unserer Werte wiederherzustellen, oder werden wir es zulassen, daß sie sich einfach jenen anderen instrumentellen Kräften hinzuaddieren, die uns blind ihren eigenen Zielen unterordnen oder von tyrannischen Herrschern mißbraucht werden?*

Dieses in gewisser Weise recht persönliche Buch handelt vornehmlich von meinen Erfahrungen und Empfindungen während eines internationalen Expertentreffens, auf dem die neuesten wissenschaftlichen Erkenntnisse, d. h. die Grundlagen der Technologie von morgen, diskutiert wurden. Darüber hinaus enthält es meine eigenen Versuche, in dieser Richtung zu arbeiten, und zeigt, wie weit ich dabei gekommen bin (nicht sehr weit, wie ich gleich vorausschicken möchte).

Aber weshalb ein persönlicher Bericht? – Weil die nackte Wiedergabe von Expertenäußerungen der Trennung von Verstand und Gefühl, die der Fluch unserer modernen Zivilisation ist, nur weiter Vorschub leisten würde. Wenn ich mich darauf beschränkte aufzulisten, wieviele Menschen sterben, weil es an künstlichen Nieren oder einer Gewebebank auf nationaler Ebene fehlt, wenn ich nur die Zahl der Kinder nennen würde, die wegen der an ihnen durchgeführten Experimente unter schrecklichen Krämpfen umkamen (s. Seite 25–26, 137–141), oder einfach Statistiken über jene Tausende ungewollter mongoloider Babies zusammentrüge, dann hieße das kurzen Prozeß machen mit den durch eine schrankenlose, fehlgeleitete oder nicht genutzte Technologie verursachten Qualen, den persönlichen Tragödien und den gesellschaftlichen Kosten. Ich fühlte mich deshalb verpflichtet, neben der Darstellung wichtiger Faktoren und Daten und neben der Dokumentation (vgl. die Anmerkungen, beginnend auf Seite 304, jeweils zu den Kapiteln) auch das menschliche Moment hinter den Erscheinungen und Ziffern zu benennen.

Ähnlich vermögen auch die abstrakten Begriffe aus Soziologie, Psychologie oder politischer Wissenschaft die Probleme, die sich durch die neuen Fortschritte in der biologischen und medizinischen Forschung ergeben haben, nicht voll auszudrücken. Sie erfassen die Schwierigkeiten einfach nicht in vollem Umfang, auf die ich und andere bei dem Versuch gestoßen sind, Wissenschaftler, Ärzte, Gesetzgeber, Moralisten, aber auch die Bürgerschaft im allgemeinen zu jener Art von verbindlicher Mitarbeit zu bewegen, deren es bedarf, wenn wir den wissenschaftlichen Fortschritt kritisch beurteilen und sinnvoll nutzen wollen. Ich hoffe deshalb, trotz der meiner Analyse wie auch meinen Empfehlungen zugrundeliegenden explizit gesellschaftspolitischen Theorie[2] mit meinem Bericht über das, was geschah, als ich und andere versuchten, in diese Fragen einzudringen, ein Gefühl für die Komplexität der genetischen Probleme und der in diesem Zusammenhang wirksam werdenden Kräfte vermitteln zu können.

Wenn mehr Menschen, die die Entwicklung der Genetik mit Bedenken verfolgen, sich über diese Fragen informieren, dann werden sie ihrerseits in der Lage sein, die Allgemeinheit aufzuklären und ihr den Umgang mit diesen Dingen zu erleichtern – Dinge, die viel zu wichtig sind, um allein den Experten oder irgendeiner Regierung überlassen zu bleiben.

Im Unterschied zu einigen anderen Abhandlungen zu diesem Thema konzentriert sich dieses Buch auf die nahe Zukunft. Vorauszusagen, was im Jahr 2000 sein wird, ist einfach – nur wenige von uns werden zur Rechenschaft gezogen werden, wenn wir uns als falsche Propheten erweisen; zudem können wir sowieso nur sehr wenig für eine Zeit tun, die in so weiter Ferne liegt. Einige lebenswichtige Fragen hingegen, und zwar persönliche wie allgemeine, müssen unverzüglich beantwortet und praktisch in Angriff genommen werden. Mit ihnen will sich die vorliegende Arbeit beschäftigen.

Persönlicher Dank

Wichtigste Quelle dieses Buches sind die Referate und Diskussionsbeiträge von Teilnehmern an einer Tagung, die Dr. Simon Btesh, Generalsekretär des Council for International Organizations of Medical Sciences (CIOMS), organisiert und einberufen hatte. Die auf der Konferenz vorgelegten Referate werden zitiert oder zusammengefaßt, der volle Wortlaut wird nicht wiedergegeben. Diskussionsbeiträge werden mit geringfügigen redaktionellen Veränderungen wörtlich übernommen; allerdings handelt es sich auch hier wieder nur um Teile, nicht um die volle Diskussion. Um Wiederholungen zu vermeiden, werden in einigen Fällen Redebeiträge, die von verschiedenen Konferenztagen stammen, aber das gleiche Thema betreffen, gemeinsam zitiert. Kopien der vollständigen Konferenzprotokolle sind bei CIOMS (c/o Weltgesundheitsorganisation, Avenue Appia, 1211 Genf 27, Schweiz) erhältlich. Die Teilnehmer und Organisatoren der Tagung sind also allesamt Ko-Autoren dieses Buches. Für die Erlaubnis, sie zitieren zu dürfen, danke ich ihnen.

Zu Dank verpflichtet bin ich außerdem Sue Bruser, Nancy Castleman, Joshua Freeman, Ani Hurwitz, Carol Morrow und Mary Helen Shortridge. Sie alle haben die ersten Fassungen des Buches mit wervollen Kommentaren versehen. Carol Morrow war mir zudem eine sorgfältige und gewissenhafte Assistentin während des ganzen Projekts. Stephanie Fins half beim Korrekturlesen. Erste Entwürfe des Manuskripts lasen und kommentierten Prof. Bernard Barber und Prof. James Wechsler; Prof. Arthur G. Steinberg und Prof. George Fraser danke ich für ihre Diskussion zum Thema „Verderben wir unsere Gene?" Dr. Leonard Castleman beantwortete mir bereitwillig eine Reihe von medizinischen Fragen. Sue Braser, Pat Fleury und Lynn Friedman schrieben die verschiedenen Fassungen des Manuskripts für mich. Gwen Cravens besorgte die aufmerksame Schlußredaktion.

Das Center for Policy Research schließlich ermöglichte die Arbeit insgesamt.

Einleitung: Eine Reise nach Paris

Als ich jüngst zu einer internationalen Tagung nach Paris eingeladen wurde, zögerte ich nicht lange und sagte zu. Professoren werden heutzutage ja ständig gebeten, nach Kyoto, Dubrovnik oder Lago Bellagio zu jetten, um sich gegenseitig ihre Fachkenntnisse mitzuteilen, wobei diese Vergnügungsreisen auf Staatskosten häufig nicht das sind, wozu sie hochgejubelt werden. Indes — der Gedanke an Paris im September war zu verlockend: die Touristen würden verschwunden, die Pariser aus den Ferien zurück sein, und die kleinen Restaurants würden wieder geöffnet haben . . .

Aber nicht nur das frühherbstliche Paris und die Gelegenheit, wieder einmal zu professorieren, ließen sich mich die Einladung bereitwillig annehmen und meine Angst vor dem Fliegen und vor allen anderen Mühen des Reisens hintanstellen. Das Thema der Tagung sollte lauten "Jüngste Fortschritte in Biologie und Medizin; ihre sozialen und ethischen Implikationen". Fürwahr ein zeitgemäßes Thema! Die Entwicklung auf diesen Gebieten schreitet immer schneller voran, und ihre Folgen für Gesundheit und Tod potenzieren sich — im Guten wie im Bösen.

Veranstalter solcher Spezialistentreffen sind häufig Gruppen oder Institute mit einem guten Herzen — und einem Gönner —, jedoch mit wenig Konferenzerfahrung. Und so findet sich in vielen Fällen eine internationale Garnitur von Schreiberlingen, Machern und Apparatschiks zusammen; die wenigen weltfremden Gelehrten und echten Experten, die anreisen, gehen in dem Geschiebe unter, und die Treffen arten bald in ein seichtes Gemisch aus Cocktailparties und Stadtrundfahrten aus. Die Pariser Konferenz aber sollte vom Council for International Organizations of Medical Sciences (bekannt als CIOMS), einer Schöpfung der Weltgesundheitsorganisation und der UNESCO, veranstaltet werden. Unter solcher Schirmherrschaft mußte die Tagung einfach nützlich und sinnvoll sein.

Die Probleme, die die neuen Entwicklungen in der Biologie

aufwarfen, hatten mich bereits auf eine sehr persönliche Weise tangiert. Seit 1967 war ich Vater von drei netten Jungen, und meine Frau und ich überlegten, ob wir noch ein Kind haben wollten. Was konnten wir tun, damit es ein Mädchen würde? Irgendwo hatte ich gelesen, das Geschlecht des Embryos bestimme sich danach, in welchem Stadium des Menstruationszyklus die Befruchtung stattfindet. Nach einem Gespräch mit einem Arzt und einem Tagesausflug in die medizinische Bibliothek wußte ich mehr über die Frage der Geschlechtswahl, als ich jemals hatte wissen wollen. Ich erkannte zwar, daß uns derzeit eine Wahl nicht offenstand (bald danach bekamen wir unseren vierten Jungen), stellte jedoch fest, daß Wissenschaftler dabei waren, verschiedene Verfahren zu entwickeln, die eine Wahl des Geschlechts ermöglichen würden. Weiter stieß ich auf erstaunlich solide Angaben darüber, was geschähe, wenn jedermann die Freiheit der Wahl hätte, nach der ich begehrte: das größere Glück auf seiten derer, die wählen konnten, würde eine recht schwerwiegende Störung und Erschütterung der Allgemeinheit nach sich ziehen. Untersuchungen ergaben, daß ein beträchtlicher „männlicher Überschuß" entstehen würde, wenn jedes Elternpaar bekam, was es sich wünschte. Die sozialen Folgen eines solchen Überschusses, so meine Schlußfolgerung, reichten von ungünstig bis untragbar. Ein wachsender Teil der Bevölkerung würde keinen Ehepartner finden; Homosexualität und Prostitution würden aller Wahrscheinlichkeit nach zunehmen. Und – da es weniger Frauen gäbe, würde es weniger Menschen geben, die sich für Kultur (Bücher, Theater, Kunst) interessierten oder sich mit der moralischen Erziehung der Kinder befaßten (nach wie vor Spezialaufgabe der Frauen); andererseits würde es mehr Menschen geben, die konkurrierenden, materialistischen Betätigungen nachgingen (also noch mehr männliche Welt). Aus dem gleichen Grunde würden die Gewaltverbrechen zunehmen (90,4 % aller Gewaltverbrechen und 81,3 % aller Eigentumsdelikte in den Vereinigten Staaten im Jahr 1970 wurden von Männern begangen).[1]

Da ich mich stets in irgendeiner öffentlichen Angelegenheit engagiere, zögerte ich nicht, meine frisch erworbene Weisheit mit den Lesern von *Science* (ein Wiederabdruck des Artikels findet sich in Anhang 7) und – mit Hilfe der Massenpresse – auch mit den Lesern all der Blätter in der Welt zu teilen, die die Geschichte aufgriffen (und wenn es sich um Sex handelt, darf man ihrer Aufmerksamkeit stets sicher sein). Im Lauf der Zeit wuchs mein Interesse an der Sache und ich fuhr fort, die sozialen und moralischen Fragen und Probleme, die durch andere bereits eingetretene sowie durch absehbare Erfolge in der biologischen und medizinischen Forschung aufgeworfen wurden, zu untersuchen und darüber zu schreiben. Just in diesem Moment kam die Einladung. Deshalb — auf nach Paris!

Teil I:

Erster Tag

Erstes Kapitel

Ein Überblick: Was braut sich über uns zusammen?

Als ich in Raum X des UNESCO-Gebäudes in Paris auf dem Podium saß, im Begriff, den am „runden Tisch" versammelten Experten eines der beiden Eingangsreferate vorzutragen, verspürte ich Aufregung. Der Saal war riesig. An die vorderen Reihen, die mit Wissenschaftlern aus nah und fern besetzt waren, schloß sich Sitzreihe um Sitzreihe an, jeder Platz mit Schreibpult und Mikrophon versehen und den Botschaftern der UNESCO-Länder vorbehalten, dahinter weitere Reihen für die Vertreter internationaler wissenschaftlicher Vereinigungen und schließlich die Plätze für die Presse. Die schalldichten Zellen der Simultanübersetzer überblickten den gesamten Raum.

Dr. Alfred Gellhorn, Dekan der medizinischen Fakultät der Universität von Pennsylvania, führte den Vorsitz. In seinen einleitenden Worten formulierte er die Kernfrage der Tagung. Man gehe heute, so sagte er, nicht mehr umstandslos davon aus, daß der Fortschritt in der medizinischen und biologischen Forschung per se eine gute Sache sei; und er berief sich auf acht in jüngster Zeit erschienene Forschungsberichte, die sämtlich die „Adäquanz der Klugheit der Gesellschaft im Umgang mit dem explosionsartig zunehmenden biomedizinischen Wissen" zum Thema hatten. Er führte aus: „Genauso wie wir sehen, daß nukleare Energie zu konstruktiven und zu destruktiven Zwecken genutzt werden kann, so erweitert die spektakuläre Entdeckung von DNS (= Desoxyribonukleinsäure) als der chemischen Basis von Vererbung das Wissen des Menschen über die Natur auf so enorme Weise, daß nun die ungeheure Verantwortung auf ihm lastet, diese neuerworbene Wissensmacht auch klug zu nutzen".

Ich versuchte, in den Gesichtern mir gegenüber im Saal zu lesen: Fragten sie sich auch, wie ich es tat, mit welchem Grund wir erwarten konnten, daß der Mensch auf diesem Gebiet klüger sein würde als auf anderen? Ein Satz kam mir in den Sinn, den ich häufig in Vorlesungen benutze und der stets lebhafte Zustimmung auslöst: „Wenn es irgend etwas Törichtes gibt, das getan werden kann, dann wird sich früher oder später eine Regierung finden, die es tut."

Gellhorn zählte inzwischen einige der von ihm sogenannten „Alptraummöglichkeiten infolge von fundamentalen wissenschaftlichen Entdeckungen" auf. Er wies auf die Möglichkeiten des Klonens hin — der Erzeugung einer Fülle von genetisch identischen Personen, d. h. des Xeroxens von *Menschen* —, dessen Ergebnis „*bestenfalls* außerordentlich langweilig sein dürfte". Er sagte, daß dieselben Verfahren der genetischen Steuerung, die heute zur Behebung von genetischen Mängeln entwickelt werden, die schwere Krankheiten verursachen, auch zur Züchtung von Menschen mit außergewöhnlicher physischer Kraft benutzt werden könnten.

Dr. Gellhorn verzichtete darauf, die enorme Last abzuwägen, die die Verfügbarkeit eines solchen Verfahrens der Gesellschaft aufbürden würde. Was sollte man züchten? Fußballspieler, Infanteriesoldaten, Musiker? Energische und kämpferische oder ruhige, friedfertige und willfährige Menschen? Eine verfeinerte Menschengattung, die nur in einer extrem luxuriösen Umwelt leben konnte oder eine robuste, die auch einen Zusammenbruch der modernen Zivilisation überstehen würde?

Die fast sichere Unmöglichkeit, einen Konsensus darüber herbeizuführen, welche Gattung zu züchten sei, und der darin liegende Konfliktstoff für jede Gesellschaft, die solche Entscheidungen in möglicherweise unangenehm naher Zukunft fällen mußte, fanden einen treffenden Ausdruck in zwei Nebenbemerkungen, die ich während der Konferenz aufschnappte. Die eine war eher heiterer Natur, die andere tiefernst. Beide bezogen sich auf die Arbeit des verstorbenen Dr. H. J. Muller, eines renommierten Professors der Universität Indiana und führenden Verfechters der genetischen Steuerung. Müller hatte geschrieben, man müsse eine Spermenbank *überragender* Gene — etwa von genialen Geistesgrößen und von Baseballhelden — für Leute einrichten, die nach künstlicher Befruchtung verlangten. Ein französischer Professor bemerkte in Reaktion auf Muller: „Was heißt überragend? Mir wäre niemals eingefallen, Baseballspieler miteinzubeziehen; ich hätte auf Radfahrern bestanden."

Ein anderer Kollege pointierte seine Einlassung mit dem Satz:

„In einer der früheren Auflagen seines Buches gefiel es Muller, Stalin als einen der politischen Spender für seine Spermenbank in Erwägung zu ziehen. Später fehlt der Name." (In Wirklichkeit war es Lenin, auf den so vornehm verzichtet wurde, dennoch traf die Anmerkung ins Schwarze.)

Nicht nur, daß des einen Held des anderen Buhmann ist, auch für ein und denselben sind die Heiligen von gestern stürzende Götter von heute. Wehe der Frau, die Spermen aus der Vorjahreskollektion erwischte!

„Die Autoritäten auf dem Gebiet äußern Vorbehalte hinsichtlich der Praktikabilität dieser genetischen schwarzen Magie," fuhr Gellhorn fort. Mir schien jedoch, daß, noch ehe die genetische Steuerung sehr weit gediehen sein würde, allein schon die Frage, wie sie zu nutzen sei, rassistische Ideologien und konträre rassistische Lager, die ihre jeweilige Version einer anzustrebenden Zucht verfochten, wiederaufleben ließ. Es gibt beunruhigende Anzeichen dafür, daß die Gesellschaft sowieso schon in diese Richtung steuert. Seit den dreißiger Jahren bis vor kurzem wurden in Reaktion auf die rassistischen Theorien der Nazis und den Kampf der Schwarzen und anderer Minderheiten um soziale Gleichberechtigung biologische Faktoren eher bagatellisiert, man pochte statt dessen auf Erziehung und Chancengleichheit. Im Zuge des konservativen backlash in den letzten Jahren jedoch ist die Frage, ob bestimmte Rassen aufgrund ihrer Geburt minderwertig seien, wieder in die Diskussion gekommen.

Der erste große Rückschlag im Vertrauen von Öffentlichkeit und politischer Führung in die Erziehbarkeit aller Menschen trat ein, als James S. Coleman, ein ausgezeichneter Sozialwissenschaftler, 1966 seinen Report über eine von ihm geleitete Untersuchung veröffentlichte.[1] Überraschendstes Ergebnis der Studie war, daß sich im Durchschnitt — Basis war eine Vielzahl objektiver Messungen zur Qualität von Schulen anhand von Kriterien wie Gebäude, Ausstattung, Klassenfrequenz, Lehrerqualifikation, Lehrplan usw. — keinerlei signifikante Unterschiede zwischen Schulen ergaben, deren Schüler unterschiedlichen rassischen und ethnischen Gruppen angehörten. Der wichtigste Schluß der Untersuchung besagte, daß keine Korrelation zwischen der geistigen Entwicklung eines Kindes (gemessen in verbalen wie nichtverbalen Leistungstests) und den Unterschieden in den schulischen Einrichtungen, im

Lehrpersonal und in der Ausstattung bestehe. Mit anderen Worten, die Unterschiede, die auf den Kindern lasten, sind in ihrem Zuhause, ihrer unmittelbaren Umgebung und ihrer Schichtzugehörigkeit begründet; weder bedingt die Schule die Unterschiede, noch wirkt sie in relevantem Maße ausgleichend. Das bedeutet, sie ist nicht besonders wichtig; mehr noch, sie ist erstaunlich unwichtig. Mehr Ausbildung für benachteiligte Kinder bewirkt deshalb per se noch keine Änderung. Der Report erfuhr viele Interpretationen; die gängigste scheint indes ein neuer Pessimismus im Hinblick auf Erziehung und Ausbildung zu sein und damit indirekt eine größere Bereitschaft, Unterschiede zwischen Rassen doch als ewige und genetisch bedingte anzusehen.

Arthur R. Jensen und Richard J. Herrnstein veröffentlichten in der Folgezeit Aufsätze, in denen sie die Auffassung vertraten, die Intelligenz werde weitgehend durch genetische Faktoren bestimmt.[2] (Jensen behauptet, 80 % der Varianzen seien auf die Gene zurückzuführen und nur 20 % auf Umweltfaktoren). Zur selben Zeit stellten verschiedene Forschungsberichte fest, daß eine Reihe von Geisteskrankheiten, die bislang sozialen oder psychischen Faktoren zugeschrieben worden waren, von genetischen oder physiologischen Faktoren verursacht würden.[3] Gekrönt und ideologisch angereichert wurde diese Theorie durch die systematischen Angriffe von neokonservativen Intellektuellen wie Nathan Glazer und Irving Kristol auf das Gleichheitskonzept.[4]

Der Boden für die nächste Ernte war bereitet, ohne daß jemand bewußt in dieser Richtung gepflügt hatte: veredeln wir unsere Gene, und wir veredeln unsere Gesellschaft! Das heißt, wieder einmal wirkten eine Veränderung des sozialen Klimas und eine technologische Entwicklung als wechselseitige Verstärker. Aber ist diese Richtung auch die richtige? Ist die neu aufflammende Popularität biologischer Interpretation mehr als eine Reaktion oder Überreaktion auf das vorherige exzessive Vertrauen in Erziehung und soziale Reformen als vorwärtsstrebender, verändernder Kraft, auf das Bild eines in hohem Maße form- und biegbaren Menschen? Und werden wir nicht schon in zehn oder zwanzig Jahren auch auf die Überreaktion wieder überreagieren; dann nämlich, wenn vielleicht Millionen von Menschen durch die sich ankündigende nächste Marotte, die biologische Steuerung, in Mitleidenschaft gezogen sind? Gibt es irgendeinen Weg, ganz oder wenigstens teilweise zu verhindern, daß diese große „Übersteuerung", diese „Schwärmereien" zur Basis staatlicher Politik werden, und statt dessen die darin enthaltenen Möglichkeiten und Gefahren besser zu begreifen, ehe wir unseren bisherigen Kurs ändern?

Während Gellhorn weitersprach, ging mir ein Gedanke durch den Kopf: Viele sahen in der biologischen Steuerung das, was sie auch in anderen wissenschaftlichen Errungenschaften sahen – einen weiteren riesigen Schritt in der Entwicklung der Moderne zu immer größeren Möglichkeiten und immer mehr Entscheidungsfreiheit in einer immer moderneren Welt. Indem sie jedoch den Menschen zu einer bewußten Wahl dort zwang, wo bisher die Natur waltete – soll Ihr nächstes Kind blond und blauäugig oder lieber dunkel sein, besonders lebhaft oder eher ruhig, groß oder klein, usw. –, schien mir diese Entwicklung die so und so bereits schwer strapazierte Fähigkeit des Menschen zu vernünftigen Entscheidungen nahezu mit Sicherheit zu überfordern. Moralische Desorientierung und ad hoc-Normen ersetzen ja heute schon weitgehend die Tabus und Traditionen früherer Generationen. Vergängliche soziale Beziehungen (z. B. Zusammenleben auf Zeit) und hohe Scheidungsziffern untergraben die Stabilität der Familie. Soziale und geographische Mobilität schwächen die Bande der Gemeinde. Es läuft auf das hinaus, was Warren G. Bennis und Phillip E. Slater[5] „die temporäre Gesellschaft" genannt haben, in der nichts mehr selbstverständlich, sondern alles im Fluß ist. Das Resultat ist eben nicht nur die Erweiterung unserer Wahlmöglichkeiten und Freiheiten, sondern auch vermehrte Angst und Frustration. Noch ehe wir gelernt haben, mit der endlosen Dynamik unserer Gesellschaft und Kultur umzugehen, sehen wir uns Versuchen gegenüber, unseren Körper zu „manipulieren". Demnächst werden biologische Konstitution und Eigenschaften unserer Nachkommen nicht mehr von der Natur „mitgegeben", sie werden unseren Entscheidungen, Vorlieben, Schwächen und Ängsten unterliegen.

Glücklicherweise schien das Fließband der Supermänner, das mir durch den Sinn ging, noch weit entfernt zu sein. Gellhorn wandte sich unmittelbareren Problemen zu: „Es ist heute *möglich*, die völlig normalen, heterozygoten Träger von Genen festzustellen (sie haben ein für ein bestimmtes Merkmal verantwortliches, nicht identisches Genpaar), welche rezessive Krankheiten hervorrufen; zudem ist es möglich, eine Erkrankung des Fötus bereits zu einem frühen Zeitpunkt zu erkennen." (Später meinte jemand aus dem Publikum, jeder, der ans Heiraten denke, sollte sich einem billigen und leicht zu praktizierenden genetischen Test unterziehen). Ich hätte wahrscheinlich gar nicht verstanden, worüber Gellhorn sprach, wenn ich nicht jüngst einiges über die Amniozentese gelesen hätte. — Indem sie einige Tropfen des Fruchtwassers um den Fötus entnehmen und untersuchen, können die Ärzte feststellen, ob ein Kind mongoloid sein wird oder nicht.*

Gellhorn erklärte, daß wir bereits heute in der Lage sind, ,,sechzig verschiedene, genetisch bedingte Mängel und Gebrechen zu diagnostizieren, eine Zahl, die in wenigen Jahren auf über hundert ansteigen wird. Zu den Mißbildungen, die somit durch Schwangerschaftsabbruch vermieden werden können, zählen neben Mongolismus, der überraschend häufig auftritt, Chromosomenanomalien in Verbindung mit dem Klinefelterschen Syndrom (unentwickelte Hoden, meist unfruchtbares Sperma, hohe Wahrscheinlichkeit geistiger Zurückgebliebenheit; tritt auf bei einer von 400 Knabengeburten), das Turnersche Syndrom (die weiblichen Geschlechtsorgane bleiben unentwickelt, Nackenfalte, Zwergwuchs, aufgedunsene Hände und Füße, Säbelbeine, Herzfehler sind häufig; tritt auf bei einer von 2000 bis 3000 Mädchengeburten) sowie die XYY-Chromosomenzusammensetzung."

Nur in einigen wenigen dieser Fälle, so betonte Gellhorn — und die Ausführungen der nächsten Tage bestätigten ihn —, ist die

---

* Ein Gynäkologe beschreibt die Amniozentese wie folgt: der Arzt ,,führt eine zehn Zentimeter lange Nadel durch die Bauchdecke in die Bauchhöhle ein, durch die Gebärmutterwand hindurch und schließlich in den Fruchtsack. Dabei darf kein Blutgefäß und keine der blutgefüllten Lakunen, die die Uteruswand überziehen, getroffen werden. Befindet sich die Nadelspitze innerhalb des Fruchtsacks, darf sie keinesfalls den Fötus selbst oder irgendeinen Teil der Nabelschnur, die sich irgendwo entlangwindet, penetrieren. Die Nadel darf also nicht blindlings und auf gut Glück hineingeschoben werden.
Der Arzt muß die Lage des Babys wie auch der Plazenta kennen, um beiden ausweichen zu können. Die Nadel wird mit allergrößter Vorsicht und unter beständiger Überwachung eingeführt. Aber auch dann noch ist es eine große Erleichterung, wenn die Punktierung klar ist — wenn sie aus Fruchtwasser ohne Blut besteht."[6]

Entscheidung, was zu tun ist, relativ einfach. Mongoloide Kinder neigen zu akuter Leukämie und sterben häufig früh; überleben sie, so sind sie in der Regel dazu verurteilt, ihr ganzes Leben in staatlichen Anstalten zu verbringen, weil die meisten Eltern der Situation weder emotional noch finanziell gewachsen sind und diese Kinder lieber irgendwo abgeben. Die Qual der Eltern, die mißgebildeten Kinder und die Lasten, die der Staat zu tragen hat (1,7 Milliarden Dollar pro Jahr allein in den Vereinigten Staaten) machen es *relativ* leicht, den ratsamen Weg zu gehen — den der Abtreibung. Der Entscheidungsspielraum im Falle anderer Schäden ist jedoch viel weniger klar umrissen. Gellhorn wies auf die XYY-Chromosomenanomalie hin, die ,,bei einem signifikanten Teil von Gewaltverbrechern und bei Insassen von Anstalten für gemeingefährliche Geisteskranke festgestellt wurde. *Aber* weder weisen alle Menschen mit dieser speziellen Art von asozialem Verhalten solche Chromosomenabweichungen auf, noch erfüllen all jene mit XYY-Struktur die Kriterien von Kriminalität".[7]

Ich habe gelesen, daß Untersuchungen über ,,kriminelle Gene" weniger verläßlich sind als die meisten anderen empirischen Studien.[8] Das Untersuchungsergebnis ist nicht oft genug wiederholt worden, um als hinreichend verifiziert gelten zu können, und die Daten basieren auf der Untersuchung kleiner Versuchsgruppen, ohne daß Kontrollgruppen zum Vergleich herangezogen worden sind. Es ist gut möglich, daß XYY-Gene in allen oder in einigen Populationen, die nicht eingesperrt leben, genauso verbreitet sind wie bei Anstaltsinsassen. Außerdem weiß man nicht, in welcher Häufigkeit diese Gene bei Anstaltsinsassen vorhanden sind und inwieweit sie das Verhalten ,,prädisponieren" — soll heißen, ob sie die Menschen nur ein wenig aggressiver machen oder ihre gesamte Persönlichkeit von Grund auf beeinträchtigen? Aber selbst wenn zukünftige Untersuchungen das Ergebnis bekräftigen — sollte man Eltern wirklich sagen, daß die werdende Mutter einen ,,potentiell kriminellen" Fötus in sich trägt? Und, so fragte ich mich, würde bald der Tag kommen, da die Gesellschaft solche Eltern drängen oder zwingen würde, ihre ,,kriminellen" ungeborenen Kinder abzutreiben?

Gellhorn berichtete, daß diverse andere genetische Krankheiten, wie z. B. die Phenylketonurie (PKU), heute mit Hilfe einer Diättherapie wirksam behandelt werden. In der Vergangenheit bedeutete PKU geistige Zurückgebliebenheit und kurze Lebensdauer; daran erkrankte Personen gebaren deshalb selten Kinder, die dieses Gen weitergeben konnten. Heute kann man die Stoffwechselstörungen soweit steuern, daß eine normale Lebensdauer erreicht wird. In gewisser Weise ist aber selbst das nicht nur ein Segen, weil dadurch Menschen, die diese schadhaften Gene in sich tragen, sich häufiger reproduzieren und so die Zahl der Träger dieser Gene erhöhen. Da auch andere genetische Krankheiten in ähnlicher Weise aufgefangen und reguliert werden können, könnte eine Zeit kommen, da jedermann dies oder jenes kranke Gen, wenn nicht gar mehrere in sich trägt. Und je mehr Heiraten zwischen den Angehörigen einer solchen Bevölkerungsgruppe stattfinden, desto mehr genetische Krankheiten wird es unter ihren Nachkommen geben.

Es kam mir der Gedanke, eine mögliche Lösung könnte darin bestehen, daß man alle in Zukunft an Phenylketonurie erkrankenden Kinder auf dieselbe lebenserhaltende Diät setzt, die derzeit nur jener kleineren Zahl zuteil wird; allerdings ist die Entdeckung der Krankheit (die in einem sehr frühen Lebensstadium erfolgen muß, wenn die Behandlung effektiv sein soll) sehr schwierig.

Es liegen Berichte über „falsche Positivbefunde"[9] vor (eine Quelle spricht für 1963 von 85 %), aufgrund deren Kinder fälschlich als krank eingestuft und auf eine Diät gesetzt wurden, die für jedes gesunde Kind äußerst restriktiv und schädlich ist.[10] Eine Reihe von Kindern, denen eine solche Fehldiagnose gestellt worden war, litten infolge der Diät an körperlicher Entkräftung, einige sind den Berichten zufolge sogar gestorben. Obwohl die Diät heute sicherer ist, besteht doch immer noch die Gefahr von Unterernährung und nachfolgenden geistigen Schädigungen sowie von Verhaltensproblemen und dem Verlust bestimmter motorischer Funktionen.

Daneben gibt es Berichte über „falsche Negativbefunde" — d. h. über viele PKUs, die unentdeckt und damit unbehandelt blieben —, folgt man einer Quelle aus dem Jahr 1966, so belaufen sie sich auf etwa 53 %[11]. Seit damals sind die Bedingungen für eine Durchführung des Tests erheblich gelockert und der Test, so darf man annehmen, verbessert worden. Dennoch muß man die Angelegenheit auch allgemeiner sehen: wenn immer mehr genetisch deformierte Menschen mit Hilfe des medizinischen Fortschritts die Geschlechtsreife und damit das Stadium der Fruchtbarkeit erreichen, wird es dann nicht eine zunehmend krankheitsanfällige Bevölkerung geben? Werden wir ein Stadium erreichen, in dem unsere staatlichen Einrichtungen so überlastet sind, daß die Gesellschaft nichts Zusätzliches mehr verkraften kann?

Gellhorn, dem das Auditorium mittlerweile mit gespannter Aufmerksamkeit lauschte, hielt kurz inne, ehe er einen weiteren Aspekt des komplexen Problems vor der Konferenz ausbreitete — den der Organverpflanzung. Bislang, so erklärte er, habe man auf Transplantationen in größerem Umfang hauptsächlich deshalb verzichtet, weil in unserem immunologischen Wissen noch große Lücken klafften. Wenn wir Spender und Empfänger besser aufeinander abstimmen könnten oder die Abstoßungsprozesse besser unter Kontrolle bekämen, würden zum Wohle von Hunderttausenden in jedem Jahr ganz sicher mehr Transplantationen vorgenommen.

Indes, es handelt sich nicht nur um die Bereitstellung der entsprechenden Geldmittel für ein solches Transplantationsprogramm; denn, wie in einem Zeitungsbericht jüngst zu lesen war, sterben Tausende in jedem Jahr nicht allein deshalb, weil es nicht genügend Dialysegeräte für Nierenkranke gibt, sondern auch weil es uns an Krankenschwestern und im Umgang mit diesen Geräten geschultem Personal fehlt.[12] Da diese Apparate überdies keine vollständige Heilung bringen, werden die Verpflanzungen von Organen zunehmen müssen. Für den Zeitraum 1971—1972 wurde die Zahl der notwendigen Transplantationen auf 15000 geschätzt; weil es nicht genug Spender gab, wurden aber nur 3000 ausgeführt.[13] Sollte es allerdings Usus werden, seine Nieren den Lebenden zu hinterlassen, dann ist damit zu rechnen, daß das Land auch nicht über die notwendigen Chirurgenteams verfügt.

Vor allem, so fuhr Gellhorn fort, werde auch weiterhin ein großer Mangel an Spendern und Organen herrschen. Wer aber solle in einer solchen Situation die spärlichen Ersatzorgane erhalten? Und wer solle nach welchen Kriterien das Urteil über Leben und Tod fällen?

Diese Fragen werfen meiner Meinung nach viel größere Probleme auf als die Entscheidung, eine lebenserhaltende Maschine abzuschalten, die das Leben eines todkranken, im Koma befindlichen Körpers künstlich verlängert, obwohl auch sie vielen Ärzten schwer zu schaffen macht. Entscheidungen darüber, wer ein Organ und damit eine gute Chance erhalten soll, ein normales Leben zu führen, und wem es verweigert wird — was einem Todesurteil gleichkommt —, sind ebenso quälend wie die, die auf einem sinkenden Schiff getroffen werden müssen, wenn die Rettungsboote nicht ausreichen, um alle Überlebenden aufzunehmen. Dennoch, die medizinischen Entscheidungen sind tragischer, weil die Mortalitätsrate sich ziemlich genau voraussagen läßt und weil, stünden mehr Mittel zur Verfügung, ausreichende Vorkehrungen zur Erhaltung von Leben getroffen werden könnten.

Welch absurde Situation! Als Verpflanzungen generell eine Seltenheit waren, war das Problem der Organvergabe lösbar; die meisten Patienten erwarteten nichts und erhielten nichts. Heute, da Transplantationen, insbesondere solche von Nieren, für Tausende von Menschen möglich geworden sind, werden eben diese Transplantationen Tausenden von anderen verweigert, und das Dilemma nimmt entsetzliche Dimensionen an. Nach welchen Kriterien sollen wir verfahren? Erst Frauen und Kinder? Werden die Reichen und Mächtigen wiederum den Löwenanteil einheimsen? Wem sollen wir die Macht Gottes anvertrauen?

Gellhorn wies auf die Tatsache hin, daß die gleichen Grundverfahren, die ein ganzes Bündel von Krankheiten heilen, zugleich auch eine Manipulation des menschlichen Verhaltens in ganz großem Ausmaß zur Folge haben können. Ein Beispiel dafür ist das Dopamin, das die Symptome der Parkinsonschen Krankheit, nämlich mangelnde Koordination der Bewegung, beseitigt. Eng mit dem Dopamin verwandte Chemikalien vermögen bestimmte durch das Gehirn gesteuerte Verhaltensmuster wie Furcht, Schmerz und Appetit, zu beeinflussen. Während diese neuen Medikamte bei der pharmakologischen Therapie schwerer Psychosen eine sinnvolle Anwendung finden können, lassen sich dieselben Mittel auch einsetzen, um Menschen leicht manipulierbar zu machen.

Gellhorn zitierte Untersuchungen, aus denen hervorging, daß man diese Zukunftsbilder nicht so ernst zu nehmen brauche. Ich aber dachte an Dr. Kenneth B. Clark, der als Präsident der Amerikanischen Psychologischen Gesellschaft die Entwicklung neuer Medikamente vorschlug, die — insbesondere bei Führungskräften, die große Macht in Händen hatten — routinemäßig anzuwenden seien, um Aversionen und Aggressionen zu unterdrücken und „einem humaneren Verhalten zum Durchbruch zu verhelfen". Eine volle Verwirklichung dieser Idee ist unwahrscheinlich, dennoch werden Medikamente heute schon zur Steuerung von Geisteskranken und von Schülern verwendet. In vielen Schulen erhalten hyperaktive Kinder Amphetamine (Ritalin und Dexedrin), die das Nervensystem eines normalen Erwachsenen zwar stimulieren, hyperaktive Kinder jedoch ruhigstellen. Solche hyperaktiven Kinder können ohne Medikation nicht stillsitzen und lernen; aber, und das ist entscheidend, Lehrer verabreichen diese Mittel auch normalen Kindern, die besonders lebhaft und nicht leicht zu behandeln sind, um sie fügsamer zu machen.[14] Geistesgestörte, insbesondere in staatlichen Heilanstalten, werden häufig bis zur Willenlosigkeit beruhigt, so daß Pfleger für andere Arbeiten zur Verfügung stehen und die Patienten sich nicht über Mißhandlungen beschweren, die von unnötiger Gewaltanwendung bis zu Notzucht und Vergewaltigung reichen.[15] Während des internationalen Kongresses der Vereinigung für Geburtenkontrolle in Neu Delhi im Jahre 1959 stellte ein führender indischer Wissenschaftler, Dr. Homi Jehangir Bhabha, fest, wenn Indien wirtschaftlich vorankommen solle, müsse die Fruchtbarkeit der Inder um 30 % verringert werden; er fragte, „könnten wir nicht den Nahrungsmitteln etwas beimischen, das die Fruchtbarkeit reduziert?" Die indische Regierung nahm diese Anregung nicht auf, möglicherweise, weil eine solche Substanz (bislang) nicht zur Verfügung steht. Die moralischen Probleme, die die Verwendung eines solchen Mittels aufwerfen würde, werden nur allzu leicht beiseitegeschoben, wenn Angst vor Übervölkerung herrscht. Ist der Gedanke, ein totalitäres Regime könnte Medikamente einsetzen, um die gesamte Bevölkerung zu tranquillisieren, wirklich so weit hergeholt?

Der Nobelpreisträger Salvador Luria z. B., Biologe am MIT, „hat die Möglichkeit beschrieben, den Menschen mit einer genetischen Information auszustatten, die ihn auf ein so einfaches Gas wie das Kohlendioxyd empfindlich reagieren ließe — was in Wirklichkeit bedeutete, daß ein tödliches Gift daraus würde. Wenn das Gen dann noch an einen Virus angehängt und über eine ganze Nation verbreitet werden könnte, wäre eine solche Waffe viel verhängnisvoller und tückischer als eine Bombe; eine Nation könnte die Gene der anderen manipulieren, ohne daß diese überhaupt davon Kenntnis hätte."[16] Das heißt, niemand könnte mit Sicherheit das mögliche Heraufziehen eines biochemischen 1984, noch ehe die 70er Jahre vorbei sind, ausschließen.

Gellhorn kam nun zu seiner „persönlichen conclusio": Um sinnvolle und nützliche Auswirkungen statt „nachteiliger Anwendungsweisen" zu gewährleisten, müsse man sich ethischen Werten verpflichten, wie der „Ausweitung der individuellen Würde, der vollen Entfaltungsmöglichkeit des menschlichen Potentials und der Verwirklichung des menschlichen Geistes." Wäre es ein anderer gewesen, der da sprach, so hätte ich mich gefragt, ob er diese vornehmen Gefühle und Sonntagsplatitüden äußere, weil diese Art von Beschwörung der allgemein anerkannte Modus für einen Präsidenten ist, derartige Tagungen zu eröffnen. Ich war mir jedoch sicher, daß Gellhorn als guter Arzt, der er ist, sich bei der Lösung dieser Probleme lieber auf den „menschlichen Geist" als auf staatliche Organe verließ. Die meisten Ärzte lehnen jeden Eingriff in „ihr" Geschäft ab. Meine Überlegungen fanden ein plötzliches Ende, als ich hörte, wie unser Diskussionsleiter mich vorstellte. Ich war dran.

Sollen und dürfen wir Wissenschaft einfach publizieren?

Ich begann, an Gellhorns erhabene Schlußbemerkung anknüpfend.

„Ich interessiere mich für die Mechanismen und Institutionen, deren es bedarf, um Wissenschaft und Technik zu lenken", sagte ich. „Ich möchte behaupten, daß Werte sich in den seltensten Fällen selbst tragen. Sie brauchen gesellschaftliche Institutionen, die sie schützen und erhalten. Mein Spezialgebiet, mein Interesse ist die Voraussetzung, unter der normative Entscheidungen möglich sind."

Die meisten Teilnehmer wissenschaftlicher Kongresse schreiben ihre Referate vorher, um sie dann an Ort und Stelle laut vorzulesen. Gellhorn hatte seines in sorgfältig ausgewogenen Sätzen und mit einer gleichmäßigen Stimme vorgetragen. Ich selbst habe bei früheren Gelegenheiten die Erfahrung gemacht, daß ein von mir verlesenes Referat klingt, als läse ich einen Text vor, der nicht von mir stammt und den ich nicht ganz verstehe. Deshalb improvisiere ich in der Regel lieber, ab und an einen Blick auf meine Notizen werfend. Auch diesmal hielt ich mich an diesen Modus.

„Mein Interesse gilt der besonderen Voraussetzung, unter der wir über unser Schicksal bestimmen können. Um mögliche Mißverständnisse auszuschalten, lassen Sie mich jedoch zunächst meine generelle Position umreißen," setzte ich meine Ausführungen fort, mich sowohl auf meine früheren Arbeiten zu diesem Thema wie auf das eben Gehörte beziehend. „Es ist sehr leicht, in solchen Diskussionen nach der Devise zu verfahren, Kontrahenten in zwei entgegengesetzte Ecken zu drängen – entweder man sieht in ihnen Leute, die den Fortschritt hemmen, die Wissenschaft an die Kandare nehmen, die Technologie abschaffen und in die Steinzeit zurückkehren wollen, oder man reiht sie unter jene ein, die die absolute Herrschaft der Wissenschaft und möglichst sogar einen Verzicht auf das Stellen von Fragen überhaupt befürworten. Wird irgendeine Kontrolle notwendig, dann glaubt diese zweite Gruppe, sie müsse beim einzelnen Praktiker und vielleicht noch bei seinen Kollegen liegen. Meine Position liegt schlicht in der Mitte. Ich bin für Kontrolle, sie darf aber nur federgewichtig sein. Ich bin der Meinung, daß es Fragen gibt, die nicht nur vom einzelnen Arzt, falls ihm zufällig der Sinn danach steht, sondern von einem eigens dafür bestellten Gremium gestellt werden müssen.

Ich werde meine Position sogleich im Detail erörtern, lassen Sie mich jedoch zuvor ein konkretes Beispiel geben. Unterschwellige Werbung läßt eine Information so rasch über den Bildschirm blitzen, daß die bewußte Wahrnehmung sie gar nicht erfaßt. Trotzdem übermittelt das Auge die Information dem Gehirn. In Experimenten hat man versucht, die Leute mittels unterschwelliger Werbung zum Kauf von Popcorn zu bewegen. Es ist aber leicht vorstellbar, daß auch Informationen weniger harmloser Natur übermittelt werden.

Bislang sind alle Experimente mit dieser Technik erfolglos geblieben. Dennoch, einige meiner Kollegen arbeiten nach wie vor über unterschwellige Kommunikation.[17] Und wenn sie mit ihrer Arbeit heute Nacht vorankommen, dann können Sie morgen auf der ersten Seite Ihrer Zeitung lesen, daß es jetzt möglich ist, die Menschen über den Bildschirm ohne ihre Zustimmung und ohne ihre Kenntnis davon zu steuern. Ein anderes typisches Beispiel ist die Analyse mit Hilfe der E-Wellen in den Standard-EEG-Tests. Sie gestatten den Ärzten einen Einblick in die sexuellen Gedanken und Wünsche des Menschen, d. h. der Arzt erfährt, ob der Getestete sich durch einen Mann oder eine Frau stimuliert fühlt.[18] Damit ist es heute möglich festzustellen, ob Menschen homosexuelle Neigungen haben, selbst wenn sie sich dagegen sträuben, sie sich selbst einzugestehen, und ohne daß ihnen überhaupt klar ist, daß sie daraufhin getestet werden. Die Frage ist, ob ein solches Verfahren entwickelt werden sollte, solange sexuelle Abweichung bestraft wird, solange Menschen, die von der Norm abweichen, ihren Arbeitsplatz verlieren können und grausamen Stigmata unterliegen.

Die Frage, die diese Beispiele aufwerfen, ist nicht, ob wir der Wissenschaft Einhalt gebieten, die moderne Technologie abschaffen sollten. Das können wir nicht, selbst wenn wir es wollten. Die Frage lautet vielmehr: *Dürfen wir den wissenschaftlichen Fortschritt publizieren?* Welche Mechanismen, wie verwendet, erlauben es uns, unerwünschte Auswirkungen einzudämmen, ohne den Gang der Entwicklung insgesamt aufzuhalten?

Ich erinnerte die Anwesenden daran, daß das gleiche Verfahren, das der Bestimmung genetischer Schäden beim Fötus dient, heute auch angewandt werden kann, um das Geschlecht des Embryos zu erfahren. Und ich fragte, ob wir es allein in das Belieben des einzelnen Arztes stellen sollten zu entscheiden, ob eine Amniozentese zu diesem Zweck vorgenommen werden soll. „Wir müssen in Rechnung stellen, daß es zumindest in den Vereinigten Staaten zu einem erheblichen Ungleichgewicht der Geschlechter käme, wenn Geschlechtswahl in großem Umfang praktiziert würde. Nach meinen Berechnungen würden rund 7 % mehr Jungen als Mädchen jährlich ‚geordert' (siehe Anhang 7). Ich komme zu diesem Schluß anhand von Daten über die Geschlechtszusammensetzung von Familien, die Geburtenkontrolle praktizieren. Dabei zeigt sich, daß mehr Eltern auf weitere Kinder verzichten, wenn ihnen nur Jungen oder Jungen und Mädchen geboren wurden, als wenn sie ausschließlich Mädchen haben (siehe Anhang 7). Da ich aber die Cocktail-Party überleben möchte, lassen Sie mich bitte hinzufügen, daß ich dieses Ergebnis nicht *verursacht* habe. Ich bin nicht schuld, daß die Leute sich so verhalten;

ich berichte nur darüber. Die Untersuchung zeigt auch, daß das resultierende geschlechtliche Ungleichgewicht alle uns bekannten sozialen Institutionen verändern und verformen würde. Eine der ersten, die darunter zu leiden hätte — und das ist schmerzlich genug — wäre die Familie.

Nun möchte ich hier nicht die Beurteilung oder Bewertung der Geschlechtswahl zum Thema machen. Ich möchte nur ein Schlaglicht auf diese Frage werfen und dann zu meiner Hauptthese übergehen. In der Vergangenheit haben wir nicht nur geredet, sondern auch gehandelt, als müsse die Gesellschaft, ohne viel dazu zu sagen, das, was die Wissenschaft entdeckt und was technisch machbar ist, im wesentlichen auch schlucken. Ob Atomwaffen, ob Dampfmaschinen oder andere Dinge — die grenzenlose Freiheit der Wissenschaft bedeutete, die Gesellschaft hatte sich anzupassen. Wenn die Erfindungen von Wissenschaft und Technik verlangten, daß die Menschen sich in Städten zusammenrotteten, dann zogen Millionen von Menschen vom Land in die Stadt. Die Gesellschaft mußte nachgeben und einen Weg finden, sich anzupassen. Die moderne Gesellschaft gibt Wissenschaft und Technik weitgehend den Vorrang vor allen anderen gesellschaftlichen Institutionen.

Die These, die ich Ihnen hier vortragen will, lautet, daß wir derzeit über keinerlei Techniken oder Instanzen — auch nicht auf dem Papier — verfügen, die einer bestimmten Entwicklung dann Einhalt gebieten können, wenn sie sich als nicht wünschenswert entpuppt. So stolperten ein paar Forscher zum Beispiel über etwas, das als LSD bekannt wurde. Sofort liefern wir Tausende von Menschen, die Anzeichen einer Psychose erkennen lassen, in Kliniken ein, weil die Chemiker ein paar Dinge zusammengemischt haben und jemand von der psychologischen Fakultät in Harvard sie in einem Versuch ausprobiert hat; exakt auf diese Weise gelangte LSD direkt in den Blutkreislauf von Hunderttausenden junger Amerikaner. Und wenn ich Ihnen sage, daß just in diesem Augenblick irgend jemand andere und viel gefährlichere Chemikalien als LSD zusammenmischt, dann können wir absolut nichts dagegen tun. Wir können zwar einmütig feststellen, daß wir dagegen sind, aber wir haben bislang keinerlei Möglichkeit, irgendwie einzugreifen."

Ich wies darauf hin, daß es schließlich Politiker und Regierung wären, die die Bremse zogen, wenn Wissenschaftler und Ärzte damit zögerten, bis biologische und verhaltensmodifizierende Erfolge in der Chemie uns ins Verderben stürzten. Eine Überreaktion, eine Zensur der gesamten Forschung dürften dann mit Sicherheit die Folge sein. Diese Feststellung ist alles andere als apokryph. Ein großer Teil der Forschung in der UdSSR wird genau aus diesem Grunde gesteuert; und im Mittelalter setzte die katholische Kirche alles daran, die Forschung zu kontrollieren. Medizinische Forschung über Schwangerschaftsabbruch oder Amniozentese unterliegt in katholischen Ländern nach wie vor starken Beschränkungen. In Israel, wo die Religion die Verwendung von Leichen verbietet, haben die Pathologen permanente Schwierigkeiten. Andere Länder praktizieren andere Restriktionen. Kurz, die Freiheit der Wissenschaft kann nicht als selbstverständlich vorausgesetzt werden.

„Das Problem besteht deshalb darin, jenen goldenen Mittelweg zu finden, der es uns erlaubt, unter der Ägide einer Kommission, bestehend aus Theologen, Geisteswissenschaftlern, Medizinern und Naturwissenschaftlern, den Fortschritt so zu ‚publizieren‘, daß etwaige Einschränkungen mit dem Feingefühl vorgenommen werden, das, wie ich meine, in diesen Wissensgebieten erforderlich ist", sagte ich.

Den Rest der mir zustehenden fünfundzwanzig Minuten verwandte ich auf die allgemeineren soziologischen Voraussetzungen, unter denen gesellschaftliche Prozesse, statt sich naturwüchsig und beliebig zu entwickeln, gesteuert werden können. In einem viel zu langen Buch habe ich bereits früher versucht, das zu skizzieren, was ich als die gesellschaftspolitische Analogie zur Keynesschen Theorie ansehe, die ungefähr angibt, wo die Hebel zur Lenkung der ökonomischen Prozesse liegen. Seit die *Active Society* (deutsch: *Die Aktive Gesellschaft*, Opladen 1975) erschienen ist, habe ich nahezu bei jeder sich mir bietenden Gelegenheit versucht, ihre Kernpunkte zusammenzufassen; ich betrachte sie als mein Lebenswerk und versuche, die Schwierigkeiten, die ihre Länge mit sich zu bringen scheint, aufzufangen und aufzulösen.[19]
Mein augenblickliches Thema waren die Voraussetzungen, unter denen wir mit gesellschaftlichen, von der Wissenschaft verursachten Problemen fertig werden können, statt uns von ihnen überrollen zu lassen. Und in diesem Zusammenhang erschien mir die Errichtung einer Kommission, die sich speziell mit den sozialen und ethischen Problemen befaßt, die durch genetische Eingriffe

und neue Erfolge in der Medizin entstehen, als klügste Angriffsstrategie — kurz, die Errichtung dessen, was ich hier der Einfachheit halber als Kommission für Gesundheit und Ethik (Health-Ethics-Commission) bezeichnen möchte.

Die Ökonomen, so erinnerte ich meine Zuhörer, haben eine Theorie entwickelt, die uns sagt, was wir tun müssen, wenn wir den Wirtschaftsprozeß regulieren wollen, statt Objekt seiner Launen zu sein. Jetzt brauchen wir eine entsprechende Theorie für die sozialen Prozesse, weil, genau wie in der Wirtschaft, unsere technisch-physische Potenz schneller gewachsen ist als unsere Fähigkeit, zu reflektieren und zu lenken. Und wenn wir in unserer Fähigkeit zu steuern nicht aufholen, haben wir mit weiteren — und nachteiligeren — willkürlichen gesellschaftlichen Zickzackentwicklungen zu rechnen.

Eine „Keynessche Theorie" der sozialen Prozesse — um es einmal verkürzt auszudrücken — macht deutlich, daß zur Ausbildung der Fähigkeit, die Gesellschaft wirksam zu steuern, mindestens vier Dinge gegeben sein müssen: 1. *Kenntnis und Verständnis* der dabei implizierten Prozesse (noch vor kurzem wußten wir nur wenig und unzusammenhängend über das Auf und Ab gesellschaftlicher Prozesse und ihre Antriebskräfte Bescheid; 2. eine „leidliche" *Handlungs- und Entscheidungsstrategie*, die weder so anspruchsvoll und theoretisch wie totale Planung ist, noch so konkretistisch und kurzfristig wie die gegenwärtige „Durchwurstel"-Devise; 3. echter *Konsensus* über Zwecke und Ziele sowie neue Wege, den *Konsensus* rascher zu erreichen; denn es stehen mehr Entscheidungen an, wenn das gesellschaftliche Geschäft zunimmt; und schließlich 4. eine *Verteilung* der gesellschaftlichen Macht, die eher auf eine *breite Machtbasis* als auf Machtkonzentration in den Händen von Eliten, Bürokraten und Technokraten abzielt.

Als ich fertig war, blieb ich sitzen und versuchte, meine Freude über den sehr herzlichen und langanhaltenden Beifall nicht allzu deutlich zu zeigen. Der Vorsitzende sagte: „Ich danke Ihnen, Professor Etzioni, für Ihr sehr anregendes Referat", und es klang, als meine er es so.

Später, während einer Kaffeepause, sagte man mir, wie gut mein Referat gefallen habe. Mit einer so freundlichen Reaktion hatte ich nicht gerechnet. Ein würdevoller, dunkelgekleideter junger Mann, dessen Namensschildchen mir kundtat, daß er „Dr.

Fraser" hieß, gratulierte mir. Der einzige Theologe auf der Konferenz, Prof. Jürgen Moltmann, murmelte etwas Zustimmendes mit stark deutschem Akzent. Frau Gellhorn schmeichelte mir besonders, und Dr. Gellhorn fügte hinzu: „Wir beide sind gar nicht so weit voneinander entfernt, wie es den Anschein hat", eine Bemerkung, der beizupflichten ich mich beeilte. Als Prof. Maurice Lamy von der französischen Nationalakademie für Medizin vorschlug, ich möge mit ihm zu Mittag essen, war ich gerührt. Prof. David Klein vom Institut für genetische Medizin an der Universität Genf begleitete uns. Als er hörte, daß ich nicht Italiener, sondern Jude bin (die Leute denken bei meinem Namen eher an Italien als an Israel), gratulierte er mir in fließendem Hebräisch zu meinem Vortrag.

Als ich vom Mittagessen zurückkehrte, stellte sich mir ein junger Mann namens Brian Goddard von der wissenschaftspolitischen Abteilung der UNESCO vor und fragte mich, ob ich bereit sei, mich seiner Organisation als Berater zur Verfügung zu stellen. Sein Chef und er seien damit beschäftigt, etwas zum Status von „akademischen Arbeitern" zu sagen, was ihnen allerlei Schwierigkeiten mit dem Vertreter einer der sozialistischen Republiken, mit ihren Vorgesetzten und mit anderen UNESCO-Abteilungen eingetragen habe. Ich freute mich über meinen plötzlichen und glücklichen soziometrischen Vermögenszuwachs, der sich allerdings in der Folge leider als sehr vergänglich erwies.

Im Verlauf der Konferenz nahmen die Diskussionen im Vergleich zu den Referaten einen immer breiteren Raum ein. Der erste schärfere Wortwechsel ergab sich zwischen dem großen, grauhaarigen und sehr kühlen Prof. Colin R. Austin vom Physiological Laboratory in England und mir. Dr. Austin griff meine Vorstellung, Wissenschaft solle oder könne gelenkt werden, sehr direkt und mit Argumenten an, die ich schon oft gehört hatte und die er auch stereotyp vortrug.

„Ich würde gerne einige Anmerkungen zur Frage des Primats der Wissenschaft machen, von dem Dr. Etzioni sprach", sagte Austin, das Feuer eröffnend. „Ich habe das Gefühl, daß er sich hier den falschen Schuh angezogen hat. Nicht die Wissenschaft ist es, die die Gesellschaft herumbeutelt, sondern ihre Verwertung und Ausbeutung in Verfolgung von Profitinteressen durch die Industrie; sie sind die wirklichen Schurken des Stücks. Und hier, so meine ich, sollte auch eine Restriktion ansetzen, falls sie überhaupt sein muß. In vieler Hinsicht stimme ich mit Etzioni darin überein, daß Restriktionen notwendig und am Platze sind. In anderen Punkten, wie in der Frage der Geschlechtsbestimmung ist es von vitaler Bedeutung, daß keinerlei Anordnungen bestehen, die die Grundlagenforschung in irgendeiner Weise behindern und erschweren. So brauchen wir die Geschlechtsbestimmung beispielsweise für die Entwicklung der landwirtschaftlichen Industrie, wo sie von äußerster Wichtigkeit ist; sie sollte in diesem Bereich vorangetrieben werden — ohne Rücksicht auf eine eventuelle Anwendung auf den Menschen. Es gibt Situationen, wo ihre Anwendung auf den Menschen gefährlich sein kann, andererseits könnten auf diese Weise aber auch eine Menge menschlicher Probleme gelöst werden. Im Bereich der Anwendung, so meine ich, sollte deshalb für Restriktionen gesorgt werden, aber nicht dort, wo erst einmal von der Möglichkeit grundsätzlich die Rede ist."

Zunächst überlegte ich, ob ich Austin sofort erwidern oder abwarten sollte, ob jemand sich melden und meine Position vertreten würde. Ich sagte mir: „Laß es nicht zu, daß aus der Situation ein Duell wird; andere sollen sich einmischen und engagieren!" Aber als Austin weiterredete, geriet ich in Feuer, und meine Bemühungen, mich zurückzuhalten, zerrannen in nichts. Noch ehe Austin schloß, gab ich der Diskussionsleiterin ein Zeichen, daß ich etwas sagen wollte, und sie erteilte mir das Wort.

Einigermaßen hitzig begann ich: „Genau das ist der Punkt; zwar waren es Physiker, die mit ihrer Arbeit an Atomwaffen uns dieses Problem besonders deutlich und auf dramatische Weise präsentiert haben, dennoch trifft es auch auf unseren Fall voll zu. Soll der Wissenschaftler nicht mittragen an der Verantwortung dafür, was mit den von ihm geschaffenen neuen Instrumenten passiert?" „Genau wie jeder Bürger in seiner Eigenschaft als Staatsbürger", warf Austin ein.

„Nein, mehr", entgegnete ich. „Es gibt nämlich *keine* neutralen Instrumente; es ist, als würde man lange, scharfe Messer kleinen Kindern geben und sagen, ‚nun laßt sie doch selbst entscheiden, was sie damit machen wollen'. Die Gesellschaft ist unreif und nicht in der Lage, komplizierte Informationen zu verdauen und komplexe Entscheidungen zu treffen. Der Wissenschaftler trägt eine besondere Verantwortung, zum einen weil er mehr Informationen hat, und zum andern weil er das Problem verursacht."

"Würden Sie mir zustimmen", fragte Prof. G. R. Fraser von der Abteilung für Humangenetik an der Universität Leiden in den Niederlanden, "daß es sich hier um das Problem einer Kontrolle der Technik und nicht der Wissenschaft handelt? Könnten wir nicht statt der Grundlagenforschung ihre *Anwendung* kontrollieren?"

"Ich wünschte, ich könnte Ihnen zustimmen," antwortete ich; und da ich es nie schaffe, knapp zu sein, fügte ich hinzu: "aber unglücklicherweise gibt es heute eine Vielzahl von wissenschaftlichen Erkenntnissen, die technische Schritte kurzschließen. Das heißt, steht die Formel von LSD erst einmal in einer wissenschaftlichen Zeitschrift, dann kann nahezu jeder Chemiestudent es in seiner Bude herstellen – *ohne* jede weitere technologische Entwicklung. Ähnlich, so erzählen mir meine Kollegen aus der Physik, wird es in absehbarer Zukunft möglich sein, an den Physiktischen der High-School-Laboratorien Atombomben anhand der publizierten Daten herzustellen."

Und ich fuhr fort: "Was indes noch wichtiger ist – und leider habe ich auch hier wieder nicht die Zeit, es zu belegen; wenn ich allerdings dazu aufgefordert werde, will ich es gerne tun –, man kann empirisch nachweisen, daß der wissenschaftliche Prozeß nicht zufällig verläuft. Es stimmt nicht, daß wir bei der Forschung, die wir betreiben, an jedem beliebigen Punkt eine andere Richtung einschlagen und zu einem Ergebnis gelangen können, auf das wir überhaupt nicht vorbereitet sind. 99,9 % aller Befunde liegen in dem von uns untersuchten Bereich. Wenn also Wissenschaftler auf dem Gebiet der Astronomie arbeiten, dann treten sie nur höchst selten mit Erkenntnissen von großer medizinischer Bedeutung hervor. Und Leute, die sich mit Physiologie beschäftigen, sind in der Regel nicht von großem Nutzen, wenn es darum geht, Untersuchungen über eine Sonnenfinsternis anzustellen. Praktisch alle Erkenntnisse werden im Rahmen eines Spezialgebiets erarbeitet. Nun gibt es zwar ein paar Ausnahmen, auf die man hinweisen kann; wir sollten diese Ausnahmen aber nicht generalisieren. Das bedeutet, daß die Wissenschaft de facto bereits durch die Gesellschaft bestimmt und gelenkt ist. Entscheidungen darüber, wo Geldmittel investiert und auf welchen Gebieten neue Doctores ausgebildet werden sollen, fallen in irgendwelchen Kommissionen. Das heißt, Kommissionen bestimmen, wohin der größte Teil der wissenschaftlichen Energie fließt. Die Richtung, die die Wissenschaft nimmt, ist damit von Anfang an nicht zufällig. Deshalb stellen auch die Frage ‚Warum kümmern Sie sich nicht mehr um Ernährungsphysiologie und weniger um die Struktur von Kristallen?' oder die Überlegung, wie die Wissenschaftler darin unterstützt werden können, vernünftige und moralisch vertretbare Entscheidungen zu treffen, keine neue Einmischung dar. Sie sind nur ein anderer Vektor, der die ohnehin zu treffenden Entscheidungen beeinflußt. In meinem Land werden derzeit Forschungsmittel, die bisher in die Raumfahrt und in die Verteidigung flossen, in andere Kanäle, zur Lösung inneramerikanischer Probleme – Krebsforschung u. ä. –, umdirigiert. Es kann zwar geschehen, daß ein Krebsforscher eine neue bakteriologische Waffe entdeckt; Untersuchungen zeigen jedoch, daß dies weit weniger wahrscheinlich ist als häufig angenommen wird. Das heißt, der Wissenschaft kann bedeutet werden, worauf sie sich konzentrieren soll, vor allem aber, welchen Weg sie nicht beschreiten soll.... Bitte entschuldigen Sie meine Langatmigkeit."

Wissenschaftliche Kongresse, insbesondere solche, die mit emotionsgeladenen Problemen und Fragen befrachtet sind, steuern selten systematisch einem schnellen Schluß entgegen. Austin wiederholte nun, was für ihn eine Art Glaubensartikel war: „Der Wissenschaftler muß sich absolut frei entfalten können; er kann immer und überall unerwartet, auch in einem ihm fremden Gebiet, auf etwas Neues stoßen."

Keine Neigung verspürend, schon wieder vor das Mikrophon zu treten, aber auch unfähig, meinen Mund zu halten, murmelte ich in Richtung Prof. Robert Reichardt, der neben mir saß: „Wenn dem so ist, so lassen wir sie doch allesamt gesellschaftlich wichtige Gebiete erforschen und ihre Erkenntnisse heimlich und leise auf andere Gebiete, wie zum Beispiel die unterschwellige Kommunikation, übergreifen...." Er nickte unverbindlich.

Aber ich war nicht allein. Prof. T. M. Fliedner, ein junger deutscher Hämologe vom Institut für Klinische Physiologie an der Universität Ulm, meldete sich zu Wort. Er begann mit der Erklärung, daß er sich als Physiologe für Rückkopplung und Regelsysteme des Körpers und ihre Parallelen in der Gesellschaft interessiere. (Er gewann bereits meine Zuneigung; denn kaum etwas vermag mich auf einer solchen Tagung mit größerer Freude zu erfüllen, als einen anderen Geist zu finden, der die Kernfragen unter der gleichen Perspektive angeht, die auch ich für richtig halte.)

Er fuhr fort: „Ich glaube, daß die Frage, die Dr. Etzioni aufgeworfen hat, noch nicht wirklich beantwortet ist: Welche Organe, welche Institutionen wären geeignet, diese Entwicklungen effektiv zu beobachten und – wenn nötig – einen warnenden Finger zu erheben? Ich glaube, die Gründung des CIOMS durch UNESCO und Weltgesundheitsorganisation war einfach eine Reaktion auf die Tatsache, daß die Menschen besorgt feststellten, diese Dinge könnten ihnen aus den Händen gleiten. Ich halte es aber für ebenso wichtig, daß wir ein Gefühl der Verantwortung, ein Gespür dafür entwickeln, daß es einer verstärkten Anerkennung der ethischen und moralischen Werte bedarf. Von Generation zu Generation übermitteln wir eine wachsende Menge von Wissen und technischem know-how, aber wo bleibt die Entwicklung des Verantwortungsgefühls im Umgang mit diesen wissenschaftlichen Errungenschaften? Ich glaube, wenn vor ein paar hundert Jahren jemand verrückt wurde, ein Messer in die Hand bekam und einen anderen umbrachte, dann hatte das für die Gesamtgesellschaft keine weitreichenden Konsequenzen. Wenn aber heute jemand die Kontrolle über sich verliert, dann kann er eine Atombombe werfen, und die Folgen für die Gesellschaft sind unabsehbar."

Ich befürchtete schon, Fliedner wolle, genau wie Gellhorn, auf ein sentimentales, aber nicht praktikables „Gefühl der Verantwortung" hinaus, das wir zwar – weiß Gott – brauchen, das aber seinerseits ein ganzes Netz von Institutionen im Rücken haben muß. Ich wartete deshalb mit Spannung auf seine nächsten Worte und hörte ihn abschließend sagen: „Ich möchte also hier fragen, wann wir die entsprechenden Maßnahmen zur Regulierung diskutieren wollen? Ich bin der Meinung, daß wir in diesem Gremium Wege und Methoden erschließen und aufzeigen müssen, um die Entwicklungen in der Wissenschaft beobachten und im Gleichgewicht halten zu können." Das war kurz, traf aber genau ins Schwarze.

Die Diskussionsleiterin bemerkte: „Hier ist eines der wichtigsten Probleme angesprochen, das know-how des know-how. Ich glaube, unser Vorsitzender möchte etwas dazu sagen."

Gellhorn ging ans Mikrophon: „Ja, ich möchte etwas sagen –

allerdings nicht als Vorsitzender, sondern als Diskussionsteilnehmer, und was ich vortragen möchte, ist eine Ausdifferenzierung der Position von Professor Fliedner. Ich glaube, daß Etzioni im provokativen Sinne versucht hat, die Wesensmerkmale jener beiden Nährböden hervorzuheben — der Wissenschaft auf der einen und der guten Bürger auf der anderen Seite —, und daß die Wissenschaftler sich ihrer sozialen Verantwortung stärker bewußt werden müssen. Ich bin sicher, Etzioni ist der erste, der — schon aufgrund seiner weitverzweigten Verbindungen zu Bürgern in der Wissenschaft, handle es sich nun um die Physik oder die Biomedizin — anerkennt, daß sowohl die Biomediziner als auch die Wissenschaftler aus allen anderen Bereichen Bürger sind, und daß es darunter solche gibt, die seine ethische Position teilen und solche, die das nicht tun. Ich persönlich möchte bestreiten, daß die Wissenschaftler irgendeine bestimmende Funktion im Hinblick auf die Anwendung ihrer Arbeit im Sinne von gesellschaftlichen Zielen haben. Sie tragen die gleiche Verantwortung wie jedermann sonst."

Gellhorns Bemerkungen riefen unterschiedliche Empfindungen in mir hervor. Seiner Feststellung, daß Wissenschaftler sich ihrer Verantwortung stärker bewußt werden müßten, pflichtete ich voll bei. Aber leider befand er sich in einem anderen Punkt im Irrtum: Wissenschaftler *jedweder Art* haben zusätzliche, haben mehr Verantwortung zu tragen, weil sie besser ausgebildet, besser informiert und — um es zu wiederholen — weil sie diejenigen sind, die diese Probleme in erster Linie schaffen.

Gellhorn fuhr fort: „Ich würde gerne noch auf ein Modell hinweisen, ein möglicherweise unbedeutendes Modell, das wir zur Zeit an mindestens einer medizinischen Fakultät ausprobieren. In dem Bewußtsein, daß Gesundheit mehr ist als physisches Wohlbefinden, versuchen wir, in unserem Ausbildungsprozeß — und das gilt nicht nur für die Studenten, sondern auch für den Lehrkörper — Sozialwissenschaftler als volle Mitglieder in unsere medizinische Fakultät zu integrieren. Sie gehören fest dazu und sind praktisch an allen Aktivitäten beteiligt. Vom ersten Augenblick an, da ein Student die Anatomie betritt und mit dem Sezieren beginnt, sind Sozialwissenschaftler da, um die Implikationen des außergewöhnlichen Rechts aufzuzeigen, das die Gesellschaft dem Medizinstudenten zugesteht, wenn sie ihn den Körper eines anderen menschlichen Wesens untersuchen und erforschen läßt. Der Akzent liegt nicht allein auf der richtigen Identifizierung von Nerven, Muskeln, Blutgefäßen usw., er liegt ebenso auf der Verantwortung, die jenen aufgegeben ist, die Mediziner werden wollen."

Meinte Gellhorn, daß ich Reklame für Sozialwissenschaftler machen wollte oder daß ihre Inkorporation in die medizinische Fakultät aus den Studenten verantwortungsbewußte Menschen machte?

Gellhorn erklärte weiter, daß seine Kollegen und er dabei seien, Sozialwissenschaftler auch in die klinische Arbeit miteinzubeziehen. Mediziner und Sozialwissenschaftler, so berichtete er, untersuchten gemeinsam das Problem der Fettleibigkeit. Gellhorn sah darin „ein Modell, das vielleicht die Antwort gibt, nach der Prof. Fliedner sucht". Und er fügte hinzu: „Zudem glaube ich, darauf hinweisen zu dürfen, daß das Problem nicht nur ein biomedizinisches ist; denn es ist, wie ich in Frankreich habe sehen können, und wie wir in Amerika es zweifellos ebenso erfahren, doch einfach verheerend, daß diejenigen, die Autostraßen bauen, kein größeres Gespür für ihre Verantwortung aufbringen und für das, was sie unserer Landschaft antun. Wenn Umweltexperten mit Straßenbauingenieuren zusammenarbeiteten, dann würden einige der Exzesse, die wir derzeit erleben, sicher gemildert und vielleicht sogar verhindert."

Das mochte Austin nicht stehen lassen: „Ich glaube, der entscheidende Punkt ist, daß wir klar zwischen zwei Verantwortungsebenen unterscheiden müssen", schoß er zurück. „Da ist erstens die Verantwortung des Grundlagenforschers, dem Wissen um des Wissens willen auf der Spur zu bleiben, ohne Rücksicht auf jede andere Überlegung, auf Anwendung oder sonst etwas. Und da ist zweitens die Verantwortung, vielleicht sogar desselben Mannes – und nach allem, was wir heute gesagt haben, meinen wir auch, daß es derselbe Mann sein soll –, an die mögliche Anwendung zu denken, sie zu berücksichtigen. Nun, das sind zwei voneinander völlig getrennte Verantwortungsebenen, und ich bin der Meinung, das Wichtigste ist, daß die Grundlagenforschung ohne alle Beschränkungen fortgeführt wird, in ihrer eigenen Sphäre und um ihrer selbst willen; denn man kann zu keinem Zeitpunkt sagen, ob die Anwendung eine positive oder eine negative sein wird. Wissen an sich ist weder gut noch böse. Von der Anwendung hängt es ab.

Wenn der unmittelbare Zweck von Forschung, wie es schon der Fall war, ihre Anwendung zum Schlechten ist, dann ist das ein Unglück; aber auf lange Sicht können positive Effekte die schlechten auch wieder aufheben. Wir können nicht in die Zukunft sehen. Deshalb müssen wir die beiden Verantwortungsebenen sauber auseinanderhalten, und ich möchte noch einmal bekräftigen, daß der Grundlagenforscher durch nichts und in keiner Weise eingeschränkt werden sollte, wenn er mit seiner eigentlichen Forschungsarbeit befaßt ist."

Niemand konnte sich darüber beklagen, daß Austin mit seiner Position hinter dem Berg halte oder daß der Standpunkt, ,,wissenschaftliche Freiheit — ein absoluter oder höherer Wert", auf der Tagung unterrepräsentiert sei. Ich hob meine Hand, um anzuzeigen, daß ich etwas sagen wollte, nahm sie aber wieder herunter, als ich sah, daß auch Fliedner sich meldete. Er enttäuschte mich nicht.

,,Obgleich ich im Prinzip mit dieser Feststellung einverstanden bin", sprach Fliedner, ,,muß ich doch sagen, daß wir dann aber auch klären müssen, wer darüber entscheidet, wieviel Geld der Grundlagenforscher, für den Sie absolute Freiheit fordern, erhält, damit er seine Forschung betreiben kann. Die stärkste Beschränkung, die ich mir vorstellen kann, ist nämlich die finanzielle. Und wer bestimmt, wieviel Geld in die Grundlagenforschung in Relation zu anderen Bereichen der angewandten Wissenschaften fließt? Ich halte das für eine äußerst wichtige und schwierige Frage und habe selbst keine Antwort darauf; ich glaube aber, daß wir damit wieder an dem Punkt angelangt sind, den wir heute Vormittag diskutiert haben: Welche Institutionen könnten auf welche Weise lenkend tätig werden? "

Ich merke an, diesmal kurz, daß die Wissenschaftler, da sie an finanziellen Entscheidungen beteiligt sind, die Verteilung der Geldmittel auf mehr oder weniger sozial verantwortungsvolle Zwecke ja beeinflussen können.

Aber Austin war weit davon entfernt nachzugeben. ,,Ich frage mich, ob es etwas bringt, zwischen Grundlagenwissenschaft und zielorientierter Wissenschaft oder Forschung zu unterscheiden", sagte er. ,,Im zweiten Falle prägt die maßgebliche Gruppe, die die Geldmittel zur Verfügung stellt, ganz offensichtlich den Verlauf der Arbeit und legt den besonderen Forschungsgegenstand fest.

Im Falle von echter Grundlagenwissenschaft jedoch folgt der Wissenschaftler allein seiner Nase. Neugier ist es, die ihn leitet, und oft arbeitet er dabei mit sehr geringen Geldmitteln."

Ein leichtes, zweifelndes Glucksen ging durch den Raum — zumindest glaubte ich es zu hören. Austin fuhr fort:

„Ich verfechte hier die Sache des Grundlagenforschers, der völlig frei sein sollte. Er sollte nicht auf mögliche Konsequenzen achten müssen; das würde seine Forschung beeinflussen. Seine Hauptverantwortung gilt der Wissenschaft, er muß exakte Beobachtungen anstellen und sie hernach aufzeichnen, er muß dies tun um des reinen Wissens willen. Später dann, wenn seine Erkenntnisse zur Anwendung kommen, kann er natürlich wieder auf den Plan treten und ein moralisches Urteil über die Arbeit abgeben. Es ist jedoch unabdingbar, daß die Grundlagenforschung frei ist."

Gellhorn sprach aus, was meines Erachtens viele denken mußten: „Ich würde durchaus zugeben, daß sich Beispiele finden lassen, wo der Grundlagenforscher sehr wenig finanzielle Unterstützung braucht, bin aber der Meinung, daß das immer seltener der Fall ist." Und er fügte hinzu: „Was Professor Etzionis Überlegung angeht, es falle in die Verantwortlichkeit des Wissenschaftlers, bei der Verteilung der Ressourcen mitzuwirken, so möchte ich darauf hinweisen, daß die jüngste Geschichte uns zeigt, daß es die Gesellschaft ist, die bestimmt, wohin Forschungsgelder zu fließen haben. So war es in dem Bereich, den wir hier diskutieren, dem biomedizinischen Bereich, die Öffentlichkeit, die gesagt hat, ‚wir fordern Heilmethoden gegen den Krebs', und zwar schon vor mehr als 30 Jahren. Das fing an zu einer Zeit, da jene, die Krebsforschung betrieben, erkannten, wie wenig sie wußten, und da die Möglichkeit einer Lösung des Krebsproblems noch in sehr weiter Ferne lag. Trotzdem war die Krebsforschung eines der Hauptgebiete, die finanziell gefördert wurden. Ein wirklicher Enthusiasmus auf seiten der in der Biomedizin tätigen Wissenschaftler für die Arbeit an Problemen wie dem Krebs hat sich, wie ich behaupten würde, allerdings erst in den letzten Jahren entwickelt. Heute besteht zumindest die begründete Vermutung, daß es uns in Zukunft möglich sein wird, mit Hilfe grundlegender Forschungsbeiträge unser Wissen zu erweitern und dem Krebs wirklich auf die Spur zu kommen. Aber *vor* alledem und unabhängig von den

Wissenschaftlern hatte die Öffentlichkeit erklärt, ‚wir fordern, daß der Krebs erforscht wird'. Meine These — und sie steht möglicherweise im Gegensatz zu Professor Etzionis These — lautet deshalb: Wissenschaftler sind auch nur Bürger; ihre Stimme hat ein gewisses Gewicht, ich glaube aber nicht, daß es eine übergeordnete Stimme ist."
Eine Kaffeepause wurde eingelegt. Ich war eigentlich recht zufrieden. Zwar hatte Gellhorn mich wiederum in eine viel extremere Position gerückt, als ich sie tatsächlich einnahm, auch richtete er in der Verantwortungsfrage den Finger nach wie vor auf die „Gesellschaft" und nicht auf die Wissenschaft, doch erkannte er immerhin an, daß Wissenschaftler sich an der Entscheidung über die Verteilung von öffentlichen Geldern auf die verschiedenen Forschungszwecke beteiligen mußten und konnten. Daß das „Volk" der Heilung von Krebs mehr Aufmerksamkeit gewidmet wissen wollte als beispielsweise der Struktur des Mondes, beunruhigte mich nicht. Es konnte zwar eine Situation entstehen, in der es einen unzulässigen Druck auf die Forschung ausübte, eher seinen unmittelbaren Interessen als der Wissenschaft selbst zu dienen, dies schien mir aber nicht unser Problem zu sein: ganz im Gegenteil, größere Anwendbarkeit und soziale Verantwortung waren jetzt von entscheidender Bedeutung.

Ein Diener Gottes

Als der Kongreß nach der Kaffeepause wieder zusammentrat, erschienen diverse internationale Leuchten in schwarzen Anzügen, beladen mit weißen, dampfenden Kunststofftassen und Kuchenstücken, um ein Referat von Henry Miller, Arzt und Vizekanzler der Universität Newcastle in England, zu hören. Miller war nicht anwesend, sein Referat wurde verlesen. Ich nahm mir vor, mich später damit zu befassen, und schlüpfte hinaus, um einen Kollegen in Paris anzurufen, den ich gerne treffen wollte. Ich kam gerade noch rechtzeitig in den Konferenzsaal zurück, um die Schlußworte mitzubekommen.

Der nächste, so entnahm ich dem Programm, war Prof. Jürgen Moltmann vom Evangelisch-Theologischen Seminar der Universität Tübingen aus der Bundesrepublik Deutschland. Ich war ziemlich neugierig auf seine Position. In all den Jahren meiner Aktivitäten im öffentlichen Leben war mir aufgefallen, daß viele Männer, die den Talar trugen, auf Probleme des Gemeinwesens recht unsensibel reagierten; andererseits waren jedoch einige darunter, die viel besser informiert waren als alle, die ich sonst kannte.

Moltmann begann bescheiden: „Als Theologe halte ich es für fair, wenn ich zunächst sage, daß ich auf die neuen ethischen Fragen in der Medizin keine göttlichen Antworten parat habe." Danach sprach er über „die neue ethische Situation", wie er es nannte. Er sagte: „Je größer die medizinische Macht über lebenswichtige Prozesse ist, umso mehr Verantwortung tragen all jene, die daran beteiligt sind. In früheren Zeiten wurden Gesundheit und Krankheit, Leben und Tod durch Natur und Schicksal gesteuert. Die Menschen mußten sich darein fügen, daß sie nicht viel ändern konnten. Sie sahen in der Natur die Exekutive des höchsten Willens und unterwarfen sich ihrem Schicksal. Wenn der hippokratische Eid die Ärzte aufforderte, Leben zu erhalten, so hieß das: Leben, dessen Grenzen von einer undurchdringlichen Natur und vom Schicksal gesetzt waren. Heute dämmt der erstaunliche Fortschritt der Humanmedizin die Abhängigkeit von der Natur mehr und mehr ein und erweitert den Spielraum der menschlichen Möglichkeiten zur Verbesserung und Veränderung der menschlichen Lebensbedingungen. Der Mensch wird zum Herrscher über die Natur und zum Steuermann seiner eigenen Lebensprozesse. Wir reden von Gesundheitspolitik und Bevölkerungspolitik so viel wie nie zuvor, und demnächst werden wir auch die Worte ‚Genetik' und ‚Politik' miteinander verbinden."

So weit, so gut; Moltmann erkannte das aktive Wesen des Menschen, ganz im Unterschied zu anderen Theologen, die uns in völliger Abhängigkeit von einer Natur sehen, in der Gottes Wille sich offenbart. Trotzdem, ich wartete noch. Welche Implikationen würden sich aus seiner generellen metaphysischen Position ergeben? [20]

„Wenn die Regelsysteme der Natur mehr und mehr durch medizinische und soziale Systeme ersetzt werden", fuhr er fort, „dann brauchen wir ethische Werte, um unseren menschlichen Organismus auf wahrhaft menschliche Weise zu lenken. Man kann die Verantwortung für Leben und Tod nicht mehr länger der Natur zuschieben. Die ethische Frage lautet heute nicht mehr, ob man die Pille — oder andere Medikamente — verwendet oder nicht, sondern *wie* man sie verantwortungsbewußt verwendet. Das gleiche gilt für die Abtreibung; denn bislang war die Natur der größte Abtreiber — mit Hilfe von Fehlgeburten."

Er muß Protestant sein, dachte ich, denn seine Argumentation war direkt auf die Katholiken gemünzt, die sich dagegen wehrten, daß der Mensch solche Entscheidungen traf und in Gottes Werk eingriff. Moltmann ließ mich meinen Gedanken nicht zu Ende denken. „Verantwortung ist unteilbar und reicht so weit, wie die Macht des Menschen; in zunehmendem Maße muß der Mensch übernehmen, was früher die Natur leistete. Diese neue Situation erzeugt viele eitle Hoffnungen hinsichtlich der medizinischen Möglichkeiten und zugleich auch eine große Furcht vor Manipulation. Ich glaube nicht, daß jemand dem Arzt im je einzelnen Fall die Entscheidung über Risiken, Opfer, Leben und Tod abnehmen kann; aber die Patienten und die ganze Gesellschaft müssen an seiner Verantwortung mittragen. Wenn wir heute erkennen, daß die Tradition der öffentlichen Moral angesichts des neuen medizinischen Fortschritts antiquiert ist, dann müssen öffentliche Diskussionen über die neuen Fragen und Herausforderungen stattfinden, die aus dem medizinischen Fortschritt erwachsen, oder es wird überhaupt keinen Fortschritt für die Menschheit geben."

Genau! So war es richtig! Die Werte müssen ihren Primat über technische Entscheidungen zurückgewinnen, und medizinische Entscheidungen sind technische Entscheidungen. Aber wollte er die neue Verantwortung allein im Bereich der staatlichen Erziehung ansiedeln, oder würde er ihr auch eine neue institutionelle Kraft beigeben?

Moltmann enttäuschte mich nicht. Er sagte: „Vielleicht brauchen wir eine Art medizinisches Parlament auf nationaler oder — noch besser — auf internationaler Ebene, um die Entscheidungen gewissenhaft und gerecht zu treffen. Wie bei rechtlichen und politischen Entscheidungen müssen wir zu einem sozialen Konsensus über die ethischen Kriterien für die neuen Entscheidungen kommen, die getroffen werden müssen: Was ist human? Was ist inhuman? "

Ich fühlte mich ihm herzlich verbunden; er war ein Engel! Ein Parlament in Sachen Medizin, das war es, was wir brauchten, und gesellschaftlichen Konsensus — nicht nur den von Praktikern —, ihn mußten wir entwickeln! Ein solches Parlament müßte sich speziell mit den sozialen und ethischen Folgen der neuen Entwicklungen in Genetik und Medizin befassen. Diese Kommission für Gesundheit und Ethik würde die Antizipation von sozialen und moralischen Problemen, die durch die neuen genetischen und medizinischen Techniken entstanden, erleichtern, sie würde das öffentliche Bewußtsein stärken, die Diskussion beleben und schließlich auch ein geeignetes Instrument abgeben, mit dem häufig allzu enthusiastische Wissenschaftler und Berufsmediziner gebremst werden konnten.

Moltmann entwickelte seine These: „Wir sind nicht in der Lage, allen, die an chronischen Nierenerkrankungen leiden, Dialysen oder Transplantationen zuteil werden zu lassen. Die Mittel sind begrenzt, und der Arzt muß entscheiden, wer leben darf und wer sterben muß. Und obwohl man die Gesellschaft natürlich zwingen muß, die finanziellen Mittel zu erhöhen, kann man nicht auf eine Gesellschaft mit perfekter Gesundheitsversorgung hoffen.... Wo liegen nun aber die Kriterien für die Auswahl derer, die überleben sollen? Der Arzt, der in solchen Fällen entscheiden muß, befindet sich in einem schweren moralischen Dilemma. Äußeren Kriterien folgend, kann er versuchen, den körperlichen Zustand seiner Patienten einzuschätzen, das heißt, er kann jenen das Leben zugestehen, die größere Überlebenschancen haben. Normalerweise sind das die stärkeren und jüngeren Patienten. Oder er kann jene retten, die von größerem gesellschaftlichem Wert sind. Aber impliziert nicht ein positives Urteil zugleich ein negatives für jene, die zum Sterben verurteilt sind? Ist es möglich, Menschen wie Dinge und Waren einzuschätzen, abzuschätzen? Zerstören wir nicht unsere eigene Integrität mit solchen Urteilen?"

Falls Moltmanns Position jemals zum Losungswort dieser Generation erhoben werden konnte, schien sie mir drei entscheidenden Erfordernissen gerecht zu werden: erstens begünstigte sie den medizinischen und genetischen Fortschritt; zweitens bot sie dem Dilemma, das durch menschliche „Unzulänglichkeiten" entstand, die Stirn, statt ihm aus dem Weg zu gehen, und erlaubte dem Arzt zu handeln, ohne sein Streben nach einer Welt aufzugeben, in der er immer weniger Menschen zum Tode verurteilen mußte, wenn er andere rettete. Und schließlich versuchte Moltmann, den Menschen zu reintegrieren, indem er die medizinischen Techniken und die Entscheidungen, die sie erzwingen, in den Zusammenhang von gesamtgesellschaftlichem Wertsystem und Auswahlverfahren stellte. Entfremdung, jenes Kennzeichen von Modernität, bedeutet die Aufsplitterung des Menschen, die Trennung seiner Ziele von seinen Mitteln. Wie Marx, der die beiden Sphären durch öffentliches Eigentum an den Produktionsmitteln wieder miteinander vereinigen wollte, so suchte Moltmann, eine Verbindung von medizinischer Technologie und Entscheidungsfindung in einer neuen Ethik und einer breiten Beteiligung an der Verantwortung zustandezubringen.

Moltmann schloß mit einer Reflexion über die Entscheidung zu sterben. Seine Position war nicht gerade neu; in den letzten Jahren ist zu diesem Thema viel gesagt und geschrieben worden.[21] Aber sein Ansatz gab der neuen Position, die im Tod weniger ein natürliches Ereignis als das Resultat einer Entscheidung sieht, ein kohärentes normatives Gerüst. „Meine weiteren Überlegungen betreffen die ethischen Kriterien von Leben", sagte Moltmann. „Unsere ethischen Kriterien leiten sich aus unserer Auffassung vom Leben im allgemeinen und vom menschlichen Leben im besonderen her. In früheren Zeiten waren Vitalität und Humanität des Lebens ein und dasselbe. Zu leben bedeutete zu überleben. Heute können Menschen am Leben erhalten werden, ohne daß sie überhaupt ein Bewußtsein davon haben. Wir brauchen *dringend* eine neue Definition von Leben, bei der sich die Betonung von der Quantität auf die Qualität des Lebens verlagert. Längeres Leben ist nicht gleichbedeutend mit größerem Glück, es kann zu *leerem* Leben werden. Heute wird gesagt, der humane Charakter des Lebens liege im Bewußtsein, das der Mensch von sich hat. In jedem Falle bedeutet menschliches Leben Erfahrung und Wahrnehmung. Und wo das Leben nicht mehr erfahren und wahrgenommen wird, sprechen wir von ‚totem Leben'. Damit besteht die Aufgabe des Arztes nicht darin, reines biologisches Überleben des Organismus zu gewährleisten, vielmehr soll er der *Humanität* des Lebens dienen. Die Gesundheit des humanen Menschen ist nicht identisch mit der Fähigkeit zu funktionieren oder zu arbeiten und sich zu vergnügen, das alles ist Teilnahme an der gesellschaftlichen Produktion und Konsumtion. Gemeint ist vielmehr die humane Gesundheit des Menschen, die sich in seiner Fähigkeit äußert, zu trauern und zu leiden, sich für andere zu opfern und mit Würde zu sterben...." Wiederum hatte Moltmann die Diskussion nicht auf der hohen Ebene abstrakter Verallgemeinerungen belassen, sondern sie aufs Spezielle und Konkrete zurückgeführt, auf die erforderlichen irdischen Entscheidungen. Er war auch unerschrocken genug, sich durch eine recht offene Darlegung seiner Position zu exponieren.

Er sagte: „Für die Bestimmung des Endes von menschlichem Leben ergibt sich also, daß unter den gegebenen Verhältnissen der irreversible Tod des Gehirns als eigentliches Zeichen für das Ende von menschlichem Leben angesehen werden muß.

Es ist von wachsender Bedeutung für die menschliche und kulturelle Integration neuer medizinischer Behandlungsweisen, daß der Mensch lernt, sein Leben bewußt anzunehmen, human zu leiden und es in Würde zu beenden, wenn der Tod kommt. *Der Zustand des Körpers muß in den Zustand des gesamten Menschen integriert sein.* Es ist wichtig für den einzelnen Patienten, daß Therapien psychisch integriert werden; und es ist wichtig für die Gesellschaft insgesamt, daß der medizinische Fortschritt ethisch integriert wird und sich vielleicht eine medizinische Kultur des Lebens entwickelt. Ich danke Ihnen."

Der erste Kommentar kam von Klein: „Ich bin voll Interesse Professor Moltmanns Darlegungen gefolgt", sagte er, „bin aber, wie ich gestehen muß, ein wenig enttäuscht. Als Biologe werde ich sehr oft um meine Meinung zu moralischen Fragen gebeten; gerade deshalb hätte ich sehr gerne etwas über seine persönliche Auffassung gehört, stattdessen hielt er uns eine Predigt. So sagt er, die Natur sei der größte Abtreiber, was durchaus richtig ist; indes – es gibt zwei diametral entgegengesetzte Standpunkte, die man in dieser Frage einnehmen kann. Soll man der Natur entgegenwirken und die traditionelle moralische Haltung einnehmen? Oder soll man ihr assistieren, weil man es als Bestimmung des Menschen ansieht, so zu verfahren, und weil man meint, eher in der Lage zu sein, eine letzte Entscheidung zu treffen?"

Klein führte weiter aus, daß wir im einen Fall entscheiden müssen, welcher Fötus abgetrieben werden und welcher leben soll, in der Annahme, daß wir besser unterscheiden können, wer leben und wer sterben soll als die Natur. Folgten wir der anderen Sichtweise, so dürften wir überhaupt nicht eingreifen, was neben vielen anderen Dingen bedeuten würde, daß wir alle mongoloiden Fötusse zur Welt kommen ließen.

Ich fragte mich, ob Klein in seinem typisch französischen Redestil — er sprach, als stünde er auf einer Tribüne auf dem Place de la Concorde — die Frage nicht unnötig zuspitzte, indem er eine falsche Dichotomie aufbaute. Konnten wir nicht einige Dinge der Natur überlassen (wie die Wahl des Geschlechts), während wir in anderen aktiv wurden (indem wir z. B. Eltern, die einen mongoloiden Fötus abtreiben wollten, halfen)?

Klein fuhr fort: „All das sind schwierige Fragen, und ich hätte sehr gerne Ihre persönliche Meinung dazu gehört. Statt dessen lassen Sie uns nach dem Prinzip der ‚multiple choice' auswählen, wie neue Studenten, die eins von drei Items ankreuzen müssen — stimmen Sie zu, lehnen Sie ab oder stehen Sie dazwischen? —, und wir haben keine Ahnung, wie *Sie* über dieses Problem denken."

Prof. Moltmann antwortete gelassen: „Ich wollte einfach sagen, daß der Mensch die Rolle, die in der Vergangenheit Natur, Schicksal oder Fortuna gespielt haben, heute selbst übernehmen muß. Seine Verantwortung wächst, und er kann sie nicht einfach auf die Natur abschieben; er kann sich nicht um die Erhaltung des Lebens bemühen und gleichzeitig sagen, die Frage des Todes sei ein Problem der Natur. *Er muß die Last seiner selbstgewollten Verantwortung auf sich nehmen.* Ich sage das über eine bestimmte religiöse Auffassung hinweg und gegen sie, eine Auffassung, die sagt, man dürfe in den Bereich der Natur nicht eindringen, weil sich in der Natur der Wille Gottes oder etwas Ähnliches offenbare — beispielsweise wurde eine Diskussion in diesem Sinne in der katholischen Kirche über die Pille geführt. Ganz sicherlich ist es nicht angenehm, die Verantwortung für all diese Dinge zu tragen, aber wir müssen sie dennoch auf uns nehmen. Darum ging es mir. Und in gewisser Weise müssen wir die Natur auch verbessern oder zumindest die natürlichen Systeme von Bevölkerungswachstum und Krankheit durch medizinische und soziale Systeme ersetzen. Ob diese Systeme besser sind als ein natürliches System oder nicht so gut? Das hängt davon ab, wie wir unsere Verantwortung nutzen. Die Frage ist nicht, ob wir die Verantwortung übernehmen wollen oder nicht, sondern wie wir sie nutzen. Das war der Sinn meiner Argumentation."

Eine kurze Pause entstand, als ob der Vorsitzende und jedermann im Saal sich heimlich fragten: „Professor Klein, war das klar genug? Haben Sie noch weitere Fragen?" Aber Klein, den Kopf leicht gesenkt, ordnete seine Papiere.

Die nächste Frage lenkte den Dialog zurück auf Moltmanns Vorstellung von einer Art Parlament als Zentrum für die Entwicklung des neuen gesellschaftlichen Konsensus hinsichtlich der Werte, die unsere Entscheidungen über Leben und Tod und Gesundheit leiten sollten.

Ein Kollektivgewissen?

„Ich möchte den Teilnehmern dieser Tagung gern eine Geschichte erzählen, die mich tief beeindruckt hat", sagte Professor Jean Hamburger. „Vor der Internationalen Gesellschaft für Transplantationen wurde berichtet, daß vor etwa drei Jahren in einigen Ländern, die ich hier nicht nennen will, kleine Anzeigen in den Zeitungen erschienen, in denen im Austausch gegen menschliche Organe zu Transplantationszwecken große Geldsummen geboten wurden. Das beunruhigte uns sehr, und wir suchten nach Mitteln, um solche Dinge zu verhindern. Dabei sahen wir uns den konkreten Schwierigkeiten gegenüber, vor denen internationale Organisationen wie die Weltgesundheitsorganisation (WHO) in der Regel stehen, weil ihre Mitglieder, wie ihr Vertreter hier bereits betont hat, Sklaven einer Vielzahl von Bestimmungen sind, die sie daran hindern, ein reglementierendes oder beratendes Organ zu werden. Trotz des großen Einsatzes der Gesundheitsorganisation und ihres Generalsekretärs ist es deshalb nicht gelungen, diesen menschlichen Organmarkt zu verurteilen und zu unterbinden.
Das ist der Grund, weshalb ich, besagtes Beispiel im Hinterkopf, auf eine Anregung zurückkommen möchte, die Professor Etzioni heute morgen gab und die Professor Moltmann aufnahm und unterstützte – die Anregung hinsichtlich der möglichen Funktion von neuen Organisationen, vielleicht sogar auf internationaler Ebene, die sich moralische Anerkennung und hoffentlich auch die Fähigkeit zu amtieren verschaffen können."

Ich sperrte die Ohren auf; das Wort „amtieren" kam längst nicht so gut an im Saal wie die vorangegangenen Sätze. „Amtieren" schmeckte nach Verordnung, nach Gesetzgebung, nach Staatseingriff, und sowohl Wissenschaftler wie Ärzte fürchten vermutlich nichts mehr als die schwere und unsensible Hand des

Staats, die ihnen zeigt, was sie zu tun haben, und die aus Bereichen, in denen Reglementierung durchaus erforderlich sein mag, (z. B. bei Gewebe- und Blutbanken) rasch übergreift auf Gebiete, in denen sie sich verheerend auswirken kann (etwa wenn sie vorschreibt, was ein Wissenschaftler herausfinden darf oder herausfinden muß). Kurz, die meisten Wissenschaftler oder Ärzte halten die Gefahren des Eingriffs für soviel größer als seine Vorteile, daß sie barsche Worte finden, wenn auch nur in Andeutungen davon die Rede ist. Außerdem sehen Forscher wie praktische Ärzte sich als Menschen, die man moralisch überzeugen kann, ohne daß es irgendwelcher Steuerungsmechanismen bedürfte. Sie neigen dazu, sich als durch die Sorge um den Patienten motiviert zu sehen; Reglementierung sei deshalb auf jene zu beschränken, die sich vom Eigennutz leiten lassen.

Ich fragte mich, ob Hamburger auf die subtile Mißfallenskundgebung reagieren würde. Ich hatte in der Teilnehmerliste nachgesehen, woher er kam, und dort gelesen: „Prof. Jean Hamburger, Directeur, Unité de Recherches Néphrologiques, Groupe Hospitalier Necker-Enfants Malades." Dieser Titel sagte mir gar nichts, ich betrachtete Hamburger deshalb aufmerksam. Er war ein stattlicher Mann, der seinen Füllfederhalter wie einen Stock in der Hand hielt, seine Hände energisch bewegte und emphatisch und ohne zu zögern sprach. Entweder hatte er gar keine Reaktion im Saal bemerkt oder, was wahrscheinlicher war, er hatte seinen eigenen Kopf. Er sagte: „In Anbetracht der vielen Kongresse, die sich mit dem Problem der *Moral* in Medizin und Biologie befassen, überlege ich, ob wir heute nicht die Möglichkeit der Schaffung einer ständigen internationalen Organisation ins Auge fassen können, die die von uns Jahr für Jahr auf dieser Art von Treffen geäußerten Bedenken reflektiert — eine Organisation, um es zu wiederholen, die rasch Gehör findet und genügend moralisches Ansehen erwirbt, um den einzelnen Ländern in medizinischen und biologischen Fragen angesichts der rapiden Zunahme von Problemen, wie wir sie auf dieser Tagung bereits angesprochen haben, als Richtschnur dienen zu können."

Nach der Sitzung ging ich zu Hamburger hinüber, um ihn zu seinen Ausführungen zu beglückwünschen. Ich war mit der ziemlich festen Überzeugung zu der Tagung gekommen, daß die moralischen und sozialen Probleme, die in der zukünftigen wissenschaftlichen Entwicklung steckten, insbesondere auf den neuen Gebieten der biologischen und medizinischen Forschung, nicht allein dem einzelnen praktischen Arzt oder Wissenschaftler überlassen werden durften. Ich teilte Prof. Bernard Barbers Gedanken, der in diesem Zusammenhang geschrieben hatte: „Clemenceau hat einmal gesagt, der Krieg sei viel zu wichtig, um den Militärs überlassen zu werden. In gleicher Weise sind die Wissenschaft und ihre Folgen viel zu wichtig, um den Wissenschaftlern überlassen zu bleiben. In beiden Fällen sind die Instrumente für unsere gesellschaftlichen Ziele viel zu wichtig, als daß man ihren Gebrauch allein und ausschließlich den Experten überlassen dürfte. Sie sind Sache aller, die Verantwortung für unsere sozialen Ziele tragen."[22] Ich hatte früher schon die Einsetzung einer Kommission von Naturwissenschaftlern und Ärzten, Geisteswissenschaftlern und Theologen gefordert, die diese Dinge erforschen, das öffentliche Bewußtsein und die Erziehung in den entsprechenden Fragen lenken und als kollektives Sprachrohr der auf dem Spiel stehenden sozialen und moralischen Werte fungieren sollten. Auf dem Weg zurück ins Hotel vertraute ich mich der Métro an und ließ während der Fahrt meine früheren Bemühungen um eine Kommission für Gesundheit und Ethik vor meinem Geiste Revue passieren.

Meinen ersten Versuch, diese Position öffentlich zu vertreten, hatte ich 1968 in der Zeitschrift *Science* unternommen, dem offiziellen Publikationsorgan der Amerikanischen Gesellschaft für den Fortschritt der Wissenschaft. Ich wählte *Science* als Plattform, weil sie Hunderttausende von Wissenschaftler-Abonnenten in der ganzen Welt hat und weil die Massenpresse häufig Berichte, die *Science* druckt, aufnimmt. Meine Wahl erwies sich als ebenso wirkungsvoll wie falsch. Der Artikel, den ich schrieb, rief mehr Reaktion hervor als alles, was ich in einer langen Schreiberlaufbahn bis dahin veröffentlicht hatte: Von den wichtigsten amerikanischen und europäischen Tages- und Wochenzeitungen bis hin zur *Vietnamese Times* und zur *Sidney Morning Herald* wurde über meinen *Science*-Artikel geschrieben.

Indes, alle konzentrierten sich auf das Problem, das ich zur Illustration benutzt hatte, und vernachlässigten das, was ich illustrieren wollte. Ich erörterte die in der Entwicklung befindlichen Verfahren, die es Eltern gestatten sollen, das Geschlecht ihres ungeborenen Kindes zu wählen, und beleuchtete die nachteiligen Konsequenzen einer solchen Errungenschaft. Ich dachte, am Beispiel eines „einfachen" Problems — statt so dramatischer und komplexer Probleme wie die Steuerung von Gedanken oder die künstliche Züchtung von Superbabies — könne man sich leicht auf die Frage der Reglementierung konzentrieren, die ja jedermann betraf, auf die Frage nämlich: Ist es notwendig, die Wissenschaft zu reglementieren, oder können wir sie weiterhin ihren eigenen Weg gehen lassen? Ist die Freiheit der Wissenschaft ein absoluter Wert, dem Priorität vor allen anderen gebührt? Wenn nicht, unter welchen Bedingungen sollen andere Werte Vorrang bei der Festlegung unseres Kurses erhalten? Und wie konnte eine Reglementierung der Wissenschaft erreicht werden, ohne daß ihre Lebendigkeit und die Freiheit der Forschung verloren gingen? Ich hatte gehofft, daß durch Konzentration auf einen einzelnen konkreten und relativ scharf umgrenzten Fall und durch Verzicht auf eine generelle Abhandlung über genetische Steuerung die allgemeinen Probleme leichter in den Griff zu bekommen seien.

Indes, es kam, wie es kommen mußte, die Presse, die Briefe an die Redaktion und die Post an mein Büro und zu mir nach Hause, alles stürzte sich auf den konkreten Punkt — wann und wie können wir einen Jungen bzw. ein Mädchen ordern? —, statt sich mit dem Problem der Reglementierung zu befassen.

Dennoch war meine Arbeit nicht vertan. Denn abgesehen davon, daß sie mir ein gewisses Maß an Anerkennung in Fachkreisen eintrug (der *Science*-Artikel wird noch immer häufig zitiert — *das* Verfahren, mittels dessen Wissenschaftler einander Anerkennung zollen), beeinflußten die Zuschriften auch meine Position. Ich hatte die Möglichkeit, das Geschlecht eines Kindes zu wählen, die „Geschlechtswahl" (wie auch verschiedene andere Fortschritte in der genetischen Steuerung), nie total abgelehnt, war aber gegen ihre Entwicklung, solange ihre Implikationen nicht sorgfältig überdacht, d. h. solange die persönlichen und gesellschaftlichen Vor- und Nachteile nicht erforscht und eventuell notwendige Vorsichtsmaßnahmen nicht ergriffen waren (beispielsweise könnte man die Entwicklung des Verfahrens fördern, aber zugleich die Öffentlichkeit davor warnen, es leichtfertig anzuwenden). Ich erwartete, daß die Kritiker solcher Neuerungen empfehlen würden, doch besser alles beim alten zu belassen. Das natürliche Verhältnis von ungefähr 51 Jungen- auf 49 Mädchengeburten war doch recht akzeptabel (höhere Sterbeziffern auf seiten des männlichen Geschlechts im Säuglingsalter, infolge von Kriegen und durch Herzinfarkt haben im Alter ein zahlenmäßiges Mißverhältnis zugunsten der Frauen zur Folge). Mußten wir das Geschlecht bestimmen, würde das unsere persönlichen und kollektiven Leiden und Lasten nur vermehren. Dennoch warf die mir zugegangene Post auch einige neue Fragen auf. Offensichtlich war die Angelegenheit für manche Menschen von ungeheurer Bedeutung. Eine Frau aus Texas zum Beispiel flehte mich an, ihr einen Weg zu sagen, wie sie einen Jungen bekommen könne; sie schrieb, sie habe vier Mädchen, und ihr Mann habe gedroht, sie zu verlassen, wenn sie ein weiteres Mädchen zur Welt bringe. (Ich bin nicht sicher, ob ihr meine Erklärung, daß es *sein* und nicht ihr Beitrag ist, der das Geschlecht des ungeborenen Kindes bestimmt, viel half.)

Andere schrieben ähnlich, wenn auch weniger aufgewühlt, daß sie sich dringend ein Mädchen bzw. einen Jungen wünschten, weil sie nur mit einem der beiden Geschlechter gesegnet seien. So berichtet ein Gynäkologe über den Ehemann einer Patientin: „Er war Chef eines alten Familienunternehmens, stolz auf seine Herkunft und hegte den verzweifelten Wunsch nach einem Jungen, der seinen Namen tragen und seinen Betrieb übernehmen konnte. Zu seiner Enttäuschung mußte ich ihm volle drei Mal sagen, er solle nicht auf einen Jungen rechnen, und jedesmal hatte ich recht. Beim dritten Mal schüttelte der Mann seinen Kopf und sagte wild entschlossen: „Wir versuchen es weiter. Ich muß einen Jungen haben."[23] Der Schah von Persien ließ sich von seiner ersten Frau scheiden, als ihm männliche Nachkommen versagt blieben.

Es schien, als hätte ich das Unglück, das durch Geschlechtswahl vermindert werden konnte, einfach unterschätzt. Indes, die Frage mußte systematisch angegangen werden. Würde die Summe der nachteiligen Folgen für die Allgemeinheit all die vielen persönlichen Gratifikationen, die die Geschlechtswahl zu bieten hatte, überwiegen? Würde sie vergleichsweise mehr persönliche und familiäre Konflikte erzeugen (zwischen Eltern, die sich über das Geschlecht ihrer Nachkommen nicht einigen konnten), als sie denen Erleichterung brachte, die wählen konnten? Eine Forschungskommission zu diesem Thema wird wahrscheinlich zunächst eine noch viel elementarere Frage stellen müssen — wie lassen sich Umfang, Intensität und positive Auswirkungen dieser verschiedenen Interessen überhaupt feststellen?

Mein zweiter Versuch, die öffentliche Aufmerksamkeit auf die Notwendigkeit der gesellschaftlichen Steuerung wissenschaftlicher Entwicklungen zu lenken, war kaum erfolgreicher als der erste, wenn auch aus einem völlig anderen Grund. Ich unternahm ihn, als Rabbi Marc H. Tannenbaum vom American Jewish Committee mich einlud, auf einem Treffen von Rabbinern und Geistlichen zu sprechen, das sein Komitee gemeinsam mit einer Organisation veranstaltete, die den Namen The Council on Theological Education and the Commission on Ecumenical Mission and Relations of the United Presbyterian Church trug. Am 9. Februar 1970 stand ich in Princeton, New Jersey, im Konferenzraum eines jener Motels an der Straße und sprach über meine alte Idee. Ich habe die Notizen jenes Abends nicht aufbewahrt, aber der *Trenton Evening Times* zufolge sagte ich, „die Gesellschaft muß die Wissenschaft regulieren, um zu verhindern, daß der wissenschaftliche Fortschritt den Menschen erdrückt", und „sie braucht ein nationales Komitee, in dem religiöse Führer mit der wissenschaftlichen Welt zusammenarbeiten, um die Menschen und ihre Werte vor einer wachsenden Flut wissenschaftlicher Innovationen zu schützen", zu denen bald auch gehören könnten: „neue verhaltensmodifizierende Medikamente, unterschwellige Werbung, die Erschließung des genetischen Kodes zum Zwecke menschlicher Manipulation sowie Forschung, der es um die Festschreibung rassischer Inferiorität geht." Weiter sagte ich: „Religiöse Führer sollten sich in den Dialog und in die Bemühungen um eine Steuerung einschalten, und zwar nicht als selbsternannte Zaren, sondern als Verfechter jener moralischen Interessen, die eine losgelassene und wildgewordene Wissenschaft zu überrennen trachtet."

Der *St. Louis Globe-Democrat* zitierte mich mit dem Satz: „Unsere Gesellschaft ging bisher von der Voraussetzung aus, daß die Wissenschaft frei forschen und jeder Spur nachgehen solle, die sie zu verfolgen wünsche, daß jedes neue Forschungsergebnis uneingeschränkt in der Gesellschaft verbreitet werden könne, und die Gesellschaft sich anzupassen habe. Heute können wir den Anspruch der Wissenschaft auf unbedingten und uneingeschränkten Vorrang vor allen anderen Werten nicht länger dulden."

Nun, ich habe im Lauf meines Lebens vor vielerlei Gruppen viele Vorträge gehalten, und ich habe dabei gelernt, mein Publikum einzuschätzen. Ich habe Auditorien erlebt, die mitgingen, und solche, die offen feindselig dasaßen. Meine Zuhörer in Princeton waren zu meiner Überraschung gleichgültig, distanziert oder skeptisch. Die Fragen im Anschluß an mein Referat waren spärlich und kurz. Kenneth Vaux, Professor für Ethik am Institut für Religion am Medical Center in Texas, mochte äußerstenfalls der Überlegung beipflichten, daß eine Manipulation des Geschlechts und anderer physischer Merkmale „ensthafte ethische Fragen" aufwarf. Monsignore Marvin Bordelon, Leiter der Abteilung für internationale Angelegenheiten bei der United States Catholic Conference, sagte, es sei „gut und wichtig", daß diese Probleme behandelt würden; einer zu schaffenden Beratungsinstanz stand er jedoch skeptisch gegenüber: „Mehr Konferenzen würden gar nichts lösen." Vor allem aber bekundeten die Teilnehmer eine große Vorliebe für die höheren Sphären der Metaphysik und der Superverallgemeinerungen, während ihr Interesse an einer Diskussion der Rolle, die sie selbst möglicherweise spielen konnten, gering war. Dr. Hans Ruedi-Weber, Vorstandsmitglied des Ökumenischen Instituts des Weltkirchenrates meinte, „die rasche Zunahme wissenschaftlicher Entdeckungen hat Entwicklungen ausgelöst, die die gesamte traditionelle Ethik, den Geist und den Glauben in eine tiefe Krise gestürzt haben", um dann umstandslos zu einer Erörterung der Überflußgesellschaft und der Ost-West-Spannungen überzugehen. Prof. Lionel Rubinoff von der Universität York fragte: „Wie ist es möglich, die Unantastbarkeit des Lebens und die Unverletzlichkeit des Individuums in einer Welt zu predigen, die mehr und mehr von Kontrolle, Gleichgewicht und Ordnung beherrscht wird?"

Ich nahm den letzten Bus, der mich von Princeton nach Hause brachte, kam ziemlich spät ins Bett und wachte am nächsten Morgen müde und mit dem sicheren Gefühl auf, nichts erreicht zu haben. Es war einer jener seltenen Augenblicke, in denen ich mich frage, warum man sich überhaupt sorgt und aufregt – ein Gefühl, das bei mir allerdings nie lange anhält. Ich freute mich deshalb, als sich die nächste Gelegenheit bot. In der *New York Times* las ich, daß in einer Anhörung vor dem Bewilligungsausschuß des Repräsentantenhauses zum Thema staatliche Gesundheitseinrichtungen der Nobelpreisträger Dr. Joshua Lederberg die Bildung einer Art staatlicher Sonderkommission in Sachen Genetik betrieben habe, die den Bemühungen um Entschlüsselung des menschlichen genetischen Kodes den notwendigen Nachdruck verleihen sollte. Ein derartiger Durchbruch, so hatte Lederberg erklärt, könne zur Ausschaltung vieler Krankheiten führen, deren Ursprung gänzlich oder teilweise im genetischen Kode liege.

Mein Interesse und meine Sorge bekundend, wandte ich mich an die *Times*. In meinem Artikel, der am 5. September 1970 erschien, schrieb ich:

„Es läßt sich eine Menge sagen zugunsten einer solchen Sonderkommission. Parallel dazu müßte es jedoch eine Kommission geben, die über die sozialen und moralischen Konsequenzen genetischer Manipulation wacht. Die unmittelbar bevorstehenden neuen Erkenntnisse in der Biologie können den Menschen nämlich ebensosehr belasten wie die vorangegangenen Revolutionen in Technik und Physik; vielleicht sogar noch stärker: werden ihm doch neue Fähigkeiten, Freiheiten und Entscheidungen, die die Gesellschaft zu treffen hat, sowie das Elend, das daraus entstehen kann, bündelweise aufgebürdet. Gen-Manipulationen erlauben es dem Menschen möglicherweise, auch an biologischen Elementen herumzubasteln, die er bis heute in ihrer Gegebenheit hinnehmen mußte, etwa was das Geschlecht zu zeugender Kinder, ihre Gesichtszüge und Hautfarbe, schließlich auch ihre Rasse, ihr Energiepotential und vielleicht sogar ihren IQ anlangt. Das heißt, was als biologische Beherrschung von Krankheiten beginnt, könnte im Versuch, Übermenschen zu züchten, enden. Sicher erschienen diese Aussichten manchem verlockend, dennoch sollte man nicht vergessen, welche Probleme den Menschen quälen, wenn er als Schöpfer auftreten und das Bild des Menschen formen muß.

Glücklicherweise, so scheint es, brauchen wir den genetischen Kampf gegen Krankheit nicht einzustellen, um genetische Steuerung zu rassistischen Zwecken zu verhindern.... Eine spezielle Art von genetischer Manipulation öffnet der genetischen Manipulation schlechthin noch nicht automatisch Tür und Tor.

Tatsächlich sind die meisten wissenschaftlichen Erkenntnisse gar nicht unmittelbar übertragbar, und ihre Anwendung wird von moralischen Tabus beeinflußt.

Bevor wir in solcher Weise lenkend auf die neue Genetik einwirken können, müssen wir eine klare Vorstellung von den moralischen und sozialen Alternativen haben, die in der biologischen Revolution stecken, wie auch von den Mechanismen, die die Wissenschaft steuern können, ohne sie zugleich zu ersticken.

Wir sollten nicht noch einmal blindlings in einen Sturm hineinsegeln, den Wissenschaftler in ihrem Bestreben entfachen, alle Geheimnisse der Natur zu enträtseln, ohne daß sie groß darauf achten, wer und was in den aufgewühlten Wellen versinkt.

Ich schlage deshalb vor, daß mindestens ein Prozent der zehn Millionen Dollar im Jahr, die eine ‚National Genetics Task Force' (jene Sonderkommission) kostet, für die Erforschung der Alternativen bereitgestellt wird, die die genetische Steuerung uns demnächst aufzwingt".

Lederberg, den ich von einem kurzen Zusammentreffen in Washington, D. C., kannte, ist kein Mann, der von Zweifeln geplagt wird und seine Worte auf die Goldwaage legt. In einem Brief an die *New York Times* konterte er:

„Prof. Amitai Etzionis Artikel vom 5. September über ‚Genetische Manipulation und Moral' stellt einen weiteren Beitrag zur Verteufelung der genetischen Steuerung dar, mit der das schwere Dilemma der Gesundheitspolitik, die eine offene und öffentliche Diskussion und Beteiligung dringend braucht, vernebelt wird.

Meine Aussage vor dem Kongreßausschuß, auf die er sich bezieht, liefert der von mir befürworteten Sonderkommission keinerlei Rechtfertigung für eine ‚Forderung nach einem Übermenschen'. Sie ist ein Plädoyer, das einen Dringlichkeitsantrag im Hinblick auf eine besondere Art von menschlichem Elend stellt, Elend, ausgelöst durch geistige Zurückgebliebenheit, zystische Fibrose, Herzkrankheit, Diabetes und viele andere Zustände, die eine wichtige genetische Komponente aufweisen.

Handel mit Genen (ein Untertitel, den der Redakteur in meinen Artikel hineinredigiert hatte), dieses Schlagwort entstammt Etzionis Phantasie; vielleicht meint er damit nichts anderes als den Wunsch nach einem gesunden Leben, den zu haben die meisten von uns sich schuldig bekennen. Außerdem habe ich betont, daß es sowohl technisch wie sozial von Nutzen sei, sich auf Möglichkeiten zur Eindämmung und Regulierung der ungünstigen Auswirkungen schadhafter Gene zu therapeutischen Zwecken zu konzentrieren, wo immer es möglich ist, und zwar stets vorrangig vor zeitraubenden Bemühungen um Modifikation der Gene selbst.

Seine Überlegung, die gesamtgesellschaftlichen Auswirkungen individueller Entscheidungen müßten erforscht werden, ist ausgezeichnet. Diese Auswirkungen zu kennen, ist ganz sicher wichtig für die Therapie genetischer Krankheiten sowie für die Einschätzung des Anspruchs auf kostbare Ressourcen — gute Wissenschaftler, medizinische Versorgung — und wird zur Notwendigkeit, wenn humanitäre Motive uns über den konventionellen Marktplatz hinausführen, auf dem jeder Käufer selbst entscheidet, wie er seine begrenzten Mittel auf die Ziele seiner größten Wertschätzung verteilen will.

Eine solche Untersuchung wird jedoch durch Schlagworte wie genetische Steuerung eher in die Irre geleitet als vorangetrieben, Schlagworte, die im übrigen so vorurteilsvoll sind, wie es wäre, wenn man Chirurgie als anatomische Manipulation, Erziehung als psychologische Steuerung oder wissenschaftliche Ernährung als Züchtung von Superbabies bezeichnen würde."

Dem Brief war die Notiz angefügt, daß der Autor, Professor für Genetik in Stanford, 1958 den Nobelpreis in Physiologie und Medizin erhalten hatte.

Wenngleich die scharfen Worte der Kritik, die schließlich von einer der führenden Autoritäten auf dem Gebiet stammten, mir alles andere als angenehm sein konnten, so freute ich mich doch zu sehen, daß der Dialog sich ausweitete, und festzustellen – allerdings erst beim zweiten Lesen, wie ich zugeben muß –, daß die Differenz zwischen Lederbergs und meiner Position viel geringer war, als Ton und Heftigkeit seines Briefes zunächst suggerierten. Lederberg erkannte die Gefahren, die in genetischen Eingriffen liegen, und sah die Notwendigkeit ihrer Überwachung; daß er sein Fach verteidigen würde, war zu erwarten. Viel mehr beunruhigte mich ein Leser, der an die *New York Times* geschrieben hatte:

„Als der Vater von zwei Söhnen, die an Muskeldystrophie leiden, las ich am 5. September den Artikel von Amitai Etzioni über genetische Manipulation. Der Artikel ist widerwärtig und gefühllos. Ich kann zusehen, wie meine beiden Söhne mit jedem Tag schwächer werden. Die Zukunft hält nichts für sie bereit als den unvermeidlichen Rollstuhl im Alter von neun Jahren und den sicheren und langsamen Tod mit neunzehn. Die einzige schäbige Hoffnung für ihr Überleben ruht auf den Versuchen der medizinischen Forschung, den genetischen Kode aufzubrechen und damit die Möglichkeit zu finden, die Krankheit zum Stillstand zu bringen.

Da kommt Herr Etzioni daher und ruft dazu auf, bei der Ausführung dieser wissenschaftlichen Großtat langsam zu treten, bis er und andere Soziologieprofessoren sich über die Frage klar geworden sind: ‚Welche Supermenschen wird die staatliche Sonderkommission anordnen? Blonde oder dunkle, weiße oder schwarze?' Um die intellektuelle Phantasie von Herrn Etzioni zu befriedigen, antworte ich ihm: Geben Sie einfach erst sterbenden Kindern ihr Leben zurück und produzieren Sie die Supermenschen später.

Herr Etzionis Empfehlung, ... daß mindestens ein Prozent der 10 Millionen Dollar ... für die Erforschung der Alternativen bereitgestellt wird, die die genetische Forschung uns demnächst aufzwingt, muß empört zurückgewiesen werden. Unser Staat ist unglaublich engherzig in der Bewilligung der paar Groschen, die der Finanzhaushalt für die medizinische Forschung und zur Rettung des Lebens sterbender Kinder erübrigen kann. Es wäre eine absolute Tragödie, sie an nutzlose Soziologieprofessoren zu verschwenden, damit Alternativen erforscht werden, die der Phantasie dieser Herren entsprungen sind."

Ich war zunächst so erschüttert von dem persönlichen Leid

dieser beiden Kinder und ihres Vaters, daß ich davon überzeugt war, nichts dürfe geschehen, was ihre Aussicht auf Hilfe verringerte. Ein einfacher Ausweg bestand in der Empfehlung, die für die ethische Überwachung erforderliche Summe nicht von den der genetischen Forschung zur Verfügung stehenden Geldmitteln abzuzweigen, sondern sie ihnen hinzuzufügen. Bei längerem sachlichem Nachdenken erkannte ich jedoch, daß es unmöglich ist, einem einzelnen überstürzt und in aller Eile zu helfen, ohne zugleich vielen anderen größeres Leid zuzufügen – wie die übereilte Verabschiedung des PKU-Gesetzes ja auch zeigt.

Dieses Gesetz, das die Untersuchung und Behandlung Neugeborener auf PKU vorschreibt, ist das Ergebnis einer Kampagne, die von Laien geführt wurde und Unterstützung fand in, wie man hört, wenig überzeugender und wissenschaftlich unzulänglicher empirischer Forschung. Die auf das Gesetz drängten, waren hauptsächlich Eltern von an PKU erkrankten Kindern und andere durch die Krankheit oder sonstige Geburtsfehler unmittelbar Betroffene. Ihr Kreuzzug fand enthusiastische Unterstützung bei Ärzten und Forschern, die sich mit angeborenen Stoffwechselstörungen beschäftigten. Sie hofften, daß eine gesetzlich vorgeschriebene Untersuchung auf PKU mehr Fälle ans Licht bringen und ihr Wissen über andere genetische und metabolische Schäden erweitern werde.

Die emotionale Heftigkeit der Befürworter des Gesetzes und die Ungeduld, mit der sie irgendeine Vorkehrung gegen die Krankheit zu treffen suchten, sowie der Charakter des gesamten Gesetzgebungsverfahrens selbst beschleunigten die Verabschiedung des Gesetzes, blockierten jede sinnvolle Opposition und verhinderten einen Aufschub zur Herbeischaffung von überzeugenderen Belegen über die Verläßlichkeit von Test und Behandlung. Im Jahre 1971 waren es 43 amerikanische Staaten, die irgendeine gesetzliche Handhabe zur Durchführung des Tests und – implizit oder explizit – auch der Behandlung von PKU hatten.[26] (Vgl. Seite 28–29, 128–129.)

Es kann keine rationale Entscheidung fallen, wenn sie aufgrund des Leids eines einzelnen – wie bewegend oder tragisch auch immer – erfolgt, während die schwereren Leiden der größeren Zahl – wenngleich weniger unmittelbar drängend und weniger dramatisch – außer Acht gelassen werden. Sicherlich, es ist das

Wesen unserer liberalen Tradition, den einzelnen nicht der Menge zu opfern. Man darf aber auch nicht vergessen, daß die Menge aus nichts anderem besteht als aus vielen Einzelwesen, alle nach Gottes Ebenbild geschaffen.

Wir müssen nach Lösungen suchen, die es gestatten, sowohl den Erkrankten zu helfen wie die Gesunden zu schützen, es kann nicht darum gehen, den Fortschritt in der Genetik entweder total zu blockieren oder aber unterschiedslos alle seine Resultate begeistert aufzunehmen.

Diesmal blieb ich nicht allein. Peter Steinfels, ein junger katholischer Autor, dessen Arbeit ich früher im *Commonweal* verfolgt hatte, ging auf meinen Artikel und auf Berichte darüber ein, daß die Genetik den Menschen dazu verhelfen werde, „optimale Babies" zu bekommen; er schrieb:

Der jüngst gemachte Vorschlag zur Schaffung einer National Genetics Task Force hat zum Ziel, genetisch bedingte Krankheiten zu verhindern; zu seiner Unterstützung habe ich das Argument gehört, daß eine Medizin, die auf der umfassenden Kenntnis des genetischen Kodes beruhe, die heutige Medizin ebenso primitiv und dumm aussehen lasse wie die Ärzte von Molière. Nun fragt man sich aber, ob die Befürworter solcher Vorschläge auch die Memoiren von Atomphysikern lesen, die am 25. Jahrestag der Explosion der Bombe über die entsetzlichen Folgen ihres schlichten Wunsches, die Wissenschaft weiterzubringen und Hitler zu besiegen, nachdenken.

Gibt es irgendeine Möglichkeit zu verhindern, daß unsere Gesellschaft Schritt für Schritt auf eine Situation zusteuert, auf die sie überhaupt nicht vorbereitet ist? Etzioni glaubt es. Er ist optimistisch bezüglich der Möglichkeit, genetische Steuerung auf bestimmte Gebiete, wie Verhinderung von Krankheiten, zu begrenzen, ohne daß sie für andere Zwecke, wie z. B. Rassenherrschaft, nutzbar gemacht wird. Er sagt, die meisten wissenschaftlichen Entdeckungen seien nicht so einfach übertragbar, wie die Menschen glaubten, ihre Anwendung werde von moralischen Tabus beeinflußt. So erhielten zum Beispiel Wissenschaftler, die versuchten, rassistische Theorien zu beweisen, keine finanziellen Mittel und keine akademische Anerkennung. Ohne seinen Optimismus zu teilen, unterstütze ich voll und ganz seine Mahnung, keine wissenschaftliche Anstrengungen ohne klarere Vorstellung von den damit verbundenen moralischen und sozialen Alternativen zu unternehmen, sowie einen Teil aller Gelder, die in die genetische Steuerung fließen, für die Erforschung dieser Implikationen aufzuwenden. ... Langfristig müssen wir die Frage der ‚Aufhaltsamkeit' von Wissenschaft und Technik ganz bestimmt in Angriff nehmen, und ich würde eine staatliche Sonderkommission zu diesem Zweck vorschlagen, die zu erforschen hätte, ob die Wissenschaft überhaupt und unter welchen Voraussetzungen sie aufzuhalten ist, und wenn ja, wie im Detail dieses Wunder zu vollbringen wäre. Hat es je auch nur ein *einziges* Beispiel gegeben, wo wissenschaftliche Forschung — wenn sie zu guten Ergebnissen gelangte — aufgrund von moralischen Vorbehalten ihren Folgen gegenüber eingestellt worden wäre? Dieses Gefühl der Hoffnungslosigkeit wird auch kaum nachlassen, wenn der Senat demnächst der Bewilligung der Gelder für das Überschallprojekt zustimmt. ‚Selten werden so viele darum bemüht sein, . . . so wenig Zeit für so wenige Menschen zu sparen', schreibt Henry C. Wallich über das Überschallflugzeug in der *Newsweek*. Und doch beharrt er darauf, daß wir dem Bau des Flugzeugs ‚nicht ausweichen können', und zwar aus wirtschaftlichen Gründen. Selten, so möchte man hinzufügen, haben so viele Berichte und Untersuchungen so viele gute Gründe gegen eine Aktivität von so geringem Nutzen vorgebracht. Die ‚Aufhaltsamkeit' sollte hier beginnen."[27]

Im Jahre 1971 hat Senator Walter Mondale, eines der liberalsten Mitglieder des amerikanischen Senats und zugleich der Mann, der sozialwissenschaftlichen Kreisen am engsten verbunden ist, die Anhörungen zu einer Resolution bezüglich der Einsetzung eines Nationalen Gutachterausschusses für Gesundheit, Wissenschaft und Gesellschaft geleitet. Das Gremium, das als Ausschuß eher dem Kongreß als dem Präsidenten zugeordnet sein sollte, sollte sich darum bemühen, die nationale Aufmerksamkeit auf ethische und politische Fragen zu konzentrieren, die sich durch die neuen Fortschritte in Biologie und Medizin ergaben. Es sollte zwei Jahre lang arbeiten, über ein Budget verfügen, „das eine Million Dollar im Jahr nicht übersteigt", und von einem Direktorium, bestehend aus fünfzehn führenden Köpfen aus den Gebieten des Rechts, der Theologie, der Medizin, der Politik und der Geisteswissenschaften, geleitet werden. Die Kommission sollte sich auf Untersuchungen stützen, die teils ihr eigener Stab, teils aber auch Außenstehende durchführten (den Text der Vorlage siehe Anhang 6).

Die verschiedenen Wissenschaftler, die zu dieser Vorlage mündlich oder schriftlich Stellung nahmen, reichten von solchen, die sich nachdrücklich für die Resolution aussprachen (wie Dr. James D. Watson, Entdecker der DNS), bis zu jenen, die keinerlei Notwendigkeit dafür sahen (wie der Genetiker Arthur Kornberg). Auch ich steuerte meine beiden Fragmente bei. Mir war natürlich bewußt, daß eine „Forschungskommission" auf zwei Jahre nicht ausreichte; das Land brauchte eine ständige Kommission und zudem eine, die neben „der Erforschung von Problemen" auch damit beauftragt war, alternative Richtlinien für die Rechtsordnung zu formulieren. Außerdem schien es dringend notwendig, diesen nationalen Ausschuß von einer Vielzahl örtlicher Kontrollorgane unterstützen zu lassen. Der nationale Ausschuß würde sich mit allgemeinen Verfahrensrichtlinien befassen (wie zum Beispiel, soll die Anwendung der Amniozentese gefördert oder soll davon abgeraten werden?), und er würde von sich aus Experimente durchführen – d. h. er wäre eine Art FDA (Food and Drug Administration; d. Übers.) für medizinische Verfahren, nur ohne Rechtsgewalt. Die örtlichen Organe hätten Einzelentscheidungen zu prüfen (zum Beispiel: handelte ein bestimmter Arzt richtig, wenn er einem Paar, das er für ,,neurotisch" hielt, die künstliche Befruchtung verweigerte?) und ortsspezifische Probleme anzupacken (zum Beispiel: das Nötige veranlassen, damit genetische Beratungsstellen in den Teilen des Landes eingerichtet wurden, in denen Spezialisten fehlten). Mondales Vorlage sah nicht in allen diesen Fragen konkrete Maßnahmen vor, stellte aber, wie ich meinte, einen sehr guten Anfang dar.

Die Position der Nixon-Regierung wurde von Dr. Merlin K. Duval, Unterstaatssekretär im Ministerium für Gesundheit, Erziehung und Sozialwesen, vertreten. Er sagte, daß andere Gruppen in dieser Sache bereits tätig seien. Es war von einer Untersuchung die Rede, die das Committee on Life Sciences and Social Policy an der Staatlichen Akademie der Wissenschaften unter der Leitung von Dr. Leon Kass durchführe, sowie von Untersuchungen des Institute of Society, Ethics and Life Sciences in Hastings-on-Hudson, die ein junger katholischer Laientheologe namens Daniel Callahan leite. Ich hatte das Gefühl, daß diesen Leuten, obwohl sie wichtig und ihre Untersuchungen sorgfältig und nützlich waren [28], doch die Autorität und das Licht der Öffentlichkeit fehlten; ein nationaler Ausschuß, vom Kongreß eingesetzt, würde eine viel größere Wirkung haben.

Ich empfand es als große Ermutigung, daß der Senat im Dezember 1971 die Mondale-Vorlage, die damals übrigens von etwa 20 Senatoren aus beiden Parteien mitgetragen wurde, einstimmig verabschiedete. Verschiedene Presseberichte sprachen so optimistisch von dem Ausschuß, als wäre er bereits dabei, seine Beratungen aufzunehmen. Da ich aber aus anderen Fällen wußte, wie der Kongreß arbeitet, wußte ich auch, daß eine Verabschiedung des

Gesetzes durch das Repräsentantenhaus folgen mußte, die wiederum eine gemeinsame Konferenz nach sich ziehen würde, falls zwischen den beiden Versionen der Gesetzesvorlage ein Unterschied bestand, sodann eine Präsidentenunterschrift, die Bewilligung von Geldmitteln und noch einige weitere Schritte. Im Unterschied zum Senat tat das Repräsentantenhaus in den ersten Monaten des Jahres 1972 nichts. Kurz vor meiner Abreise nach Paris, also Ende August 1972, hatte die Gesetzesvorlage das Haus immer noch nicht passiert. Ich rief deshalb Mondales Assistenten, Hermann Jasper, an, der mir erklärte, die Gesetzesvorlage liege derzeit in einem Unterausschuß des Repräsentantenhauses für Gesundheit und Umwelt, der von dem Kongreßabgeordneten Paul Rogers, Jr. (Florida) geleitet wurde. „Sie halten die Sache nicht auf, aber sie sind bisher einfach nicht dazu gekommen. Wenn sie jedoch nicht bald darangehen und der Kongreß seine Sitzungsperiode beendet, muß das ganze Verfahren wieder von vorn beginnen." Besorgt rief ich Stephan Lawton, den Assistenten von Rogers an. Auch er betonte, der Kongreßabgeordnete Rogers habe nichts gegen die Gesetzesvorlage: „Wir müssen aber Anhörungen darüber abhalten; so einfach annehmen, das geht nicht; hinzukommt, daß noch viele andere Gesetzesvorlagen zu behandeln sind."

Recht pessimistisch bezüglich des Schicksals einer Resolution, deren es dringendst bedurfte, die aber weder von der amerikanischen Regierung noch von einer Lobby, noch von einer Bürgerinitiative oder einem großen öffentlichen Aufschrei unterstützt wurde, flog ich nach Paris. Aber man gibt ja nicht auf. Einen Tag nach Beginn dieser internationalen Tagung sah ich bereits einen neuen Hoffnungsschimmer. Die Tatsache, daß Moltmann aus Westdeutschland, Hamburger aus Frankreich und Gellhorn aus den Vereinigten Staaten ihr Interesse an einer solchen Kommission für Gesundheit und Ethik bekundeten, bot eine neue Chance. Würde es, unabhängig davon, was mit dem amerikanischen Ausschuß geschah, vielleicht eine internationale Einrichtung geben, die sich als Kollektivgewissen in diesen Angelegenheiten äußerte? Die Dringlichkeit, sich mit ihnen zu befassen, sie zu überdenken und dabei zu neuen Werten (oder zu einer Neudefinition der alten) zu gelangen, war schließlich unverkennbar.

Teil II:

Zweiter Tag

Zweites Kapitel

Ein Befürworter der künstlichen Befruchtung

Am nächsten Morgen spitzte sich das Drama zu. Dr. Austin hielt ein Referat über „Die Einleitung von menschlicher Entwicklung in vitro und die Übertragung von Embryos im Frühstadium". Keine der jüngsten Entwicklungen auf dem Gebiet der biologischen Steuerung hat so viele Bedenken in der Öffentlichkeit wachgerufen wie der wissenschaftliche Versuch, Empfängnis und Schwangerschaft im Reagenzglas stattfinden zu lassen — daher der Ausdruck „in vitro" (im Glas). Die Presse, den Wissenschaftlern um einige Längen voraus, sprach schlicht von „Reagenzglasbabies". Zwar ist bisher noch kein Fötus voll im Labor „ausgetragen" worden, doch glauben viele, es sei nicht mehr weit bis dahin.

Das Grundverfahren erfordert die Entfernung eines Eies aus der Frau und seine Befruchtung mit Sperma. Ein auf diese Weise zustandegekommener menschlicher Embryo hat sieben bis acht Tage in einem *Reagenzglas* gelebt. Ärzte haben auch versucht, so befruchtete Eier in die Gebärmutter von Frauen, die an Eileiterverschluß litten und auf „herkömmliche Weise" nicht empfangen konnten, rückzuverpflanzen. Auch wenn diese Rückverpflanzungen bisher ohne Erfolg blieben, sind sich die Experten doch darüber einig, daß es nur eine Frage der Zeit ist, bis sie gelingen und es zu dem möglich sein wird, im Labor befruchtete Eier in die Gebärmutter von Gastmüttern oder „Söldnern", wie ein Biologe sie genannt hat, einzupflanzen.

Auch an der Entwicklung einer künstlichen Gebärmutter wird gearbeitet, um solche Babies „von der Zeugung bis zur Geburt" im Labor großziehen zu können. Frauen, die Mutter werden wollen, könnten dann einfach ihr Ei abliefern und die Schwangerschaft mit ihren Mühen umgehen. Der nächste Schritt — wenn auch in ferner Zukunft — wäre die Herstellung identischer Kopien von Menschen, wissenschaftlich Klonen genannt; er impliziert ungeschlechtliche Fortpflanzung und kommt durch Stimulation einer bestimmten Körperzelle zustande — mit Karotten und Fröschen sind entsprechende Versuche bereits im Gange.[1]

Die moralischen, sozialen und rechtlichen Probleme, die durch diese gegenwärtigen und künftigen Entwicklungen heraufbeschworen werden, sind zahlreich und vielschichtig, und ich hatte bislang weder Gelegenheit noch Grund, mir eine feste Meinung dazu zu bilden. Wenn ich bisher in populären Zeitschriftn oder auch in fachspezifischen Veröffentlichungen von solchen Untersuchungen las, reihte ich sie im Geiste immer unter „zu komplex für ein schnelles Urteil" ein und war glücklich, wenn ich sah, daß andere mit raschen Stellungnahmen ähnlich zurückhaltend waren. Kurz vor dem Pariser Kongreß veröffentlichte das *Journal of the American Medical Association* einen Leitartikel, in dem der Aufschub weiterer Experimente und Untersuchungen mit Reagenzglasbabies gefordert wurde.[2] Der Artikel stellte fest, „ganz offensichtlich ist die Zeit gekommen", alle Versuche auszusetzen, bis Ärzte, Wissenschaftler, Philosophen und Theologen Gelegenheit gehabt haben, „die heiklen Probleme, die von den genetischen Technikern aufgeworfen werden", zu überdenken. Er erhielt Schützenhilfe durch zwei Aufsätze von Dr. Paul Ramsey, Professor für Religion an der Universität Princeton und einer der führenden protestantischen Theologen.

Andernorts griffen zwei Nobelpreisträger, Dr. James D. Watson (berühmt für die DNS) und Dr. Max Perutz, einer der Senioren unter den britischen Wissenschaftlern, die Arbeit von Austin und seinem Kollegen Dr. R. G. Edwards in scharfen Worten an. Allermindestens, so sagten sie, müßten diese neuen Experimente sorgfältigst durchleuchtet werden. Watson bezeichnete die Angelegenheit als „viel zu wichtig, um allein in die Hände von Wissenschaftlern und Medizinern gelegt zu werden"[3], und Perutz sprach von „Kraftakt" und schlug vor, „die gesamte Nation sollte darüber entscheiden, ob diese Experimente fortzusetzen oder abzubrechen sind".[4]

Nun, als Austin von Gellhorn vorgestellt wurde, überflog ich rasch noch einmal einen Artikel, den ich mit nach Paris gebracht hatte und der die Folgeprobleme von Experimenten mit Reagenzglasbabies sehr systematisch untersuchte. Sein Autor, Leon R. Kass, Arzt und Molekularbiologe, ließ den Experimenten und ihren zahlreichen Implikationen eine sorgfältige Analyse angedeihen, die Monate gründlichster Forschung und Überlegung gekostet haben mußte.[5] Er schrieb: „Vor langer Zeit habe ich die Frage gestellt, ob wir genügend wissen, um uns bei der Produktion von Babies auf neue Wege begeben zu können, und zwar individuell wie allgemein." Sein Schluß: „Inzwischen sollte klar geworden sein, daß ich davon überzeugt bin, daß die Antwort ein lautes und deutliches Nein sein muß. So massive Kräfte fast bis zum Punkt ihrer Realisierung mit so wenig Überlegung dazu entwickelt zu haben, ob ihre Anwendung auch wünschenswert sei, kann kaum als Beweis für Klugheit und Weisheit genommen werden."

Ich war nun sehr begierig, gerade von ihrem Chefpraktiker mehr über die Befruchtung in vitro zu erfahren. Austin, Edwards und ihr Team führen ja nicht nur die Schlagzeilen machenden Untersuchungen durch; sie sind auch die Sprecher und Fürsprecher der in vitro-Forschung. Wie Austin hebt auch Edwards eher den Wert ihrer Grundlagenforschung hervor, als daß er behauptete, der alleinige Zweck sei ärztliche Hilfe für unfruchtbare Frauen. Erst jüngst hat er erklärt: „Wir sind uns durchaus bewußt, daß unsere Arbeit für eine ganze Reihe von gängigen, sozialen und moralischen Vorstellungen eine Herausforderung darstellt. Unserer Meinung nach sollte das Gewicht auf den Gewinn gelegt werden, den die Arbeit für das Grundlagenwissen und die Medizin abzuwerfen verspricht."[6]

Als Austin anfing, sein Referat zu verlesen, war es bemerkenswert still im Saal; die üblichen informellen Gespräche zwischen Wissenschaftlern, die nebeneinander sitzen, machten sich durch ihr Fehlen bemerkbar.

„Bei mehr als einem Drittel der von uns untersuchten unfruchtbaren Ehen wurde als Ursache Sterilität der Frau infolge akuten Verschlusses der Eileiter oder deren funktioneller oder anatomischer Anomalie diagnostiziert; chirurgische Eingriffe und medikamentöse Behandlung können hier in höchstens 20 Prozent der Fälle für Abhilfe sorgen", begann Austin. Und er fuhr fort mit der Feststellung, die Behandlung unfruchtbarer Frauen durch seine Kollegen Dr. R. G. Edwards und Dr. P. C. Steptoe geschehe „in der Überzeugung, daß es ein menschliches Grundbedürfnis, ja ein ‚Recht' ist, eine Familie zu haben, und daß die Gefahr der Übervölkerung keinerlei Rechtfertigung dafür sein kann, den Unfruchtbaren die Hilfe zu versagen — so wenig wie den Hungernden.

Auch Adoption ist nur für eine kleine Minderheit unfruchtbarer Paare eine befriedigende Alternative."

Hier antwortete Austin indirekt auf die Kritik von Kass und anderen, die reklamieren, daß bei der Behandlung unfruchtbarer Frauen nicht zuerst weniger umstrittene Möglichkeiten ausgeschöpft wurden. Fragte Kass: „Hat man sie über alternative Möglichkeiten, wie den chirurgischen Eingriff bei Eileiterverschluß aufgeklärt, wurde über Adoption gesprochen? Wenn ... drei von sechsundvierzig ‚unfruchtbaren' Frauen (in diesen Untersuchungen) im ersten Monat nach der Laparaskopie (chirurgisches Verfahren, angewandt von Austin und anderen, um Eier für eine in vitro-Befruchtung zu erhalten) nach der ‚alten', herkömmlichen Methode schwanger wurden, können wir uns nur fragen, welche Kriterien bei der Auswahl der Versuchspersonen angelegt wurden." Austins Antwort auf seine Kritiker schien mir recht plausibel. Es leuchtet ein, daß zumindest für einen Teil der unfruchtbaren Frauen jedes andere Verfahren keine Hilfe brächte. Andererseits sagte Austin nicht ausdrücklich, daß speziell bei den Frauen, die er für seine Untersuchungen zur Verfügung hatte, zunächst alles andere versucht worden war.

Stattdessen begann er, die Vorbereitung der Frauen auf den Test im Detail zu erläutern. „Sind unsere Patientinnen auch zumeist durch Eileiterverschluß oder krankhafte Veränderungen der Eileiter behindert, so ist doch in fast allen Fällen der Zyklus mitsamt Follikelbildung und spontaner Ovulation regelmäßig und normal. Um leichter an frische normale Oozyten in einem Stadium zu kommen, da sie auf Befruchtung warten, erhalten die Patientinnen routinemäßig eine Hormonbehandlung."

Eine Oozyte ist eine Eizelle, die noch nicht ganz reif ist. Die Hormonbehandlung bedingt die Anwendung von zwei Hormonen; des „menschlichen Menopausalgonadotropins (HMG), das in seiner Wirkung hauptsächlich die Follikelbildung anregt", und des „menschlichen Choriongonadotropins (HCG), das stark luteinisiert und den Eintritt der Ovulation beschleunigt." Das luteinisierende Hormon (LH) ist für die Bildung des Follikels oder Hautsäckchens, das das Ei umgibt, notwendig.

Mir fiel auf, daß diese präzisen Begriffe das angewandte Verfahren in seinem vollen Umfang gar nicht erfassen. Die Frauen erhalten Injektionen, damit sie „überovulieren" (d. h. viele reife Eier haben), weil sie ohne Behandlung nur ein einziges reifes Ei pro Menstruationszyklus produzieren. Ich fragte mich, ob es einen medizinischen Grund gab, in diesen Frauen einen so unnatürlichen und möglicherweise schädlichen Zustand herbeizuführen — oder bestand das Ziel einfach darin, mehr Eier in kurzer Zeit aus diesen „Freiwilligen" herauszuholen? Und welche Risiken ging man dabei ein?

Austin fuhr fort, seine Arbeit zu beschreiben, indem er schilderte, wie er zu den Eiern kam. „Der Zugang zum Eierstock der Patientin wird mit Hilfe der Laparaskopie gewonnen.[7] Das Laparaskop ist praktisch ein dünnes teleskopartiges Instrument, mittels Glasfiberoptik mit Kaltlicht ausgestattet. Es wird im Nabelbereich dort durch die Bauchdecke geschoben, wo keine großen Blutgefäße liegen, und erlaubt die eingehende Untersuchung von Teilen der Bauchdecke oder der Bauchorgane, auf die es so scharf eingestellt werden kann, daß der Arzt ein umfassendes und genaues Bild erhält. Auch Hilfsinstrumente noch kleineren Durchmessers können durch die Bauchdecke eingeführt werden, sie verfeinern die Untersuchung, indem sie die genaue Lage der Organe angeben und eine ganze Reihe von chirurgischen Eingriffen ermöglichen.

„Eine Laparaskopie kann bei örtlicher Betäubung durchgeführt werden; wenn dennoch die Vollnarkose vorgezogen wird, so der besseren Entspannung des Bauches wegen. Die Patientin befindet sich in der Regel in der Trendelenburg-Position (d. h. sie liegt rücklings auf einer geneigten Ebene, das Becken höher als den Kopf), und der Bauch wird mit Kohlendioxyd, Lachgas, Sauerstoff oder einem Kohlendioxyd-Luft-Gemisch aufgepumpt, um den Raum, in dem manövriert wird, zu erweitern. Es wird ein kleiner Einschnitt in den Nabel gemacht, durch den das Laparaskop eingeführt und der nach dessen Entfernung vernäht wird."

Viele Ärzte sagen, daß jede Vollnarkose und jeder chirurgische Eingriff ein Gefahrenmoment beinhalten. Die Frage nach der Legitimität dieser Experimente ist also allein schon deshalb gerechtfertigt. Dennoch schien mir der Risikofaktor bei diesen speziellen Experimenten nicht außergewöhnlich oder gar einmalig zu sein. Das heißt, wenn das Verfahren ansonsten „Ok" und solche Experimente generell zulässig waren, dann stellte das Risiko keinen Verbotsgrund dar. Andererseits konnte man die Versuchsreihe aufgrund der Tatsache, daß sie chirurgische Eingriffe bedingte, nicht umstandslos befürworten.

In der Folge führte Austin aus, wie Befruchtung im Reagenzglas vor sich geht, nachdem die Eier entnommen sind. Zweifellos unterscheidet sich der Vorgang vom natürlichen Prozeß ganz erheblich: „Alle Oozyten werden in ein sorgfältig ausgewogenes Befruchtungsmedium gebracht und die Spermatozoen hinzugefügt. Nach einigen Stunden wird die Oozyte in situ mit dem Mikroskop untersucht. Den Beweis der Befruchtung (Auflösung der Zellmasse und Nachweisbarkeit von Spermatozoen in der Pelluzidzone oder im perivitellinen Raum) hat man bei vielen Oozyten gefunden, die einige Stunden nach der Besamung untersucht wurden. Die Oozyten werden dann gewaschen und auf einen künstlichen Nährboden übertragen. Eine Kontrolle des sich entwickelnden Embryos findet zweimal täglich und öfter statt; sie soll zeigen, ob die Zellteilung normal voranschreitet.

Kritische Kommentare zu Austins Arbeit haben sich auf die Tatsache konzentriert, daß, falls die Entwicklung des im Reagenzglas befruchteten Eies sich als anomal erweist und folglich mit einem mißgebildeten Kind zu rechnen ist, die befruchteten Eier „den Ausguß hinuntergespült werden" müssen.[8] Eine Möglichkeit, solche „Laborabtreibungen", zu rechtfertigen, besteht für manche in dem Hinweis, daß auch unter normalen Umständen frühe spontane Abgänge oder Fehlgeburten häufig sind und vielfach auch aus dem gleichen Grund passieren — dem der genetischen Mißbildung. Aber was, wenn der Fötus acht Monate alt ist — und damit zwar eine Frühgeburt, aber doch ein voll ausgebildetes Baby wäre —, und die Wissenschaftler stellen fest, daß ihr Produkt Mängel aufweist und die „Eltern" die Annahme der Lieferung verweigern werden?

Austin selbst ist noch nicht lange in dem Geschäft, das sich mit der Züchtung von Reagenzglasbabies befaßt; aber andere sind es. Dr. Daniele Petrucci von der Universität Bologna z. B. „berichtete, daß es ihm nach mehr als vierzig Fehlschlägen gelungen sei, ein menschliches Ei in vitro zu befruchten, den Embryo neunundzwanzig Tage lang am Leben zu erhalten (,ein Herzschlag war erkennbar'), um ihn dann zu vernichten, weil ,er sich zu deformieren und zu einem Monstrum zu entwickeln begann'."[9] Ramseys Kommentar dazu: „Petrucci beugte sich dem Urteil seiner Kirche, die es untersagt, ein menschliches Wesen ohne ,die erhabene Mithilfe von Liebe, Natur und Gewissen' (Leitartikel des

Osservatore Romano) hervorzubringen, und seine Arbeit wurde zu einer belanglosen Episode in der Geschichte der Erforschung künstlicher Befruchtung."[10] Austin steckte zwar weder in Petruccis Schuhen noch in seinem Labor, dennoch wurde bald deutlich, daß er sich in einer ähnlichen moralischen Zwickmühle befinden mußte.

Statt des Versuchs, ein befruchtetes Ei im Labor „heranzuziehen" oder zu züchten, zögen es, so Austin, seine Kollegen vor, den Reagenzglasembryo in die Gebärmutter der Eispenderin zurückzuverpflanzen. „Zur Übertragung des acht- bis sechzehnzelligen Embryos in den Uterus wird sinnvollerweise der Weg über den Gebärmutterhals gewählt. Experimente mit Tieren sowohl im Labor wie in der Landwirtschaft haben ergeben, daß eine Korrespondenz des Zeitpunkts der künstlichen Einführung des Embryos mit dem der natürlichen Einnistung in den Uterus von ausschlaggebender Bedeutung ist. Das liegt daran, daß die Voraussetzung für eine Einnistung des Embryos in der Mutter ein angemessenes hormonales Gleichgewicht ist. Wenn der menschliche Embryo zu der Patientin zurückkehrt, von der die Oozyte stammt, dann bestehen gute Aussichten, daß ihr hormonales Gleichgewicht tatsächlich adäquat ist; aber dieser Punkt muß erst noch erhärtet werden. Zusätzliche Hormongaben können trotzdem erforderlich sein."

Danach wandte sich Austin den Risiken zu; einige waren bei seiner Beschreibung des Grundverfahrens bereits sichtbar geworden. Er sprach zunächst von der Hormonbehandlung, die die unfruchtbaren Frauen erhalten und die sie auf die Eientnahme vorbereiten soll. „Frauen, die sich wegen funktioneller Unfruchtbarkeit in Behandlung begaben, sind über Jahre hinweg mit HMG und zum Teil im Anschluß daran auch mit HCG in dem Bestreben behandelt worden, sie auf die Einleitung einer Schwangerschaft durch Geschlechtsverkehr oder künstliche Besamung vorzubereiten. Das größte Risiko dabei scheint in einer Überreizung der Eierstöcke zu liegen, die schwere Follikelrupturen und Blutungen hervorruft; diese Gefahr kann jedoch heute mit Hilfe eines routinemäßigen Eingangstests der Patientinnen auf Empfindlichkeit gegen Gonadotropine ausgeschaltet werden."

Austins Beruhigungsversuch wollte nicht so ganz gelingen; solche Tests funktionieren nämlich selten, wenn überhaupt jemals, absolut fehlerfrei.[11]

Eine weitere potentielle Gefahr, die Austin erörterte, steckt in dem chirurgischen Eingriff zur Entnahme der Eier aus den Ovarien, d. h. in der Laparaskopie. „Die Hauptrisiken bei der Laparaskopie liegen in der Anwendung der Vollnarkose, im Einblasen von Luft in die Bauchhöhle und in der Einführung des Laparaskops. Ohne Zweifel hängt dabei viel von der Geschicklichkeit und Erfahrung des Anästhesisten und des Chirurgen ab; in erfahrenen Händen ist die Wahrscheinlichkeit von Unfällen und Komplikationen tatsächlich extrem gering."

Austin erklärte sodann, daß das laparaskopische Verfahren das Ovar oder die vielen Graafschen Follikel oder Säckchen, die die Eizellen (und wichtige Hormone) umschließen, nicht notwendig beschädigen muß. „Auch hier wieder hängt viel von der Geschicklichkeit des Chirurgen und seiner Assistenten ab; aber auch die Verletzung, die für gewöhnlich verursacht wird — die Punktur eines oder mehrerer reifer Follikel — geht in der Regel über das, was beim natürlichen Follikelsprung auch passiert, nicht wesentlich hinaus. Eine sorgfältige Untersuchung des Eierstocks nach der Entnahme der Oozyte reduziert die bereits geringe Gefahr einer schweren Blutung auf ein Minimum."

Im Hinblick auf Befruchtung und Entwicklung in vitro stellte Austin fest: „Hier betreffen die Gefahren Leben und Gesundheit des zukünftigen Kindes; es besteht nämlich die Möglichkeit, daß die Manipulationen mit Oozyte und Embryo Veränderungen hervorrufen, die *Geburtsfehler* zur Folge haben. Das kann durch Störung der letzten Stadien der Meiose — die normalen Oozytereaktionen reduzieren die Zahl der befruchtenden Spermatozoen — oder des Ablaufs der ersten oder späterer chromosomaler Zellkernteilungen geschehen.* Bei Versuchstieren hat die gezielte Störung dieser Vorgänge zu Haploidie, Triploidie und Tetraploidie beim sich entwickelnden Embryo geführt." (Ein haploider Embryo wäre einer, der nur die Hälfte der normalen Chromosomenzahl aufweist. Ein triploider hat dreimal die haploide Chromosomenzahl oder eineinhalbmal die normale Zahl. Ein tetraploider hat vier haploide Chromosomensätze.)

---

* Chromosomale Zellkernteilung meint den Prozeß der regulären Zellteilung. Ihr Ergebnis sind zwei identische Kerne, die die gleiche Zahl und die gleiche Art von Chromosomen aufweisen. — A. E.

Austin ging auf diese Chromosomenstörungen näher ein: „Sie sind ganz zweifellos in hohem Maße letal, denn die embryonale Entwicklung endet etwa in der Mitte der Schwangerschaft, und die Geburt eines „rein" haploiden, triploiden oder tetraploiden Tieres muß erst noch verläßlich nachgewiesen werden. Einige spontan entstandene und offensichtlich ‚reine' menschliche Triploide sind zwar geboren worden, haben aber nicht lange gelebt. Ebenfalls bekannt sind verschiedene Fälle von menschlichem Mosaizismus* — Menschen mit heteroploidem Zellanteil —, darunter etliche, die scheinbar normal waren. Auch Mosaizismus könnte durch Störung einer oder mehrerer chromosomaler Zellteilungen während der Spaltungsphase des Embryos hervorgerufen werden. Abgesehen von den Fällen, in denen Mosaizismus einen kleinen Anteil anomaler Zellen verdeckt, lassen sich Chromosomenschäden in der Entwicklung des menschlichen Fötus durch die Techniken der Amniozentese und des Karyogramms von Fötalzellkulturen jedoch leicht diagnostizieren (die Chromosomen einer Zelle werden gemessen und gekennzeichnet, um sichtbar zu machen, ob die Zelle vom Normalmuster abweicht). Schwangerschaften, bei denen in vitro gezeugte Embryos menschlichen Versuchspersonen eingepflanzt würden, müßten natürlich mit Hilfe dieser und anderer Methoden überwacht werden."

Spielte Austin die Risiken herunter? Andere Wissenschaftler scheinen mehr Bedenken zu haben. Kass z. B. bemerkte: „Die Wahrheit ist, daß die Gefahren weitgehend unbekannt sind. Obwohl es keine Berichte über schwere Mißbildungen bei der Geburt zuvor erfolgreich verpflanzter Mäuse und Kaninchen gibt, ist die Anzahl der auf solche Weise produzierten Tiere immer noch viel zu klein, um selbst ein mittleres Risiko solcher Mißbildungen auszuschließen. In keiner der bisherigen Untersuchungen ist die Frage von Anomalien systematisch erforscht worden. Keinerlei Anstrengungen sind unternommen worden, Schäden aufzudecken, die möglicherweise erst zu einem späteren Zeitpunkt in Erscheinung treten, oder geringfügigere Anomalien zu erkennen, die oft sogar bei der Geburt schon sichtbar sind. Bei Tiergattungen, die dem Menschen näher verwandt sind, wie z. B. den Prima-

---

* Mosaizismus meint einen Zustand, bei dem Zellen oder Gewebeteile von unterschiedlichem genetischem Bau im selben Menschen vereint sind. — A. E.

2. Kapitel: Ein Befürworter der künstlichen Befruchtung 81

ten, gibt es bislang keine gelungene Befruchtung in vitro. Die Fähigkeit, normale Affen auf diesem Wege einen nach dem andern zu produzieren, will mir jedoch als Minimalvoraussetzung für die Anwendung des Verfahrens bei Menschen erscheinen."[12]

Ich fragte mich, warum Austin und Edwards mit Menschen arbeiteten, solange, wenn überhaupt, nur sehr dürftiges Material über Primaten vorlag.[13] Mein Kollege Dr. Barber äußerte eine Vermutung: Primaten sind teuer und schwer zu bekommen. Vielleicht, wenn Versuchstiere leichter zu haben sind ...

Austin faßte zusammen. Wenn alles gesagt und getan werde, seien die Risiken eigentlich nicht groß, und außerdem, so bedeutete er, sei er vorbereitet, falls Komplikationen einträten. „Fragen ethischer Natur ergeben sich aus der hormonalen und chirurgischen Behandlung der Patientinnen sowie aus der außerkörperlichen Zeugung und Züchtung menschlicher Embryos." Angesichts des geringen Nachteils für die Patientinnen jedoch schienen sämtliche Maßnahmen, die vorbereitende Hormonbehandlung, die Laparaskopie, die Entnahme von Oozyten und die spätere Rückverpflanzung des Embryos, ihre volle Rechtfertigung in der Möglichkeit zu finden, auf diese Weise eine langersehnte Schwangerschaft herbeizuführen. „Bedingung wäre natürlich, daß zunächst die volle und informierte Zustimmung sowohl der Patientin wie ihres Mannes eingeholt würde und *Übereinkunft darin bestünde, die Schwangerschaft abzubrechen, falls die Kontrolluntersuchungen einen anomalen Fötus anzeigen.*"

Hier holte das Problem, was mit einem schadhaften, im Labor erzeugten Fötus geschehen solle, trotz Wiedereinpflanzung auch Austin ein. Stellte Edwards fest: „Das letzte was *wir* wollen, sind anomale Babies."[14] Aber was, wenn die Mißbildung erst zu einem sehr späten Zeitpunkt der Schwangerschaft oder bei der Geburt erkannt wurde? Und wie sollten die den Präzedenzfall abgebenden Begleiterscheinungen aussehen, die den Abbruch der Schwangerschaft an diesem Punkt begründeten?

Und war es denn so klar, daß werdende Eltern dem zustimmen mußten? Durfte ein Arzt von einer Frau wirklich verlangen, ihr unvollkommenes Kind nicht zu bekommen, wenn sie — nun, da sie schwanger war — es haben wollte? Und was, wenn sie kein weiteres mehr bekommen konnte, weil sie unfruchtbar und die Austinsche Methode noch nicht weiter vervollkommnet war?

Sollte die Entscheidung darüber, ob sie kein eigenes Kind bekommen durfte, beim Arzt liegen? Wie anomal mußte ein Kind sein, um von den Ärzten als lebensunfähig eingestuft zu werden – bei einer Behinderung von 80, 50 oder 10 Prozent? Und war der Zweck der Übereinkunft, die Eltern zu schützen – oder die Ärzte, die in diesem Stadium der Versuche den Aufschrei „Ihr produziert ja Frankensteine!" fürchteten, ein Aufschrei, der Geldquellen, die auf den Druck der Öffentlichkeit reagieren, versiegen lassen oder gar zum Verbot solcher Untersuchungen führen konnte?

An diesem Punkt wandte sich Austin zum ersten Mal explizit der moralischen Frage zu, die er implizit mit seiner beständigen Untersuchung des Fötus auf Normalität längst aufgeworfen hatte. „Der absolute Standpunkt (davon ausgehend, der Fötus habe unverletzliche Rechte) ist logisch nicht haltbar, weil er auf der willkürlichen Festsetzung eines bestimmten Zeitpunktes – gemeinhin dem der Befruchtung – als dem Beginn von Individualität, als dem Augenblick beruht, in dem der sachkundigen Theologie zufolge die ‚Seele' eingeflößt wird. Diese Auffassung ist unlogisch, weil sie voraussetzt, daß der Oozyte die Fähigkeit zur Entwicklung abgeht, solange keine Befruchtung stattgefunden hat; in Wirklichkeit jedoch kann die Oozyte bei Säugetieren parthenogenetisch in eine embryonale Entwicklung eintreten; und selbst in den sehr begrenzten Untersuchungen mit Versuchstieren ließ sich eine solche Entwicklung bis zum späten Fötus beobachten. Sicher, der Entwicklungsapparat in der Oozyte wartet normalerweise das Eindringen von Sperma ab, es ist aber nicht unabdingbar. Abgesehen davon, daß es in der Regel das Signal für den Beginn der Entwicklung gibt, ist die Funktion des Spermatozoon in erster Linie eine genetische – seine Chromosomen ermöglichen die Geburt von Knaben und sind Träger der väterlichen Gene.

Dem gesunden Menschenverstand zufolge kann deshalb beim Embryo vor der Einnistung kaum von Rechten die Rede sein, ganz sicherlich nicht von mehr Rechten als der Eierstock mit seinen vielen tausend Oozyten sie hat. Aus diesen Gründen sind die Erzeugung von Embryos in vitro und ihre Verwendung in dem Bemühen, der möglichen Befriedigung genuiner menschlicher Bedürfnisse zu dienen, Handlungen, die ethisch auf derselben Stufe stehen, wie die in der medizinischen Therapeutik akzeptierten Versuche.

Es mögen Bedenken bestehen, daß Routineversuche mit menschlichen Embryos, die infolge technischer Mängel notwendig mit großen Ausfällen verbunden sind und deren einziges Ziel häufig die rein wissenschaftliche Information ist, das Fundament einer angemessenen Achtung vor dem menschlichen Leben zerstören könnten. Hier handelt es sich aber zweifellos um ein Spezialplädoyer in einer Gesellschaft, die gelernt hat, mit der Abtreibung auf Wunsch zu leben. Tatsächlich könnte man durchaus fragen, ob nicht bereits diese Praxis die moralischen Grundlagen angreift." Und abschließend sagte Austin: „Insgeheim, wenn nicht sogar explizit, sind die Nutzlosigkeit einer absoluten Philosophie und die Notwendigkeit endloser Kompromisse in menschlichen Dingen ohne jeden Zweifel als die Prinzipien anerkannt, die das menschliche Verhalten leiten."

Die tiefe Stille, in der Austin sein Referat verlesen hatte, hielt noch eine ganze Weile an. Dann gingen wie auf ein geheimes Signal mehr Arme für Wortmeldungen in die Höhe als bisher in den beiden Konferenztagen zusammen. Die Diskussion, die folgte, spiegelte die Komplexität des Problems wider; sie war nicht besonders konzentriert, berührte aber viele der angesprochenen Aspekte.

Zunächst ging es um die Frage, welche Rechte und welchen Status der Fötus habe. „Ich wollte nur anmerken, daß Austin über den Fötus spricht, als handle es sich um eine *Zyste*", sagte Prof. Jérôme Lejeune, der am Institut de Progénèse in Paris arbeitet und einer der bekanntesten Genetiker überhaupt ist. Lejeune, der die nachweisbare Chromosomenanomalie bei Mongolismus entdeckt hat, ist zugleich prominenter Katholik. Jetzt verdammte er glühend die Abtreibung genetisch mißgebildeter Fötusse, die er wiederholt als „Kinder" bezeichnete. Besonders entsetzt war er darüber, daß manche Ärzte noch kurz vor der Abtreibung Experimente an Fötussen vornehmen. Wie viele Tiefgläubige, die auf Konferenzen in erster Linie erscheinen, um ihre eigene Auffassung kundzutun, entrollte er sein Banner, wann immer sich ihm die Gelegenheit dazu bot.

„Die Rechte von Fötus und Embryo müssen logischerweise als ein allmählicher Prozeß angesehen werden", erwiderte Austin. „Wie Sie wissen, gibt es bestimmte Philosophien, denen zufolge Fötus oder Embryo von Anfang an die vollen Menschenrechte besitzen, wobei mit Anfang die Befruchtung gemeint ist. Hieraus ergeben sich natürlich Schwierigkeiten hinsichtlich der Verfahren, die zur Befruchtung in vitro nötig sind. Ich glaube jedoch, daß die meisten Menschen heute bereit sind, der Logik zu folgen, daß dem Embryo vom Beginn seiner Entwicklung an kontinuierlich und allmählich sich erweiternde Rechte zukommen, bis er schließlich bei der Geburt oder, wie manche sagen, sogar erst danach die vollen Menschenrechte erhält. Diesen Punkt möchte ich hier nicht erörtern, umso mehr liegt mir allerdings die Frage der kontinuierlich wachsenden Rechte am Herzen."

Ich fragte mich, ob Prof. Austin bemerkt hatte, daß er seine Überzeugung als „logisch" definierte und damit per implicationem die seiner Widersacher als „unlogisch". In Wirklichkeit kommen beide Positionen zu Werturteilen und unterliegen sich wandelnden sozialen Sitten. Es gibt keinen *wissenschaftlichen* Grund, den wertbeladenen Begriff „Leben" an einem speziellen Zeitpunkt zu konzedieren; Ideologisches hingegen kann für viele Zeitpunkte geltend gemacht werden. Was sich rational diskutieren läßt, sind die gesellschaftlichen und persönlichen Konsequenzen aus unterschiedlichen Definitionen. So erklärt eine extreme Definition die Abtreibung zum Verbrechen, und Masturbation und Koitus interruptus zu Sünden (weil diese Praktiken absichtlich Sperma „töten"). Die Bibel sagt: „Er (Onan) ließ es auf die Erde fallen und so verderben ... Aber dem Herrn mißfiel, was er tat ...", ein Wort, das von manchen Rabbinern als Tabuierung der Masturbation und von anderen als Verbot, „drinnen zu dreschen und draußen die Spreu vom Weizen zu sondern" ausgelegt wird.

Das andere Extrem bildet Austins Position, nach der dem Embryo „vom Beginn seiner Entwicklung an ... allmählich sich erweiternde Rechte" zugestanden werden, die vollen Rechte jedoch erst „bei Geburt oder, wie manche sage, sogar erst danach." Wenn Leben so definiert ist, daß es kurz *nach* der Geburt beginnt, dann dürfen Ärzte ein Kind töten, das mit schweren Mißbildungen zur Welt kommt, ohne daß ihre Handlung rechtlich oder moralisch als „Tötung" definiert ist, weil das Kind ja noch nicht „lebt". Nach diesem Muster wird verfahren, wenn einem Neugeborenen mit schweren Mißbildungen — etwa bei einem angeborenen Herzschaden oder bei Darmverschluß — die mögliche chirurgische Hilfe[15] vorenthalten oder es „eingeschläfert" wird.[16]

Norman Podhoretz berichtet, daß 1972 in Washington eine Konferenz von Genetikern, Biologen, Medizinern, Schriftstellern, Philosophen und Theologen stattfand, an der er teilnahm. Er stellte dort „ein erhebliches Maß an stillschweigender Billigung ... dessen fest, was man mit ‚negativer Euthanasie' bezeichnet — d. h. Nichtanwendung medizinischer oder chirurgischer Verfahren, die zur Erhaltung des Lebens eines mongoloiden Kindes notwendig wären, um es statt dessen sterben zu lassen." Über „positive Euthanasie" berichtet er, daß sie, wenngleich ohne „offizielle Parteigänger auf der Konferenz, doch einige private Verteidiger und Fürsprecher hatte."[17] Ein Molekularbiologe „von höchstem Rang" empfahl, „kein Neugeborenes sollte zum Menschen erklärt werden, ehe es nicht bestimmte Untersuchungen hinsichtlich seiner genetischen Ausstattung durchlaufen hat."[18]

Ich fragte mich: Ist die Weigerung, die neuen vervollkommneten chirurgischen Techniken bei einem mongoloiden Kind mit Darmverschluß anzuwenden, als „Tötung" zu definieren? Sollten Eltern diese zweite Chance der Abtreibung erhalten?

Sollte die „Erklärung der allgemeinen und besonderen Rechte von geistig Zurückgebliebenen" (die von der Versammlung der International League of Societies for the Mentally Handicapped im Jahr 1968 angenommen wurde) ohne Ausnahme gelten? Auch für Kinder, die einen Tag als sind? Die Erklärung besagt, daß ein geistig zurückgebliebener Mensch „ein Recht auf angemessene medizinische Versorgung hat ... unabhängig davon, wie schwer seine Behinderung ist".

Für Austin stand mehr auf dem Spiel als die Frage, wessen Überzeugung sich bei der Definition des Status des Fötus durchsetzen konnte. Für ihn würde eine Definition des Fötus als lebendem Wesen das Verbot seiner Versuche bedeuten, die ja — immer der Definition folgend — die Beendigung des „Lebens" vieler befruchteter Eier nach sich ziehen; manche zerfallen, ehe sie zurückverpflanzt werden können; einige Implantate gehen nicht an; und bei einigen zurückverpflanzten Fötussen bilden sich Anomalien heraus, so daß Austin es vorzöge, ihrer Entwicklung ein Ende zu setzen.

Lejeune, nicht leicht zum Schweigen zu bringen oder darin zu halten, begann erneut seine moralische Flagge gegen Austins „Logik" zu schwenken. Bitter bemerkte er, „Austin beantwortete meine Frage über die Rechte der Menschen von einem biologischen Standpunkt aus, das Problem scheint mir jedoch ein moralisches und kein biologisches zu sein."

Mit Lamys Frage, wie weit man denn tatsächlich schon sei, nahm die Diskussion eine Wendung ins Technische.

Prof. Austin erklärte: „Die fortgeschrittenste Arbeit über Befruchtung in vitro schließt die Übertragung des Embryos in der Phase der Zellteilung auf einen weiblichen Empfänger und die schließliche Geburt von Jungen ein. Das Verfahren gelang bei Mäusen, die die besten Versuchsreihen liefern. Es gibt auch einige Versuche mit Kaninchen sowie mit Hamstern. Allerdings betreffen die meisten Tierversuche Embryos, die aus ein und derselben Quelle, d. h. aus einem Tier, gewonnen und auf andere Empfänger übertragen werden. Es wird jedoch gegenwärtig an der Befruchtung in vitro mit Schaf- und Kuheiern gearbeitet. Gewisse Erfolge sind zu verzeichnen, einige Embryos sind bei der Zellteilung beobachtet worden. Der nächste Schritt steht bevor; er ist eine Frage der technischen Details, und ich habe keinen Zweifel, daß dieses Verfahren zu gegebener Zeit bei Rindern ebenso ausgereift sein wird wie bei Mäusen und Hamstern."

Seine Feststellung stimmte mit anderen mir geläufigen Quellen überein, aus denen hervorging, daß der Prozeß zwar auf gewisse technische Schwierigkeiten stieß, diese aber keineswegs unüberwindlich waren, und daß es keinen Grund und auch keine Theorie gab, die eine Anwendung des Verfahrens auf den Menschen verhinderten. Etliche Wissenschaftler von Rang prognostizieren, daß spätestens im Jahre 1995 Eier in vitro befruchtet und anschließend in Ersatzmütter implantiert werden.[19] Andere rechnen bereits zu einem früheren Zeitpunkt damit. Dr. Watson schreibt: „Wir müssen davon ausgehen, daß die Methoden der in vitro-Behandlung von menschlichen Eiern aller Wahrscheinlichkeit nach zur allgemeinen medizinischen Praxis werden, die in vielen großen Ländern innerhalb der nächsten zehn oder zwanzig Jahre routinemäßig betrieben werden kann."[20]

Dr. E. S. W. Hafez, ein international angesehener amerikanischer Biologe, soll aufgrund seiner eigenen Forschung über Fortpflanzung gesagt haben: „Es wird keine zehn bis fünfzehn Jahre mehr dauern, bis eine Frau sich einen winzigen tiefgefrorenen Embryo

2. Kapitel: Ein Befürworter der künstlichen Befruchtung

kaufen, ihn zum Arzt bringen und in ihre Gebärmutter einpflanzen lassen, ihn neun Monate tragen und dann zur Welt bringen kann, als hätte sie ihn in ihrem eigenen Körper empfangen. Der Embryo würde natürlich mit einer Garantie verkauft, die genetische Mängel beim daraus entstehenden Baby ausschlösse. Außerdem erführe der Käufer die Augen- und Haarfarbe des Kindes, sein Geschlecht, seine vermutliche Größe zum Zeitpunkt der Reife und seinen wahrscheinlichen IQ im voraus."[21]

Was das Klonen anlangt, „so ist es bei Amphibien bereits praktiziert worden", sagt Lederberg, „und es kann durchaus sein, daß just in diesem Moment jemand dabei ist, es mit Säugetieren zu probieren. Es würde mich keineswegs überraschen, wenn man dieser Tage davon hörte. Wann allerdings jemand den Mut haben wird, es bei einem Menschen zu versuchen, kann ich nicht sagen. Ich schätze jedoch, der Zeitpunkt wird — von heute an gemessen, irgendwo zwischen null und fünfzehn Jahren liegen. Länger als fünfzehn Jahre wird es nicht dauern."[22]

Das alles klang nach Science Fiction, aber ich fragte mich, wieviele von denen, die von diesen Aktivitäten hörten oder darüber lasen, realisierten, wie nahe die Wissenschaftler diesen Neuerungen sind. Experimente mit kleinen Mäusen mögen nicht sehr überzeugend wirken, auch wenn sie uns viel über den Menschen sagen. Wenn sie aber bei Mäusen und Kühen gelingen...

Bis vor kurzem war man in der Forschungsarbeit mit Kühen nicht sehr viel weiter gekommen. Das erste Kalb, das aus einem Transplantat entstand, wurde 1950 geboren; aber noch zwanzig Jahre später mußte die Mutterkuh zur Entnahme der Eier immer noch getötet werden. Erst in den letzten fünf Jahren ist es möglich geworden, die Eier aus der Spendermutter mit Hilfe einer kleinen Operation zu entnehmen. Ein Bauer aus Oklahoma und ein Tierarzt aus Texas haben sich zusammengetan und verkaufen Eier von qualitativ hochwertigen Kühen; die Eier produzieren „reinrassige" Tiere, die auch einige hundert Pfund mehr wiegen als ihre minderen Gastmütter und die mehr „verkäufliches" Fleisch haben.[23] Auf diese Weise lassen sich aus „Spender"-Kühen Dutzende von Nachkommen pro Jahr gewinnen. (Wollen Sie erstklassig befruchtete Eier, so schreiben Sie an Livestock Breeders International, Inc. Legen Sie einen Scheck sowie die formelle

Erklärung bei, daß Sie zweimal nachdenken, ehe Sie das Verfahren auf Menschen anwenden.)*

Die Zeit, über diese Frage nachzudenken, ist spätestens jetzt, nämlich bevor die neuen Methoden bei Frauen angewandt werden, bevor sie weithin akzeptiert und damit irreversibel sind. Die notwendigen Überlegungen und Erwägungen werden zweifellos mehr Arbeit erfordern als auf einer dreitägigen Konferenz in Paris geleistet werden kann.

Genau zu diesem Punkt nahm Gellhorn von seinem Präsidentensessel aus Stellung: „Ich glaube — zumindest empfinde ich es so —, daß sich unter uns hier ein Konsensus für eine Empfehlung herauskristallisiert, irgendeine Art von Gremium aus Biomedizinern, Sozialwissenschaftlern, Umweltforschern und anderen ins Leben zu rufen, die sich in dem Bestreben zusammenschließen, einige der Probleme, die gestern und heute aufgeworfen wurden, zu reflektieren. Und deshalb dachte ich, während ich den drei Vorträgen zuhörte, ein wenig nach, wie ein solches Gremium die Fragen wohl formulieren würde, die Austin gestellt werden könnten, dessen Vortrag ich in der Tat sehr interessant fand. Eine ganze Anzahl von Fragen dazu scheinen mir auch bereits gestellt worden zu sein, dennoch möchte ich sehr gerne wissen, ob nicht aus einem anders zusammengesetzten Gremium zumindest eine der Fragen gelautet hätte: Welche *Priorität sollte man dieser Art Forschung vor anderen Untersuchungen einräumen?* Weiter kann ich mir vorstellen, daß in die Überlegungen zur Verteilung von Geldmitteln die Frage nach der gesellschaftlichen Relevanz eines bestimmten Experiments miteinginge. Wie schwierig und problematisch ein solches Urteil auch sein mag, ich wäre dennoch erstaunt, wenn diese Frage nicht als ganz hervorstechendes Problem gesehen und vorgebracht würde."

Damit deutete Gellhorn wiederum die Notwendigkeit eines Kontrollmechanismus an, d. h. er kam auf meine Lieblingsidee

---

* Kurz vor Drucklegung dieser Zeilen erfahre ich, daß eine Kuh ein Kalb geboren hat, das aus dem Embryo einer anderen Kuh gezüchtet wurde, einem Embryo, der eine Woche lang eingefroren war, ehe er implantiert wurde. *New York Times,* 8. Juni 1973.

einer Kommission für Gesundheit und Ethik zurück und erwärmte damit mein Herz. Zugleich tippte er ein Problem an, das bisher noch nicht diskutiert, das aber dennoch sehr dringlich war: die Frage der Verteilung vorhandener Geldmittel innerhalb der medizinischen Forschung. Ich nehme an, Gellhorn wollte sagen, daß es, falls man dem Kampf gegen Unfruchtbarkeit nur eine geringe Priorität beimaß – etwa im Vergleich zur Krebsforschung –, trotzdem keinen Grund gab, diese Untersuchungen abzubrechen, zumindest solange nicht, wie reichliche Mittel für Untersuchungszwecke von viel geringerem Interesse zur Verfügung standen. So wurden beispielsweise beträchtliche Mittel für die 500 Operationen zwecks Geschlechtsumwandlung aufgebracht, die in den Vereinigten Staaten im Zeitraum von sechs Jahren durchgeführt worden sind.[24] Und weiß der Himmel, wieviele Operationen im Bereich der plastischen Chirurgie vorgenommen werden, von der Nasenplastik über die Augenliderplastik und die Faltenentfernung bis zur Wiederherstellung der Jungfernschaft. Wenn die moralische Beurteilung von Austins persönlicher Arbeit sich bisher auf ihren inneren Wert konzentriert hatte, d. h. wenn gefragt worden war, ob sie bestimmten abstrakten Kriterien oder Werten zufolge richtig oder falsch sei, so wurden nun Fragen nach ihren Konsequenzen laut. Vielleicht war seine Arbeit angesichts der Definition von Leben, die jemand hatte, ja durchaus vertretbar, nicht aber gemessen an ihrem Beitrag zum individuellen und allgemeinen Wohl in einer von Not geschüttelten Welt. Dennoch hatte ich das Gefühl, daß man solche Überlegungen nicht benutzen durfte, um die Arbeit zu verurteilen oder zu verbieten. Man konnte ihr auch kaum etwas von ihrer Priorität nehmen, weil sie eine solche Priorität – zu Recht – gar nicht hatte. Und schließlich, solange wir von anderen Wissenschaftlern nicht verlangen, Forschungsthemen von begrenztem sozialem Wert fallen zu lassen, ist es unfair, mangelnde gesellschaftliche Relevanz als Grund für einen Verzicht auf Weiterarbeit an diesem Forschungsstrang ins Feld zu führen.

Fraser lenkte die Diskussion auf eine moralische Frage zurück – nicht den Status des Fötus, sondern den der Mutter im Auge. „Ich möchte Prof. Austin eine Frage stellen, die auch in der Literatur bereits gestellt wurde und auf die ich gerne eine Antwort hätte. Wissen diese Frauen, daß für sie selbst die Implantation gar nicht in Frage kommt?"

2. Kapitel: Ein Befürworter der künstlichen Befruchtung

Kass hat zu diesem Punkt geschrieben:

„Wer sind diese Frauen und wie kamen sie dazu, sich ‚freiwillig' zur Verfügung zu stellen? In dem Bericht über die erste erfolgreiche Befruchtung und Zellteilung von menschlichen Eiern, die auf dem Wege der Laparaskopie gewonnen wurden, ist nur ganz en passant einige Male von ‚Patientinnen' die Rede; und die Zusammenfassung des Papiers am Ende steigert unsere Verwirrung noch, indem sie das Wort ‚Mutter' benutzt: ‚Menschliche Oozyten sind vor der Ovulation aus der Mutter entnommen, in vitro befruchtet und bis zur achten oder sechzehnten Zellteilung auf verschiedenen Nährböden in vitro gezüchtet worden.' Wenn die Frauen tatsächlich Patientinnen waren, die an Unfruchtbarkeit litten, dann gibt es eines, was sie mit Sicherheit nicht sind, nämlich ‚Mütter'. Im letzten Aufsatz von Edwards und Fowler im *Scientific American* findet sich ein einsamer Hinweis auf diese Situation: ‚Unsere Patienten waren kinderlose Paare, die hofften, unsere Arbeit könne ihnen zu einem Kind verhelfen'. Wir erfahren nicht und können deshalb nur raten, was man diesen Frauen tatsächlich sagte. Die Feststellung, daß sie (und ihre Männer) Hoffnungen hegten, läßt uns vermuten, daß sie sich selbst als *Patientinnen* betrachteten. Derzeit sind sie aber *Versuchspersonen*. Man fragt sich, ob sie das wissen."[25]

Ob man diese Frauen nun als „Versuchspersonen" bezeichnet oder nicht (um den belasteten Terminus von den „Versuchskaninchen" zu vermeiden), Patientinnen im traditionellen Sinne sind sie ganz bestimmt nicht. Ich glaube gern, daß manche Frauen sich von sich aus zur Verfügung stellen, um der Wissenschaft zu nützen, frage mich aber, ob die Wissenschaftler nicht mit den Hoffnungen dieser would-be-Mütter spielen. Zitat von Edwards: „Wir sagen Frauen mit Eileiterverschluß ‚Ihre einzige Hoffnung, ein Kind zu bekommen, besteht darin, uns zu helfen. Dann können wir vielleicht auch Ihnen helfen.'"[26] Kass zitierte den Fall einer Patientin namens Sylvia Allen, die sich der Behandlung nur unterzog, weil sie hoffte, das befruchtete Ei könne innerhalb von zwei bis sechs Wochen in ihre Gebärmutter eingepflanzt werden, zu einer Implantation kam es aber niemals[27] (vermutlich, weil das befruchtete Ei nicht lange genug lebte).

„Die kurze Antwort auf Dr. Fraser lautet ohne Zweifel ja", sagte Austin nun. „Die gesamte Situation wird ihnen bis ins Detail erklärt, sie wissen also ganz genau, wie die Chancen stehen — daß sie in der Tat sehr gering sind. Das wird ihnen ganz klar gesagt." Und er fügte hinzu: „Viele der Patientinnen sind Krankenschwestern, Frauen von Ärzten oder sogar selbst Ärztinnen, das heißt, es handelt sich um einen insgesamt recht gut informierten Personenkreis."

Das, so empfand ich, war beruhigend. Wenngleich natürlich auch diese Menschen Emotionen hatten, die ihr Urteil färben mochten, so konnte ich mir doch kaum Versuchspersonen vorstellen, die mehr wußten und besser in der Lage waren, die ihnen gegebenen Informationen zu begreifen. Und sicherlich war ihre freiwillige Teilnahme viel indirekter erzwungen als die von Gefängnisinsassen, die zu solchen Untersuchungen häufig herangezogen werden.[28]

Austin beantwortete nun die Frage Gellhorns nach den Prioritäten: „Zu Beginn meines Vortrags nannte ich einige Zahlen, sie laufen darauf hinaus, daß nahezu ein Drittel der unfruchtbaren Paare einer solchen Behandlung bedarf. Das ist ein recht großer Personenkreis. Es erscheint uns deshalb gerechtfertigt weiterzumachen; schließlich kann dieses Verfahren als einziges ihren Schwierigkeiten abhelfen, zumindest solange es Techniken wie Tubenplastik oder Übertragung von Eileitern von einer Person auf eine andere und ähnliches nicht gibt — und sie liegen noch in sehr weiter Ferne." (Tubenplastik meint ein Verfahren, das undurchlässige Eileiter — Ursache für die Unfruchtbarkeit jener Frauen, denen die Eier entnommen werden — wiederherstellt oder neu aufbaut.)

Es wurde immer komplizierter. Zwar hatte Austin durchaus Recht, wenn er sagte, daß ein Verfahren, von dem ein Drittel einer bestimmten Personengruppe profitieren konnte, ganz sicher keine Trivialität oder von geringer Dringlichkeit war; indes, er ließ die übrigen Aspekte des Problems außer Acht. Zum Beispiel fragte er nicht, ob Unfruchtbarkeit eine Krankheit ist. Kass stellte diese Frage in sehr pointierter Form: „Warum sollte überhaupt jemand nach neuen Techniken des Kinderkriegens suchen? Ein wichtiger und bereits genannter Grund liegt darin, daß die ‚alte' Methode in vielen Fällen nicht funktioniert ... Ärzte haben die Pflicht, Unfruchtbarkeit mit allen Mitteln zu behandeln, nur dann, wenn die Patienten das Recht haben, Kinder mit allen Mitteln zu bekommen. Das ‚Recht auf Zeugung' ist aber kein klar definiertes Recht und ganz bestimmt kein unabdingbares."[29]

Kurz, kein Kind zu haben oder Zuflucht in der Adoption suchen zu müssen, ist keine Krankheit wie Krebs oder auch nur Influenza. Sicherlich erhöht Fruchtbarkeit das Glück (wenngleich man Austin und anderen entgegenhalten kann, daß sie, solange Kinder darauf warten, adoptiert zu werden, einem recht irrationalen Wunsch Rechnung tragen). Bestimmt *gibt* es Menschen, die sehr unglücklich sind, weil sie keine Kinder haben können. In dem Brief einer Frau, den ich in der Ratgeberspalte einer Zeitung fand, sind die Empfindungen dieser Menschen sicher sehr treffend ausgedrückt:

„Mein Mann und ich sind seit fünfundzwanzig Jahren glücklich verheiratet, er ist das Liebste, was ich auf der Welt habe. Ich habe in jeder Weise versucht, ihm eine gute Frau zu sein; aber ich habe am wichtigsten Punkt versagt. Aus irgendwelchen mysteriösen Gründen konnte ich ihm keine Kinder schenken. Zu einer Adoption konnte ich ihn nie bewegen. Er beklagt sich nicht, aber ich erkenne den Schmerz in seinen Augen, wenn er seine Freunde mit ihren Kindern und Enkelkindern sieht, und mein Herz tut mir weh. Was kann ich tun, um es wiedergutzumachen?" [30]

Die meisten Menschen jedoch *sind* offen für die Adoption. In einer neueren Erhebung über Einstellungen zu Bevölkerungsproblemen (durchgeführt im Stadtbereich von New York) sagten 63 %, daß sie überlegen würden, ein Kind zu adoptieren, und weitere 11 % sagten „vielleicht".[31] Die meisten meiner Bekannten, die Kinder adoptiert haben, sind froh darüber. Sie mögen ihre Kinder ebensosehr wie Eltern, die das Glück haben, zeugungsfähig zu sein.

Obwohl Edwards der Überlegung recht gab, daß „die physische Gesundheit der Eltern es nicht erfordert, ihre Unfruchtbarkeit zu kurieren", und „manches Paar in der Adoption eine befriedigende Lösung des Problems findet, eine Lösung, die zugleich soziale und persönliche Schwierigkeiten von Kindern ohne Eltern aufhebt", schrieb er dann: „Und doch muß der Wunsch, Kinder zu bekommen zu den menschlichen Grundtrieben gehören, seine Erfüllung zu verwehren, kann zu erheblichen psychischen und sozialen Schwierigkeiten führen."[32]

Nun, ich kenne keinen solchen Instinkt, vorausgesetzt, mit Instinkt oder Trieb ist ein natürlicher unwandelbarer Drang gemeint. Gleichwohl gibt es in unserer Kultur eine Gefühlshaltung, die sehr stark und der beizukommen schwierig ist, auch wenn es sich keineswegs um eine Invarianz handelt. Neuere Entwicklungen zeigen tatsächlich, daß sie sich derzeit wandelt.

Dr. Arthur G. Steinberg von der biologischen Abteilung an der Case Western Reserve University in Cleveland, Ohio, lenkte das Gespräch mit einer Frage, aus der seine Position deutlich wurde, wieder in die technische Richtung: „Meine Frage basiert auf tiefer Unkenntnis. Ist es möglich, bei Frauen mit Eileiterverschluß ein Ei zu entnehmen und es auf der uterinen Seite der Eileiter so wieder einzupflanzen, daß es zur Befruchtung in klassischer Manier kommen kann?"

Auf diese Weise ließe sich tatsächlich ein ganzes Bündel von moralischen und rechtlichen Problemen umgehen. Indes, Austin, auf technischem Gebiet ganz sicher nicht zu übertreffen, sagte: „Nun, der entscheidende Punkt liegt meines Erachtens eben darin, daß die Befruchtung normalerweise nicht am uterinen Ende der Tuben stattfindet, sondern vielmehr in der Ampulla, d. h. auf der Eierstockseite der Tuben. Rein theoretisch besteht zwar die Möglichkeit einer Befruchtung in diesem Bereich, in der Regel jedoch erstreckt sich in solchen Fällen die Pathologie auf die gesamten Tuben, und zumeist haben diese Frauen Eileiter, die man nicht durchblasen kann und die praktisch nutzlos sind."

Die nächste Frage — gestellt von Prof. Hilton A. Salhanick, Professor für Fortpflanzungsphysiologie an der Harvard Universität sowie Direktor des Harvard Instituts für Bevölkerungswissenschaft — zeigte, wie eng technische und moralische Probleme ineinander verwoben sind. „Ich würde Dr. Austin gerne fragen, ob Informationen vorliegen, solche aus Tierversuchen eingeschlossen, die belegen, daß sich bei der Frucht keine Komplikationen einstellen; insbesondere bin ich an der intellektuellen Komponente interessiert. Anders ausgedrückt, ich weiß, daß es keine Mäuse gibt, die etwas gezielt anschauen, sich verhalten und die entsprechenden funktionalen Dispositionen haben, trotzdem ist der genaueste aller Prüfsteine die intellektuelle Kapazität der Frucht. Gibt es hierzu Untersuchungen?"

Eine wichtige Frage — denn wenn Eier entnommen und wiedereingepflanzt werden, dann wird der Fötus *angefaßt*, er wird berührt. Und dabei kann es zu „Frakturen" kommen, die sich möglicherweise erst zeigen, wenn das Kind ein Jahr alt ist oder älter. Hier erweist sich glasklar die Notwendigkeit von vielen weiteren

Tierversuchen, langwierige Versuchsreihen eingeschlossen, ehe das Verfahren auf Menschen angewandt werden kann.

Diesmal war Prof. Austin äußerst knapp: „Meines Wissens nicht." Mit diesem Satz schien er von dem Versprechen, das er und Edwards — auch für ihr Team — gegeben hatten, nämlich „erschöpfende" Tierversuche zu machen, ehe die in vitro-Befruchtung am Menschen ausprobiert werde, zumindest teilweise abzurücken (nachzulesen in *Saturday Review*, 30. September 1972).

Über den Grund für die erregte Diskussion, die nach der Sitzung auf dem Korridor ausbrach, konnte es keinen Zweifel geben. So hörte man einen Wissenschaftler ungehalten sagen: „Primaten sind eben teurer als Frauen, die freiwillig kommen." Und Dr. John Case meinte, „diese Burschen sind auf ‚den Erstling' aus, über fehlgeschlagene Experimente bei Menschen werden sie solange nicht sprechen, bis sie mit einem Erfolg aufwarten können."

„Ja", fügte ich hinzu, „aber Erfolg wird in diesem Falle heißen, daß ein Kind ohne erkennbare Mißbildungen geboren wird. Die Gewähr für eine normale Entwicklung, auch über Jahre hinweg, wird es nicht geben. Verschiedene Experten haben darauf hingewiesen, daß der Fötus durch die stattgefundene Berührung traumatisiert und seine geistige Entwicklung retardiert sein könnte."

Case bekundete seine Zustimmung durch Kopfnicken. — Mir schien sich diese Situation von der der Amniozentese, bei der ähnliche Bedenken hinsichtlich der langfristigen Auswirkungen, insbesondere auf den IQ, laut geworden waren, doch erheblich zu unterscheiden. Von dem technischen Faktum, daß Austins Eingriff auch größer ist, einmal abgesehen, ist der Zweck der Amniozentese die Verhütung einer schweren Krankheit, deretwegen jemand schon bereit sein mag, gewisse Risiken einzugehen. Indes, sollen wir im Kampf gegen Unfruchtbarkeit tatsächlich das Risiko auf uns nehmen, eine Generation von künstlich erzeugten, retardierten Laborkindern hervorzubringen, während wir gleichzeitig versuchen, das Bevölkerungswachstum einzudämmen, und Kinder nach Adoption schreien?

Auf dem Weg nach draußen fiel mir ein, daß ich im Zusammenhang mit diesen Experimenten von zwei weiteren Problemen gelesen hatte; das eine war nur ganz kurz im Kontext anderer Überlegungen erwähnt, das andere überhaupt noch nicht erforscht. Das erste betraf die Unantastbarkeit des Lebens.[33]

2. Kapitel: Ein Befürworter der künstlichen Befruchtung

Solche Experimente, so der Einwand, zerstörten die Ehrfurcht vor dem Leben. Unsere Zivilisation setze voraus und verlange, daß der Mensch als Ziel und nicht als Mittel oder Objekt angesehen, daß ihm ein besonderer moralischer Status zugestanden und er nicht als etwas betrachtet werde, das man nach Belieben zersägen oder sezieren könne. Würden solche Experimente unsere Auffassung von der Unverletzlichkeit des Menschen verändern, könne der gesamte Putz unserer Zivilisation abzubröckeln beginnen. Krieg, Gewalt und Zerstörung der zivilen Ordnung würden die unwürdigen Nutznießer sein.

Ein zweiter und naheliegender Einwand lautete, diese Experimente schadeten der Familie. Die Familie, so wurde gesagt, sei die wichtigste Institution, das Herzstück aller Gesellschaften; ohne Familie könnten die Gesellschaften nicht überleben. Besonders in unserer Zeit sei sie als letzter Hort persönlicher Wärme absolut lebenswichtig. Dazu Kass:

„Einige wichtige Tugenden der Familie werden heute allzuoft übersehen. Die Familie wird immer mehr zur einzigen Institution in einer zunehmend unpersönlichen Welt, in der der einzelne nicht geliebt wird, weil er dies oder jenes tut oder macht, sondern einfach, weil er da ist. Die Familie ist auch die Institution, die den meisten von uns, Kindern wie Eltern, ein Gefühl der Kontinuität, der Bindung an die Vergangenheit und der Verpflichtung der Zukunft gegenüber vermittelt. Ohne die Familie wären die meisten von uns wenig motiviert, sich für das zu interessieren, was nach dem eigenen Tod kommt. Es wäre eine bittere Ironie des Schicksals, wenn Klonprogramme oder die im Labor zwecks Verbesserung der genetischen Ausstattung zukünftiger Generationen gesteuerte Fortpflanzung ausgerechnet die Institution aushöhlen würden, die uns lehrt, überhaupt an die Zukunft zu denken. Ich fürchte, daß die Auslöschung der Familie zugleich unsere Bindung an Vergangenheit und Gegenwart schwächen und uns noch mehr der Gnade einer unpersönlichen, einsamen Gegenwart ausliefern würde. Die Beweislast sollte jenen zufallen, die glauben, unsere Menschlichkeit könne überleben, auch wenn es die biologische Familie nicht mehr gibt." [34]

Austin und seinen Kollegen wurde vorgeworfen, sie höhlten die Grundlagen der Gesellschaft aus, indem sie sexuelle Vereinigung außerhalb des ehelichen „Treuevertrages" begünstigten.[35] Sogar Visionen über Retortenbabies vom Fließband, die die gesamte Institution ersetzten, wurden ausgemalt.

Beide Probleme scheinen mir wichtig und überdramatisiert zugleich. Die Verfasser solcher Zukunftsvisionen sind keine Gesellschaftsforscher, sonst hätten sie nämlich bemerkt, daß wir zwar nur sehr mangelhafte Kenntnis von den Grundlagen der Unantastbarkeit des Lebens und der Institution der Familie haben, daß wir aber dennoch begriffen haben, daß beide von einer Vielzahl gewichtiger Faktoren beeinflußt werden, unter denen wissenschaftliche Experimente einen Vektor von vielen, und vermutlich keinen besonders wichtigen darstellen. Angesichts des Krieges in Vietnam, der sinnlosen Bombenangriffe auf die Zivilbevölkerung in den Städten, des Massakers an Kindern, Frauen und alten Leuten in My Lai, der Tatsache, daß die meisten Kriminellen straflos ausgehen, daß Monat für Monat Tausende auf den Autobahnen sterben, weil wir keine sichereren Autos bauen und nichts dafür tun, daß die Leute den Zug benutzen – warum sollen wir uns da plötzlich über Austins Labor und seine kaum sichtbaren Fötusse aufregen?

Was den entwickelteren Fötus angeht, so könnte die Antwort in einer Angleichung der rechtlichen Bedingungen des Laborfötus an die des Fötus in einer Frau bestehen, d. h. die Entwicklung eines viereinhalb Monate alten oder, um es anders zu sagen, eines „lebensfähigen" Fötus darf im Labor ebensowenig gewaltsam abgebrochen werden wie in einer Frau (was zugleich aber auch bedeuten würde, daß er nach diesem Zeitpunkt nicht künstlich am Leben erhalten werden muß, wenn schwere Mißbildungen eine angemessene Lebensfähigkeit ausschließen.) Schließlich läßt sich Austin bei seiner Arbeit in erster Linie von der Hoffnung leiten, Leben zu mehren und das Glück der Menschen zu steigern – Destruktion ist sein Ziel gewiß nicht. Auch sollte die Beurteilung der Forschung über Rückverpflanzung nicht vom Gedanken an Retortenbabies vom Fließband, die Entwicklung künstlicher Gebärmütter oder die Möglichkeit des Klonens dominiert sein. Diese Dinge müssen gesondert betrachtet und bewertet werden. Obgleich miteinander verwandt, bedarf doch jedes dieser Verfahren einer eigenen wissenschaftlichen und technischen Entwicklung, und man kann durchaus das eine oder andere ablehnen, ohne Austin gleich mitzuverdammen. Mir war klar, daß manche dachten, „so kommt eins zum andern", trotzdem, es mußte ja nicht notwendig so kommen; allerdings, und das wußte ich auch, mußte ich bald herausfinden, warum ich so dachte.

2. Kapitel: Ein Befürworter der künstlichen Befruchtung 97

Was die Familie betraf, so war sie sicherlich im Umbruch, doch zählten zu den Ursachen ihrer Auflösung ökonomische Veränderungen (mehr berufstätige Frauen), demographische Veränderungen (weniger Kinder pro Familie in den Vereinigten Staaten) und eine allgemeine Lockerung von Tabus sowie eine ganze Menge weiterer Faktoren. Selbst bei Kass kann man lesen:

„Zur Gemeinde der absichtlichen Familiensaboteure gehören solche, denen es darum zu tun ist, die menschliche Sexualität von allen Zwängen zu befreien oder die biologischen Unterschiede zwischen den Geschlechtern aufzuheben, und es gehören die dazu, die den Untergang der Ehe als einen notwendigen Schritt zur Begrenzung des Bevölkerungswachstums betrachten, wie schließlich auch all jene, die in der modernen Kleinfamilie eine der Erziehung und Aufzucht von Kindern hinderliche und gefährliche Institution erblicken. Ich will nicht bestreiten, daß die moderne Kleinfamilie Anzeichen eines durch vielerlei Pressionen verursachten Zusammenbruchs aufweist. Sie mag innere Grenzen haben, die sie für die moderne technonlogische Gesellschaft auch im besten Falle als ungeeignet erscheinen lassen; als ein Problem der modernen technologischen Gesellschaft und nicht der Familie begriffen werden. Wir sollten bei der Erörterung solcher Fragen tatsächlich weniger frivol und journalistisch verfahren und vor allem die wesentliche Frage nicht aus den Augen verlieren: Sollen wir wirklich jene entscheidende und endgültige Lösung gutheißen, die die biologische Verwandtschaft aus dem Fundament gesellschaftlicher Organisation verbannt? Sicher, Alternativen zur konventionellen Zeugung und Aufzucht von Kindern könnten in den Laboratorien und in irgendwelchen staatlichen Ämtern schon entwickelt werden. Aber mit welchen Kosten?" [36]

Ich sah einfach nicht, wie das Familiensystem weiter ausgehöhlt wurde, selbst wenn Austin und seine Kollegen allen unfruchtbaren Frauen halfen. Im Gegenteil, die Spannungen, die Kinderlosigkeit in einer Familie verursachen kann, dürften mindestens ebenso groß sein wie die durch Austins Arbeit hervorgerufenen. Außerdem scheinen die meisten Menschen der Vorstellung, Söhne und Töchter durch künstliche Befruchtung zu bekommen, recht aufgeschlossen gegenüberzustehen, auch wenn sich für den unfruchtbaren Mann gelegentlich ein psychisches Problem ergibt, weil das Kind nicht sein „eigen Fleisch und Blut" ist — eine unedle Sentimentalität, der wir nicht nachzugeben brauchen.[37] Vor allem aber sah ich die große Symbolik nicht. Wenn die Familie jedes Jahr diverse Millionen Ehebrüche überstand, warum sollten dann ein paar tausend Fälle von Retortenpaarungen sie zugrunderichten? Wenn es selbst der Prostitution nicht gelang, das biologische vom sozialen Moment im Geschlechts- und Liebesleben zu trennen, wie sollten dann Austin und seine Kollegen es schaffen? Oder war die Kritik die eines unreflektierten Humanismus, der im Namen von vagen, allgemeinen und etwas sentimentalen „Theorien über den Menschen" die wichtigsten menschlichen Bedürfnisse von Frauen und Männern, die sich verzweifelt ein Kind wünschten und eigensinnig daran festhielten, daß es von ihrem eigenen Fleisch und Blut sein müsse, einfach mißachtete?

Weder konnte ich mich zu einem endgültigen Urteil durchringen, noch wurde ein solches von mir verlangt. Ich merkte aber, daß es sich bei den vielen und wichtigen Spezialfragen, die gestellt wurden (Warum nicht mehr Tierversuche? Handelte es sich bei den Frauen wirklich um Freiwillige? Was soll mit einem im Labor gezeugten Fötus geschehen, wenn erst nach neun Monaten erkennbar wird, daß er schwer retardiert ist?), um Detailfragen zu dem Verfahren handelte. Der *prinzipielle* Einwand gegen das gesamte „Unternehmen" schien weniger schwerwiegend. Soweit ich es überblickte, wurden weder die Zivilisation noch die Familie auf die Probe gestellt oder ins Mark getroffen.

Zuweilen tauchte in mir die Frage auf, ob es nicht besser für uns wäre, wenn es die ganze Sache überhaupt nicht gäbe, aber das war zweifellos ein unproduktiver und nutzloser Gedanke. Die Arbeit schritt voran, und wenn die Wissenschaft erst einmal von dem verbotenen Apfel der Erkenntnis gekostet hat, ist sie nur noch schwer aufzuhalten, ganz sicher nicht, ehe der Nachweis vorliegt, daß ihre Resultate wirklich nachteilig sind. Andererseits und gerade deshalb müssen Wissenschaftler beständig überwacht werden, einmal um die Manipulation von Versuchspersonen auszuschließen und dem heillosen Drang, Menschen zu benutzen, Einhalt zu gebieten, und zum anderen, damit sie schwierige Entscheidungen über das Schicksal mißgebildeter Fötusse nicht allein zu tragen haben. Die allgemeineren Fragen der genetischen Steuerung blieben damit offen, die in vitro-Forschung war ja nur ein kleiner Teil davon. In der folgenden Sitzung sollte der Rahmen deshalb weiter gespannt werden. Zuvor jedoch vereinte eine willkommene Mittagspause Fürsprecher und Gegner von in vitro fröhlich miteinander.

Drittes Kapitel

Sind wir dabei, unsere Gene zu verderben?

Die nächste Sitzung beschäftigte sich mit der Frage, ob unsere immer massiveren Eingriffe in die natürlichen Prozesse diese nicht behinderten und verfälschten. Wenn wir die Eliminierung des genetisch Untauglichen durch natürliche Auslese verhinderten, förderten wir dann nicht die Entwicklung einer schwächlichen Menschengattung – möglicherweise zu schwach zum Überleben? Durch ständiges Einmischen in dem Versuch, unsere Situation zu verbessern, haben wir unsere Umwelt an den Punkt einer Krise geführt; sind wir im Begriff, dasselbe auch mit unserer Gattung zu tun? Einige hervorragende Kapazitäten haben dieses Gespenst angesichts der neuen Genetik an die Wand gemalt. Sir Julian Huxley, renommierter Autor und Biologe, schreibt:

„... es besteht kein Zweifel, daß die Durchschnittsqualität der Weltbevölkerung nicht sehr hoch ist, daß sie derzeit sinkt und daß sie verbessert werden sollte und könnte. Sie sinkt durch die genetisch Geschädigten, die früher gestorben wären und heute am Leben erhalten werden, und durch die Vielzahl neuer Mutationen aufgrund radioaktiver Niederschläge. Beim modernen Menschen beginnen sich die Vorzeichen der genetischen Entwicklung von positiv in negativ, von Fortschritt in Rückschritt zu verkehren: es muß uns gelingen, sie auf ihren uralten Kurs der Neuerung zum Guten zurückzuführen."[1]

Zur gleichen Frage sagt Bentley Glass:

„... Indem wir uns mit einer immer künstlicheren Welt umgeben, reduzieren wir unwillkürlich die Strenge der natürlichen Auslese. Der Preis, den wir letztlich für die Segnungen von Medizin und Chirurgie bezahlen müssen, ist eine dysgenetische (vom genetischen Standpunkt aus schädliche) Zunahme der Häufigkeit bestimmter schadhafter Gene, deren Auswirkungen wir inzwischen zu mildern gelernt haben. ... Niemand, so meine ich, will es anders haben. Und doch ist die Vorstellung des Menschen von morgen,

3. Kapitel: *Sind wir dabei, unsere Gene zu verderben?* 101

dessen Tag damit beginnt, daß er sich seine Brille aufsetzt, sein Hörgerät ins Ohr steckt, seine falschen Zähne in den Mund tut, sich eine Allergieinjektion in den einen und eine Insulininjektion in den anderen Arm gibt, und der seine Vorbereitungen für den Tag damit krönt, daß er eine Beruhigungspille schluckt, keine allzu erfreuliche. Harmlos ausgedrückt heißt das: die medizinische Wissenschaft steigert beständig die Last, die sie zu tragen hat."[2]

Die Sitzung, in der es von Spezialbegriffen und technischen Details nur so wimmelte, berührte auch eine Reihe von weitergehenden Fragen und Problemen. War der Mensch wirklich fähig, seine biologische Natur in die Hand zu nehmen und sie gefahrlos zu modifizieren? Oder war es ihm bestimmt, den Gesetzen der Natur — wie grausam und willkürlich auch immer — zu folgen, als sei der Wille der Natur der eines drohenden und eigensinnigen Gottes? Und wenn unsere Einmischung einige nachteilige Folgen zeitigte, bestand die einzige Alternative in einer Art Hände weg und zurück zur Natur? Oder konnten wir diese Nebenwirkungen korrigieren und weiter initiativ und neugierig bleiben?

Dr. Arthur G. Steinberg hielt das erste Referat. Ein großer, vornehm aussehender Mann, begann er mit der Feststellung, daß der genetische Pool gigantisch ist. „Der ‚Gen-Pool' ist die Gesamtheit der genetischen Informationen, die in der DNS der Gattung verschlüsselt sind. Er schließt alle Genorte (d. h. alle Gene) mitsamt den an jedem einzelnen Ort innerhalb der Gattung zu einem bestimmten Zeitpunkt existierenden Allelen ein (die vielen funktionalen und nichtfunktionalen Formen, die ein Gen annehmen kann)."

Steinberg fragte in einer sehr technischen Sprache, wieviele Genorte wir meinten, wenn wir sagten „alle Genorte". Und er erklärte: „Eine präzise Antwort gibt es nicht. Eine Schätzung anhand der DNS-Menge im Zellkern ist jedoch möglich. Menschliches Sperma enthält $2,5 \times 10^{-12}$ Gramm DNS. Bei einem Molekulargewicht eines Kernpaares von 620 beträgt die Zahl der Paare pro menschlichem Genom (der Gen-Bestand eines Menschen) annähernd 2×10^9. Im allgemeinen wird gesagt, ein Gen setze sich durchschnittlich aus etwa 1000 Kernpaaren zusammen, d. h. genug, um etwas mehr als 300 Aminosäuren zu verschlüsseln. Wenn dem so ist, dann zählt das menschliche Genom an die 2 Millionen Gene. Das ist aber nur der Anfang der Bestimmung der Größe des menschlichen Gen-Pools — hier ist nämlich nur die Zahl der Genorte erfaßt. Jeder Genort kann aber innerhalb der Gattung in einer Vielzahl von Allelformen vorkommen. Wieviele Allele kann ein Genort theoretisch haben? Die Zahl ist enorm."

Steinberg erklärte, wie riesig der Pool ist: „Die Durchschnittsmutationsrate pro Gen pro Generation liegt bei 10^{-5} bis 10^{-6}. Selbst die konservative Schätzung von 10^{-7} oder 10^{-8} böte der Gattung ausreichend Gelegenheit, im Lauf der Zeit eine große Zahl von Mutationen zu akkumulieren." Dieses riesige Ausmaß macht deutlich, daß es schwierig ist, den Pool durch menschliche Eingriffe zu verunreinigen, und daß andere Kräfte ihn viel stärker beeinträchtigen.

Umweltfaktoren — z. B. die Abstrahlung aus natürlichen Quellen — wirken ohne Unterlaß auf uns ein und verursachen eine Vielzahl von Gen-Veränderungen. Unter ihnen, so schien Steinberg sagen zu wollen, dürften die Auswirkungen von einigen hunderttausend Abtreibungen zu genetischen Zwecken nahezu unbemerkt bleiben.

Steinberg, der seine Statistiken und Fachbegriffe intonierte, als handle es sich um einen Shakespeare-Text, kam zu seinem Hauptpunkt: „Auslese impliziert, daß Gene oder Gen-Komplexe einen unterschiedlichen Überlebenswert haben — mit Überleben ist hier die Fähigkeit, Nachkommen zu hinterlassen, und nicht Langlebigkeit gemeint. Ein Nachlassen des Selektionsdrucks, gleichgültig, wodurch es zustandekommt, wird die Zunahme all der Gene zur Folge haben, auf die der Druck nachläßt. Daraus ergeben sich die Fragen: a) wie rasch wird die Zunahme sein, und b) mit welchen Auswirkungen auf das Wohl der Gattung ist zu rechnen. Das heißt, der Fortschritt in der Medizin, mit dessen Hilfe diejenigen gerettet werden, die bislang aus genetischen Gründen hätten sterben müssen, erhöht die Zahl der sogenannten schädlichen Gene. Ich denke an die rasche Ausweitung der Amniozentese, der die Abtreibung folgt, falls der Fötus ‚genkrank' ist. ‚Ausweitung' ist hier im doppelten Sinn benutzt, einmal im Sinne der beständig wachsenden Zahl von Bedingungen, die pränatal diagnostiziert werden können, zum anderen im Sinne einer breiteren und häufigeren Anwendung der Amniozentese, zumindest in den Vereinigten Staaten."

Ohne seinen Ton zu verändern, setzte er seiner sorgfältig konstruierten intellektuellen Pyramide die Spitze auf:

„Verschiedene Forscher haben die mögliche Auswirkung der Anwendung des Verfahrens auf die Gen-Häufigkeit einzuschätzen versucht. Dabei haben sie verschiedene Hypothesen zugrundegelegt und sind die Frage aus unterschiedlichen Blickwinkeln angegangen. Alle sind sie im wesentlichen zu demselben Schluß gelangt, nämlich, *daß der Effekt gering sein wird*. Lassen Sie mich dies mit einigen Schätzwerten belegen, die ich für rezessiv letale Gene, sowohl für autosomale wie geschlechtsgebundene, errechnet habe."*

„Ich gehe von zwei Reproduktionsmustern für autosomale Gene aus", fährt Steinberg fort, „a) Paare reproduzieren sich, bis in der Geburtenfolge $\leq$ s (d. h. ehe die gewünschte „Summe" von Kindern erreicht ist) ein Kind auftaucht, das krank ist, oder, wird kein krankes Kind geboren, bis sie s Kinder (die gewünschte Anzahl) haben, und b) Paare bedienen sich nach der Geburt eines kranken Kindes der Amniozentese und zeugen solange, bis sie s normale Kinder haben."

Steinberg stützte sich damit eher auf den logischen als den empirischen Arm der Wissenschaft. Er verzichtete auf Daten darüber, was Paare unter solchen Umständen tatsächlich taten, und stellte stattdessen zwei Hypothesen auf. Die eine beschrieb das Verhalten von Eltern, die zur Sicherstellung der Geburt gesunder Kinder keinen Gebrauch von der Technik der Amniozentese machten oder machen konnten. Sie hörten deshalb nach der Geburt des ersten kranken Kindes auf, sich weiter fortzupflanzen, weil sie befürchteten, ein zweites krankes Kind zu bekommen. Das andere Extrem stellten jene Eltern dar, denen ein krankes

---

* Letale Gene produzieren über Störungen in den Geschlechtschromosomen oder den Autosomen (ungeschlechtliche Chromosomen) Unvollkommenheiten, deren Folgen so schwer sein können, daß sie den Tod herbeiführen. Die Geschlechtschromosomen determinieren spezifisch männliche oder weibliche Merkmale. Männliche werden im typischen Fall als XY und weibliche als XX dargestellt. Andere Kombinationen wie XYY, XXY (Klinefeltersches Syndrom) und XO (Turner-Syndrom) sind anomal. Einige Gene sind X-gebunden (d. h. ihr Ort ist bei den X-Chromosomen), wie z. B. die Gene für das Farben-Sehen und die Blutgerinnungsfähigkeit. Störungen im X-Chromosom könnten demnach Rot-Grün-Farbenblindheit oder Bluter-Krankheit hervorrufen. Andere Merkmale sind autosomgebunden, d. h. sie hängen nicht an den Geschlechtschromosomen, sondern an anderen Chromosomen.

Kind geboren wurde, ehe die von ihnen gewünschte Azahl von Kindern erreicht war, und die nun weiterhin Kinder zeugten, weil ihnen die Amniozentese die Geburt eines gesunden Kindes garantierte. Reproduktionsmuster, die von diesen beiden Extremen abwichen, verringerten die Auswirkungen einer medizinischen Behandlung auf den Gen-Pool.

Auf dieser Grundlage baute Steinberg seine Argumentation auf. So zu verfahren, ist insbesondere dann angemessen und richtig, wenn, wie im Falle der zu behandelnden Frage, die verfügbaren Daten darüber, was die Menschen unter solchen Umständen tatsächlich tun, sehr begrenzt sind; und es ist richtig, weil logische Schritte auch Situationen einbegreifen können, die es noch nicht gibt und die deshalb der empirischen Forschung noch gar nicht zugänglich sind (z. B. die Zeit, da genetische Steuerung vielen sehr willkommen sein und damit auch häufiger praktiziert werden wird.)

Steinberg fuhr fort: „Wie vieler Generationen es bedarf, um unter diesen Voraussetzungen die Häufigkeit des Gens zu verdoppeln, zeigt Tabelle 1." Man hörte, wie im ganzen Saal Seiten umgeblättert wurden, alles suchte die Tabelle, die sich am Ende von Steinbergs Referat befand. Das „q" am Kopf der Tabelle stand für die Gen-Häufigkeit, das heißt, es gab an, in welchem Maß das schadhafte Gen verbreitet war; das „s" an der Seite bezeichnete die gewünschte Kinderzahl.

Steinberg erklärte die Tabelle und ihre Implikationen bezüglich der Auswirkungen medizinischer Eingriffe auf den Gen-Pool. „Aus der Tabelle geht hervor, daß sich die *Gen-Häufigkeit erst im Lauf von Jahrhunderten verdoppeln wird*, zu einem Zeitpunkt also, da die medizinische Praxis und andere soziologische Faktoren sich von ihrer heutigen Form gewaltig unterscheiden werden

Tabelle 1: Wieviele Generationen dauert es, bis sich die Zahl der Heterozygoten verdoppelt hat?

	q				
s	0,1000	0,0500	0,0100	0,0010	0,0001
2	20	35	156	1 517	15 127
3	17	29	127	1 254	12 388
4	14	25	110	1 070	10 675
5	13	22	99	962	9 648

und das Problem, vor dem die Gattung dann steht, sehr viel anders aussehen wird."

Ich studierte die Tabelle. Sie zeigte an, daß die Zahl der Generationen, die es dauern würde, um den Pool soweit „zu verderben", daß es doppelt so viele Heterozygoten gab, zwischen „nur" dreizehn Generationen (oder 390 Jahren) im schlimmsten Fall (ausgehend von fünf Nachkommen pro Durchschnittsfamilie und einer hohen 0,1 Rate der Gen-Häufigkeit)* und fantastischen 15 127 Generationen (bei zwei Kindern und der ursprünglich sehr niedrigen Ausgangsquote entsprechender Gene von 0,001) schwankte — je nach dem, von welcher Kinderzahl gengeschädigter Paare und von welcher Häufigkeit des ursprünglichen Schadens in der Hypothese ausgegangen wurde.

Es leuchtete mir natürlich ein, daß man sich über so ferne Ereignisse nicht aufregen mochte. Möglicherweise stand bis dahin eine ganz neue Therapie zur Verfügung; eine Korrektivinformation könnte über einen Virus dem schadhaften Gen übermittelt oder auch ein fehlendes Gen mit Hilfe genetischer Chirurgie nachgeliefert werden. Was ich dagegen nicht verstand, war, weshalb Abtreibungen affizierter Fötusse den Pool *verdarben*, statt ihn vielmehr „zu reinigen"! Würden denn Abtreibungen nicht die krankheitserregenden Gene fortschaffen und auf diese Weise zu einer Gattung führen, die weniger krankheitsanfällig war? Und wie sah denn überhaupt die Alternative aus? Die mißgebildeten Kinder zur Welt zu bringen und zu hoffen, daß sie starben, ehe sie sich fortpflanzen konnten? Das erschien mir nicht nur weniger human, sondern auch genetisch *weniger* „sicher" als Abtreibungen; einige Menschen mit schweren Gen-Schäden würden sicher auch darauf verzichten, sich fortzupflanzen. Freilich, der Endeffekt würde infolge des riesigen Pool-Umfangs in beiden Fällen gering sein, aber ich konnte zunächst einfach nicht verstehen, warum die Auswirkung von Abtreibungen in die von Steinberg angedeutete problematische Richtung laufen sollte.

Erst als ich die Zeilen, die Steinberg gerade vorgetragen hatte, noch einmal überlas, begriff ich, worum es ging. Wenn alle oder die meisten Eltern, die erfahren, daß ihr Fötus geschädigt ist, sich

---

* Die Quote betroffener Personen entspräche dem Quadrat der Gen-Häufigkeit — oder 0,01.

zur Abtreibung entschließen und einen erneuten Versuch unternehmen, ein Kind zu bekommen (während die, die ein geschädigtes Kind zur Welt bringen, sich wahrscheinlich viel seltener weitere Kinder wünschen), dann kann sich ein Problem einstellen. Da viele genetische Krankheiten nicht jeden einzelnen Nachkommen treffen (z. B. Sichelzellanämie), kann der nächstfolgende Fötus (oder der übernächste) normal sein und die Geschlechtsreife erreichen — allerdings mit der Fähigkeit, das latent schadhafte Gen an seine Nachkommen weiterzugeben. Wenn also die meisten geschädigten Fötusse — die ohne Eingriff die Geschlechtsreife gar nicht erreicht haben würden — durch solche ersetzt werden, die, von ihrem verborgenen, nicht-virulenten, kranken Gen abgesehen, völlig normal sind, dann wird der Gen-Pool zunehmend unreiner.

Natürlich werden nicht alle und auch nicht die meisten Eltern Kinder zeugen, bis sie ein normales Kind mit einem latent schadhaften Gen haben, insbesondere dann nicht, wenn die Öffentlichkeit über die nachteiligen Implikationen einer solchen Entscheidung aufgeklärt wird. Träger solcher Gene können entweder auf Kinder verzichten, ein Kind adoptieren oder eine künstliche Befruchtung vornehmen lassen. Aber auch andere Schritte zur Reinhaltung des Pools sind denkbar. Wenn die staatlichen Gesundheitsorgane Eltern anspornen würden, ihre Kinder zu bekommen, solange die Mutter jung und die Quote genetischer Krankheiten deshalb signifikant niedriger ist, dann könnte damit die durch genetische Eingriffe — die die Zahl rezessiver kranker Gene erhöhen — verursachte „Minderung" des Pools ganz oder zumindest partiell aufgegangen werden.

Steinberg wandte sich nun der Einschätzung der Gefahren von genetischer Intervention zu. „Ich bin gebeten worden, etwas über günstige und über nachteilige Gene zu sagen; ich habe es bisher umgangen, weil ich einfach nicht weiß, wie ich sie mit Blick auf die Gattung definieren soll. Die Sichelmutation der Hämoglobin-Beta-Kette ist für den Homozygoten (ein Organismus mit identischen Gen-Paaren in Bezug auf ein Erbmerkmal) ganz sicher nicht wünschenswert. Und doch war sie für das Überleben der afrikanischen Völker in den *Malaria*-Gebieten vermutlich von großer Wichtigkeit. Ist sie von irgendwelchem Wert auch für Menschen, die in malariafreien Gegenden leben? Nach ihrem Auftreten bei dort ansässigen Völkern zu urteilen vermutlich nicht."

Das Schlüsselwort in diesem Zusammenhang lautete „mit Blick auf die Gattung". Sichelzellanämie sei für den einzelnen, der daran leide (im Unterschied zu dem, der sie rezessiv in sich trägt), ohne Zweifel verheerend, dagegen gebe es keinen Grund, so meinte Steinberg, sich um die Auswirkungen einer Eindämmung dieser Krankheit auf die Gesellschaft zu sorgen. Wer wisse denn überhaupt, wie die Erfordernisse einer Gattung aussähen? So könne die Sichelzelle, die für das Überleben in New York City sicher ohne jede positive Bedeutung sei, im malariaverseuchten Vietnam von höchstem Nutzen sein. Steinberg schien eifrig bemüht, Eingriffe zugunsten des Einzelmenschen zu befürworten und Einwände dagegen, die auf Befürchtungen über die Auswirkung solcher Interventionen auf die natürliche Auslese und „Qualität" der Gattung beruhten, zu widerlegen. Einige Wissenschaftler, wie Muller und Huxley, waren über die „Verseuchung" der Gattung besorgt, aber auch sie konnten einer Sichelzellmutter gegenüber nicht auf die Zuknft der Gattung verweisen und ihr hic et nunc ihre Hilfe verweigern.

Steinberg fuhr fort: „Gleichermaßen können wir sagen, daß die homozygote Voraussetzung für das Gen, das zystische Fibrose hervorruft, für den daran erkrankenden einzelnen Menschen eindeutig nachteilig ist (wenngleich heute weniger als vor zwanzig Jahren). Aber gilt dasselbe auch für die kaukasische Rasse, wo dieses Allel so häufig auftritt? Es muß der Rasse zum Vorteil gereicht haben, zumindest in einer gewissen Entwicklungsphase. Es kann auch heute noch vorteilhaft sein, dafür fehlen uns allerdings die Belege." (Die an zystischer Fibrose (ZF) Erkrankten leiden an einer Blockierung der Atemwege und der Gänge der Bauchspeicheldrüse, hervorgerufen durch eine so übermäßige Absonderung eines zähen Schleims, daß der Patient zu ersticken droht. Selbst nach der Behandlung leiden die Patienten an Unterernährung, Diarrhöe und Atemschwierigkeiten). Bedeutete das, daß die Gene, die zystische Fibrose verursachen, am Leben erhalten werden sollten, „so im Falle eines Falles"?

Ich wollte sicher gehen, daß ich jedes Wort von Steinbergs restlichen Ausführungen mitbekam und setzte deshalb, obgleich er ein klares Englisch sprach, meine Kopfhörer auf, um seine Stimme zu verstärken.

„Ich darf sagen, daß wir sehr wenig über den Wert eines Gens für eine bestimmte Rasse oder Gattung wissen. Wir wissen nur, welchen Wert es für den einzelnen Träger hat, und dann auch nur in den Fällen, in denen seine Auswirkung schlimm ist. Angesichts solcher Unkenntnis scheint es mir am sinnvollsten, alle Veränderungen der Umwelt zu vermeiden, die mit einer gewissen Wahrscheinlichkeit auch die Mutationsrate verändern, und uns darauf zu konzentrieren, die Leiden betroffener einzelner sowie jener, die affizierte Kinder bekommen können, zu lindern."

Später stellte ich fest, daß wir heute, ob es uns paßt oder nicht, einfach nicht in der Lage sind, die zystische Fibrose zu bannen; aber wir können — und tun es auch — affizierte Einzelpersonen behandeln und sie am Leben erhalten, so daß sie sich sogar fortpflanzen können. Ihre Behandlung könnte also die Häufigkeit von ZF-Genen erhöhen; aber Steinberg hatte erklärt, daß die Auswirkung auf den Gen-Pool gering sein würde, zumindest für die nächsten paar hundert Jahre.

Steinberg fuhr fort: „Abschließend möchte ich Sie daran erinnern, daß die Beschaffenheit eines Gens oder Genotyps sich nur anhand der Reaktion des ihm zugehörigen Phänotyps in der Umwelt, in der es existiert, bestimmen läßt. Ein Phänotyp kann in der einen Umgebung nachteilig, praktisch neutral in einer anderen und vorteilhaft in einer dritten sein. Angesichts einer sich rasch ändernden und völlig neuen Umwelt (neu in einem evolutionären Sinne) glaube ich nicht, daß wir den Wert spezifischer Genotypen für die Gattung bestimmen können."

Während der Kaffeepause, die der Verlesung wissenschaftlicher Papiere so sicher folgt wie der Frühling dem Winter, wandte ich mich meinem Freund, einem französischen Soziologen, zu, der eigens zu dieser Sitzung gekommen war, und sagte zu ihm: „Mich würde interessieren, was Steinberg zu erwidern hätte, wenn ihn jemand daran erinnerte, daß die Gesellschaft aus nichts anderem als aus einer Vielzahl von Einzelmenschen besteht."

Mein Kollege schien verdutzt. „Wie?"

„Nun, die Behauptung, daß man nicht sagen kann, ob ein Gen ‚gut' ist oder ‚schlecht', ist nicht nur für den Einzelmenschen von Bedeutung, sondern auch für die Gesellschaft. Sicher, ich sehe, daß Steinberg die beiden zu entkoppeln versucht, so daß wir dem einzelnen helfen können, ohne uns über die gesellschaftlichen Konsequenzen ängstigen oder ihretwegen gar aktiv werden zu müssen. Aber würden sich nicht auch Individuen davor fürchten, ‚schwache', ‚lebensuntüchtige' Kinder aufzuziehen? Und würden nicht auch sie sich über den Zusammenbruch von Kultur und Zivilisation sorgen?"

„Ich verstehe, was Sie meinen", antwortete mein Kollege. „Und konservative Ärzte werden diesen Punkt vorbringen, um ihre Zurückhaltung bei der Verwendung neuer Methoden im Dienste des einzelnen theoretisch zu fundieren."

Die Kongreßbesucher strömten in den Saal zurück, um das nächste Referat zu hören. Mein neuer Freund, G. R. Fraser, sollte es halten, und vielleicht konnte es meine Bedenken ja zerstreuen.

Frasers Art war von der Steinbergs recht verschieden. Er war jünger als Steinberg und weniger bekannt auf dem Gebiet, wenngleich seine Qualifikationen beeindruckend waren (Arzt, Doktor der Philosophie, Professor für Human-Genetik an der staatlichen Universität Leiden in Holland). Indes, sein Ausgangspunkt war der gleiche wie bei Steinberg:

„Zahlreiche Bedenken über die Wertminderung der genetischen Ausstattung der menschlichen Gattung ... sind laut geworden", er las mit einer leisen, gleichmäßigen Stimme. „Die Überlegungen, die solchen Bedenken zugrundeliegen, seien anhand einiger einfacher Beispiele erläutert und veranschaulicht. Ein Retinablastom ist eine bösartige Geschwulst, die, wird sie nicht behandelt, nahezu unausweichlich zum Tod führt und die selbst bei Behandlung in der Regel den Verlust des Augenlichts bedeutet. Beidseitige Netzhautgeschwülste werden sehr häufig, wenn nicht sogar immer autosomal-dominant nach Mendelschem Gesetz übertragen. Eine Behandlung, die die Überlebenschancen der Betroffenen erhöht und damit auch ihre Fruchtbarkeit oder zumindest ihre Fähigkeit zur Fortpflanzung steigert, führt zu einem entsprechend vermehrten Auftreten des mutanten Allels."

Das war ein Fall, bei dem, da die Krankheit dominant weitergegeben wird, die Abtreibung des affizierten Fötus, wenn auch nur geringfügig, dazu beitragen würde, den Pool eher zu reinigen als zu verseuchen, wenngleich natürlich die Entdeckung dominanter Krankheiten beim Fötus nach wie vor sehr schwierig ist. Es würde keinen Ersatz in Form von gesunden fruchtbaren Trägern rezessiver Gene geben.

Fraser führte sein Argument weiter aus: „Auch im Falle einer autosomal-rezessiven Krankheit, wie der Phenylketonurie (PKU), haben neue Fortschritte in der Analyse der Auswirkungen des mutanten Allels und in den Möglichkeiten, sie durch eine diätetische Behandlung zu mildern, zu einer zahlenmäßigen Zunahme fruchtbarer und zugleich affizierter Personen geführt."

Daraus würde folgen, daß nicht nur Amniozentese und therapeutische Abtreibungen, sondern auch diätetische Behandlungen und andere medizinische Neuerungen (Insulinspritzen bei Diabetes) zu einer Verseuchung des Pools führen. Ich vermochte keinen prinzipiellen Unterschied darin zu erkennen, ob man ein PKU-Gen im Reproduktionskreislauf beließ, indem man schwere Retardation mittels Diät abfing, oder ob man aus Gründen der ZF zu Amniozentese und Abtreibung griff.

Und tatsächlich gingen Frasers Überlegungen in diese Richtung:

„Selbst wenn Vorbeugungstechniken, wie pränatale Diagnose und selektive Abtreibung bei affizierten Fötussen, im Fall einer autosomal-rezessiven Krankheit angewendet werden, kann es zu einem dysgenetischen Effekt kommen, und zwar insofern, als eine Tendenz besteht, den abgetriebenen Fötus, dessen Chancen, sich fortzupflanzen, sehr niedrig gewesen sein dürften, zu ersetzen. Dieser Ersatz besteht in einem Kind mit normaler Lebens- und Fortpflanzungsfähigkeit, dessen Aussicht, heterozygot zu sein, 2 : 3 ist. Damit erhöht sich die Zahl von mutanten Allelen, die auf zukünftige Generationen übertragen werden. Dieser dysgenetische Effekt wird jedoch durch drei Faktoren gemäßigt. Erstens kann bis zu einem gewissen Grad eine Kompensation im Reproduktionskreislauf selbst erfolgen, auch und sogar ohne selektive Abtreibung. Zweitens hängt die Erkenntnis, daß zwei Heterozygote sich zusammengetan haben, heute in der Regel an der Geburt eines affizierten Kindes; eine Beratung muß in dieser Situation als retrospektiv bezeichnet werden, d. h. Ersatzschwangerschaften kommen für das erste affizierte Kind gar nicht in Betracht, sondern nur für später gezeugte Kinder."

Im Klartext sagte Fraser, die nachteiligen Auswirkungen ärztlicher Behandlung auf den Pool seien „gemäßigt", wenn die Krankheit „rezessiv" sei und deshalb erst nach der Geburt eines affizierten Kindes erkannt werde. War das nicht, als würde man sagen, die Reparaturkosten von Autos seien geringer, wenn man sie erst nach einem eingetretenen Unfall reparierte, als wenn man alle Wagen, bei denen ein Konstruktionsfehler zu vermuten war, zu Tests und präventiven Korrekturen ins Werk zurückrief?

Fraser fuhr fort:

„Drittens wird das Ausmaß selektiver Abtreibung davon abhängen, zu welchem Zeitpunkt die fragliche autosomal-rezessive Bedingung beim ersten betroffenen Kind diagnostiziert werden kann; und es wird dann am größten sein, wenn dieser Zeitpunkt der der Geburt ist. Das andere Extrem liegt vor, wenn die Bedingung erst im Alter von sieben Jahren und später erkannt wird; selektive Abtreibung ist dann kaum noch möglich, weil viele Paare zum Zeitpunkt der Diagnose bereits aufgehört haben, sich weitere Kinder zu wünschen."

Die Tatsache, daß einige rezessive Krankheiten erst feststellbar sind, wenn der Betroffene ein gewisses Alter erreicht hat (z. B. einige Formen von Blindheit) und damit natürlich auch erst, nachdem in gleicher Weise affizierte Geschwister bereits geboren sind, schien mir, verglichen mit einem Hinnehmen der Krankheit doch stark für die präventiven Methoden zu sprechen — selbst wenn sie den Pool verseuchten. — Unter diesen Umständen würden eine genetische Beratung post hoc und Versuche, die Zahl der von betroffenen Familien erstrebten Nachkommen zu begrenzen, sogar noch weniger gegen den genetischen Fluch ausrichten, als dort, wo die Krankheit gleich beim ersten Kind erkannt wurde. Wenn man hier wartet, bis sich die Krankheit von selbst bei den Kindern zeigt, dann ist es für jede oder zumindest fast für jede Familienplanung zu spät.

Fraser sprach, als hätte er meine Gedanken gelesen: „Die Situation wäre eine völlig andere, wenn *voreheliche Untersuchungsprogramme* auf Spalterbigkeit bei einer Reihe von Genorten durchgeführt würden, die für autosomal-rezessive Bedingungen verantwortlich sind; damit wäre die Möglichkeit der Vorsorgeberatung gegeben. Voreheliche Erkennung von Heterozygoten läßt sich im Falle einer Krankheit wie der Sichelzellenämie bereits heute auf breiter Basis praktizieren, und in Zukunft wird das für eine wachsende Zahl von anderen rezessiven Bedingungen, sowohl autosomale wie geschlechtsgebundene, gelten. Wie schon erwähnt, wird man dadurch die Möglichkeit haben, Paare bereits vor, und nicht erst nach der Geburt eines affizierten Kindes zu beraten (prospektive statt retrospektiver Beratung)."

Möglicherweise werden eines Tages alle Paare oder doch zumindest die meisten es für ratsam, wenn nicht gar für schick halten, ihre Gene bestimmen zu lassen, ehe sie ihre Familie planen, ja sogar ehe sie heiraten. Sie könnten dann, falls die Wahrscheinlichkeit eines mongoloiden Kindes groß ist und sie sich nicht auf Abtreibung einlassen wollen, im Hinblick auf die Opfer, die die Betreuung eines geistig behinderten Kindes erfordert, selbst entscheiden, ob sie überhaupt keine Kinder haben, welche adoptieren oder eins weniger bekommen wollen. Fraser ging nun zu etwas anderem über: „Bisher habe ich nur von potentiell dysgenetischen Aspekten der Verhütung und Behandlung von genetischen Erkrankungen gesprochen. Sie werden aber durch die Gegenwirkung anderer Fortschritte in der Medizin und in unserem humanbiologischen Wissen ausgeglichen werden. So kann aufgrund der genetischen Beratung im Falle einer rezessiven Krankheit, geschehe sie nun vorbeugend oder rückblickend, durchaus die Entscheidung fallen, lieber auf eigene Nachkommen zu verzichten, statt auf Diagnosen während der Schwangerschaft und selektive Abtreibung zu bauen; dies wird sich deshalb günstig auswirken, weil es die Zahl von geschädigten Allelen verringert. Auch im Falle dominanter Krankheiten kann eine bessere Kenntnis der Übertragungsbasis affizierte Personen dahingehend beeinflussen, daß sie sich nicht fortpflanzen, obwohl ihre potentielle Fruchtbarkeit durch eine Behandlung gesteigert werden könnte."

Das war ganz sicherlich die bisher schwierigste Sitzung; die Begriffe waren fremd, die Probleme komplex und technisch. Ich freute mich deshalb auf die nächste, in der soziale und ethische Fragen wieder im Zentrum stehen würden. Zugleich wurde mir aber auch bewußt, daß Nichtwissenschaftler, wenn sie den Wunsch hatten, sich mit den Folgen der Wissenschaft zu befassen, auch die Anstrengung auf sich nehmen mußten, sich genügend Wissen einzutun, um den wichtigsten einschlägigen Forschungsergebnissen und Hypothesen folgen zu können. Fraser sagte:

„Künstliche Befruchtung durch Spendersamen ist eine andere Form der Vorbeugung, die keine dysgenetischen Wirkungen zu haben braucht, und die sich in bestimmten Situationen sogar positiv bemerkbar machen dürfte, weil sie der Ausbreitung von geschädigten Allelen entgegenwirkt. Mit anderen Worten, wenn der männliche Partner in einer Ehe mit einer dominanten oder geschlechtsgebundenen rezessiven Bedingung behaftet ist, stellt dieses Verfahren eine ausgezeichnete Methode dar, um der Verbreitung des mutanten Allels Einhalt zu gebieten. Im Falle einer autosomal-rezessiven Bedingung ist das Verfahren vermutlich ebenfalls nicht dysgenetisch, weil der Verzicht auf Nachkommen durch den männlichen Partner eines Paares, das sich für eine solche Lösung entscheidet − sei die Beratung nun prospektiv oder retrospektiv −, die Verbreitung eben dieses speziellen Allels in der nächstfolgenden Generation verringert, obgleich natürlich die Verwendung von Spendersperma die Ausstreuung von anderen nachteiligen Allelen steigern kann. Wenn die Untersuchung auf Spalterbigkeit bei einer Vielzahl von Allelen, die autosomal-rezessive Bedingungen verursachen, möglich ist, wäre es vielleicht sinnvoll, das Spenden von Sperma in solchen Situationen auf Männer zu beschränken, die frei von denen sind, die sich bereits feststellen lassen, selbst wenn es sich dabei natürlich immer nur um eine Teilgruppe aus der Gesamtheit solcher Allele handeln wird."

Ich sah Ehemänner vor mir, die, mit einer schlimmen Erbkrankheit behaftet, sich im Falle einer dominanten Krankheit zum Wohle ihrer Kinder und im Falle einer geschlechtsgebundenen Krankheit, wie der Hämophilie, zugunsten ihrer Enkel im Einvernehmen mit ihren Frauen für künstliche Befruchtung entschieden. Wenn sie aber Träger einer rezessiven Krankheit waren, wieviele würden dann zum Wohle nicht ihrer eigenen Kinder, die wahrscheinlich nicht betroffen wären, sondern zu dem des anonymen weltweiten genetischen Pools dieser Praxis zustimmen? Konnte man sie überzeugen? Sollte man es versuchen? Das waren Fragen, über die ich nachdenken wollte.

Fraser stellte inzwischen eine interessante Überlegung an. „Vermutlich werden bei der Kontrolle durch Chromosomenabweichungen bedingter Krankheiten alle diese Faktoren durch den stark eugenischen Effekt der Altersschwankungen in den Reproduktionsmustern zumindest aufgewogen." Er sagte: „Man hat eine hohe Korrelation zwischen steigendem Alter der Mutter und dem Auftreten bestimmter Chromosomenabweichungen bei den Nachkommen festgestellt. Zweifellos hat genau aus diesem Grund der ausgeprägte Trend zur Senkung des Elternalters zumindest in ökonomisch entwickelten Ländern so günstige Auswirkungen auf diese Inzidenzen und wird sie auch in Zukunft haben."

Bedenken wegen der Auswirkungen vorbeugender Aktivitäten im Einzelfall auf den gesellschaftlichen Pool waren demnach unangebracht, und zwar weniger, weil diese Auswirkungen minimal sind (ihr Umfang wuchs oder schrumpfte je nach benutzter Meßskala, d. h. je nach dem, ob Gen-Statistiken oder Intensität und Umfang individueller Leiden zugrundegelegt wurden), als weil viele andere wechselnde Faktoren den dem Pool durch therapeutische Abtreibungen oder andere genetische Maßnahmen zum Wohle von Einzelpersonen zugefügten Schaden mehr als ausgleichen können. Das wäre selbst dann der Fall, wenn neue Eingriffe zugunsten des einzelnen auf viel breiterer Basis praktiziert würden, und wenn viele Eltern den abgetriebenen Fötus durch normale Kinder ersetzten, die rezessiv Träger jener kranken Gene wären.

Tatsächlich, so schien mir, hatten wir in unserem Drang, die Geburtenkontrolle voranzutreiben, längst nicht deutlich genug hervorgehoben, daß die beste aller möglichen Welten — sowohl für die Familie wie für die Gesellschaft — nicht nur durch eine geringere Anzahl von Kindern herzustellen war, sondern auch dadurch, daß wir sie früher bekamen. Ich merkte, wie meine Gedanken anfingen abzuschweifen, zugleich war mir jedoch klar, daß es sich lohnte, diesen Dingen nachzugehen. Der unbeabsichtigte Schaden, den die Antibevölkerungskampagne mit ihrem Eintreten für späte Elternschaft verursachte, war ein typisches Beispiel dafür, wie das Interesse für einen besonderen Aspekt — Übervölkerung — mit mangelnder Aufmerksamkeit für einen anderen einhergehen kann, in diesem Fall für den der genetischen Gesundheit. Politiker und Öffentlichkeit finden es leichter, sich mit nur jeweils einer Dimension statt mit mehrdimensionalen Problemen zu befassen oder Heilverfahren zu entwickeln, die zwei Zwecken zugleich dienen: gleichzeitiger Kampf gegen Umweltverschmutzung und gegen Armut (bspw. durch den Bau bestimmter öffentlicher Anlagen), gegen Arbeitslosigkeit und den Mangel an vorschulischen Erziehungseinrichtungen (Kindertagesstätten, die von arbeitslosen Müttern geleitet werden) und so weiter. In diesem Fall würde Familienplanung im Sinne einer begrenzten Zahl von Kindern, die kommen, solange die Eltern jung sind, sowohl die Lebensbedingungen wie die genetische Gesundheit verbessern.

Fraser faßte seine Auffassung von der gegenwärtigen Situation zusammen. Wie Steinberg bezog auch er sich nicht auf aktuelle empirische Daten über Familiengröße und darüber, was Eltern nach der Abtreibung kranker Fötusse tatsächlich machen (viele scheinen gar nicht an weitere Kinder zu denken), sondern hielt sich vielmehr an die Logik, um zu dem Schluß zu kommen, daß wir selbst unter Zugrundelegung der ungünstigsten Annahmen über „dysgenetische" Auswirkungen auf den Pool ohne Zögern jeder medizinischen und politischen Devise folgen können, die uns aus irgendwelchen anderen Gründen attraktiv erscheint.

Im Anschluß daran griff Fraser einen Punkt auf, den ich mittlerweile als Ablenkungsmanöver Nummer 1 auf dem Gebiet ansehe. Es handelt sich um eine Art deus ex machina, der herabsteigt, wenn denjenigen, die behaupten, daß wir uns um die Reinhaltung des Pools nicht zu sorgen brauchen, die Argumente ausgehen:

„... ein anderes Argument, das häufig von den Propheten genetischer Desaster vorgebracht wird, lautet, daß die Medizin, indem sie die Ausbreitung von nachteiligen Allelen begünstigte, die Chancen der Menschheit, eine allgemeine Katastrophe wie einen Atomkrieg zu überleben, minderte, weil wir in unserer genetischen Ausstattung von Allelen, die in einer solchen Situation von Nutzen wären, weitgehend entblößt seien. Im Falle der Zuckerkrankheit ist dieses Argument von Dr. J. V. Neel mit dem Hinweis entkräftet worden, daß Diabetes unter dem Gesichtspunkt des Stoffwechsels der Kohlehydrate einen durchaus wirtschaftlichen Genotyp darstellen könne, der in der Vergangenheit, als die Nahrungsversorgung knapp war, sehr wohl seine Vorteile gehabt habe und erst im Zusammenhang mit der sehr unangemessenen und unausgewogenen Ernährung, die unsere Zivilisation kennzeichne, seine nachteilige Wirkung entfalte. Wenn das wahr ist, und es spricht zumindest nicht weniger dafür als für die Prophezeiung der Pessimisten, dann ist eine Zunahme von geschlechtsreifen Personen mit diesem Genotyp, sei es aufgrund von Fortschritten in der Prophylaxe oder in der Therapie tatsächlich insofern eugenisch, als z. B. nach einer atomaren Katastrophe ein Rückfall in Verhältnisse zu befürchten ist, wie sie vor der Einführung unserer technologischen Zivilisation herrschte".

Fraser wollte damit zeigen, daß die Steigerung der Häufigkeit eines Gens, dessen gesellschaftlicher Wert nicht bekannt oder unklar ist, sich ebenso gut als nützlich wie als schädlich erweisen kann. Nach meiner Lesart gibt die Feststellung „Wir wissen es nicht" zur Inaktivität ebensoviel Anlaß wie zur Aktivität.

Fraser selbst folgerte: „Persönlich bin ich der Meinung, daß Verfahren zur Verhütung und Behandlung von genetisch bedingten Krankheiten, wie sie heute bereits zur Verfügung stehen und in allernächster Zukunft zur Verfügung stehen werden, im Bereich der Einzelfamilie weiterhin angewendet werden sollten; die Familie sollte entscheiden, was zu geschehen hat, indem sie das entsprechende Verfahren im Lichte ihrer eigenen persönlichen, religiösen, moralischen, sozialen und ökonomischen Situation und, soweit möglich, auch der Interessen und Rechte ihrer ungeborenen oder noch nicht gezeugten Kinder auf seine Vertretbarkeit überprüft."

In seiner Schlußbemerkung sagte Fraser: „Ich bin der Auffassung, daß die Anwendung dieser Verfahren nicht durch hypothetische gesellschaftliche Ziele, deren allgemeingültige Definition niemand geben kann und deren potentieller Nutzen sich infolge unzureichender Kenntnis und Einsicht auch nicht genau voraussagen läßt, beeinflußt werden sollte. Ich glaube nicht, daß eine Fortdauer ihrer Anwendung im gegenwärtigen oder auch in einem wesentlich erweiterten Rahmen, wie ihn die Zukunft bringen mag, die genetische Zukunft der Menschheit ernsthaft gefährdet. Das heißt natürlich nicht, daß es schwerwiegende Probleme im Hinblick auf den Fortbestand der Menschheit nicht gäbe, aber sie sind in erster Linie quantitativ und nicht qualitativ. Die Methoden der Verhütung und Behandlung genetisch bedingter Krankheiten, wie wir sie hier diskutieren, sollten vielleicht als zusätzliche Hilfsmittel neben dem ganzen erzieherischen, biologischen und medizinischen Instrumentarium gesehen werden, das notwendig ist, um die Katastrophe einer schweren Übervölkerung auf unserem Planeten abzuwenden, die alle derartigen Diskussionen absolut sinn- und bedeutungslos machen würde."

Obwohl Frasers Argumentationsgang sich von dem Steinbergs hier und dort unterschied, war der Schluß, zu dem beide kamen, identisch: Wir können und dürfen dem einzelnen Menschen helfen; wir brauchen uns um den gesellschaftlichen Pool nicht zu sorgen; und es ist nicht sinnvoll, auf eine Verbesserung des Pools hinzuarbeiten. Mir war angesichts dieser totalen Entkoppelung von individueller und gesellschaftlicher Behandlung unwohl; ich war mir auch nicht sicher, ob wir nicht doch gesellschaftliche Ziele verfolgen mußten. Aber im Augenblick wußte ich nicht so recht, warum ich so reagierte; ich wußte nur, daß ich mehr über all das nachdenken mußte.

In der Diskussion stellte ich eine Frage zu einem anderen Punkt: „Dr. Fraser, wie effektiv ist genetische Beratung? Aus einer Studie der John-Hopkins-Universität entnehme ich, daß viele Patienten den gegebenen Rat ignorieren. Nicht, daß ich auf diese Methode der Vorbeugung verzichten möchte, aber man müßte vielleicht doch mehr mit den Patienten arbeiten, ehe sie die ihnen erteilte Information aufnehmen und anwenden können. Und darf ich fragen, welches die Wirkung präventiver Abtreibungen auf die Enkel und Großenkel der Paare wäre?"

Fraser antwortete: „Was die erste Frage angeht, so ist es natürlich offensichtlich, daß die Möglichkeit, sich beraten zu lassen, derzeit nur von einem sehr kleinen Teil unserer Bevölkerung genutzt wird, der sich zudem weitgehend selbst auswählt. Dennoch bin ich optimistischer als Prof. Etzionis Kollegen es aufgrund ihrer Erfahrungen sind, und zwar gerade wegen der Selbstauswahl, denn die Menschen kommen in die Beratung, wenn sie Sorgen haben und damit vermutlich auch für einen Rat empfänglich sind. Indes, es überrascht mich keineswegs, daß ein Teil der Leute den Rat oder, besser gesagt, die Information nicht beachtet, denn mir ist selbst nicht so recht klar, wie man ihnen überhaupt raten kann. Das gilt noch für den einfachsten Fall, bei dem gar nicht unbedingt ein Genetiker im Spiel sein muß, etwa wenn es um die Abwendung der Wiederholung einer Katastrophe geht, die den Eltern nicht fremd ist, weil sie bereits ein früheres Kind getroffen hat. Wenn die Gefahr der Wiederholung 25 % beträgt, dann kann es durchaus Umstände geben, in denen Eltern aus diesem oder jenem Grund das Risiko auf sich nehmen wollen, und ich sehe keinerlei Möglichkeit, in sie zu dringen und sie vom Gegenteil zu überzeugen. Es wird etliche geben, die das Risiko zwar nicht bewußt, aber eben aus irgendeiner Art von Nachlässigkeit heraus auf sich nehmen, und ich möchte hoffen, daß diese Gruppe abnimmt. Ich würde jede Möglichkeit begrüßen, durch die solche durch Nachlässigkeit bedingten Katastrophen abgewendet werden können, sei es durch Hinzuziehung eines Psychiaters, eines Gynäkologen oder anderer Spezialisten, die bereit sind, sich an einer solchen Aufklärungsarbeit zu beteiligen. Es ist nämlich tatsächlich eine Frage der Aufklärung und des Fortschritts, und selbst in den Ländern, die wir gerne als entwickelt bezeichnen, ist es leider so, daß ein großer Teil der Bevölkerung intellektuell nicht ausreichend gerüstet oder möglicherweise auch nicht motiviert ist, sich der zu Gebote stehenden Hilfsmittel zu bedienen. Ich halte das für eine große Tragödie, weil es mir schon als riesige Verantwortung erscheint, überhaupt ein Kind zu haben; deshalb, so meine ich, sollte bei jeder Schwangerschaft jeder erreichbare medizinische Rat mit Bedacht gesucht und sorgfältig erwogen werden.

Was Prof. Etzionis Frage nach der Auswirkung solcher Beratungen auf zukünftige Generationen anlangt, die die Nachkommen der von uns beratenen Patienten sind, so halte ich es angesichts unserer eigenen Unsicherheit sowie der Unsicherheit auch derjenigen, die über dieses Gebiet am besten Bescheid wissen müßten, für unbillig, vom Patienten in abstracto Engagement für die Zukunft der menschlichen Gattung zu erwarten. Zwar werden sich einige für die Zukunft ihrer Enkel interessieren, darüber hinaus dürfte es meiner Meinung nach jedoch etwas zu schwierig für sie werden."

Prof. Lamy, mit dem ich am ersten Konferenztag zu Mittag gegessen hatte, kam auf das Problem der verantwortungsvollen und einfühlsamen Beratung zu sprechen: „Wer soll diese Beratung erteilen? Sicherlich kein Genetiker; als ‚reinem Theoretiker‘, als den ich ihn bezeichnen möchte, fehlt ihm das nötige klinische Wissen. Genetische Beratung muß durch einen Arzt erfolgen, in einer Klinik, und die Diagnose muß präzise und unter Mitwirkung von Spezialisten formuliert sein. Ist die Diagnose ungenau, dann handelt es sich um eine schlechte Beratung.

Ein zweiter wichtiger Punkt ist die Art, in der die genetische Beratung erfolgt und wie Erklärungen gegeben werden. So sollte unbedingt der Versuch gemacht werden, den Eltern etwa vorhandene Schuldgefühle zu nehmen; dazu muß man ihnen erklären, daß sie nicht schuldig oder verantwortlich, sondern Opfer eines unglücklichen Zufalls sind. Außerdem müssen die Dinge eingehend und genau erklärt werden. Viele Eltern können sich einfach nicht konkret vorstellen, was mit einer ‚Wahrscheinlichkeit von 1 : 2‘ oder ‚1 : 4‘ gemeint ist. Ich z. B. benutze in meiner Kinderklinik ein Rouletterad oder einen Satz Spielkarten zur Veranschaulichung von Möglichkeiten und Serien. Vielen Menschen ist diese Art zu denken einfach verschlossen. Wenn wir Kenntnis davon hätten, in welchem Ausmaß unser Rat beachtet wird, wüßten wir auch, daß unsere medizinische Beratung nicht umsonst ist. Eins ist klar, Beratung kann kein einmaliger Akt sein, die Familie muß wieder besucht und die Beratung fortgesetzt werden.

Da in unseren Sitzungen von einem moralischen Problem die Rede war, möchte ich auf bestimmte Situationen hinweisen, die entstehen können, wenn die Leute Kenntnis von den Fakten haben. Zwei Beispiele fallen mir ein. Eines Tages kam ein Mann zu mir. Er und seine Frau hatten bereits zwei myopathische Kinder, die an jener besonderen Art von Muskelerkrankung litten, die als ‚Duchennesche Muskeldystrophie' bekannt ist (d. h., sie ist geschlechtsgebunden), der Mann sagte zu mir: ‚Da die Wahrscheinlichkeit, daß unser nächstes Kind ebenfalls diese Krankheit hat, 1 : 4 ist, habe ich die Absicht, mich von meiner Frau scheiden zu lassen und mit einer anderen Partnerin normale Kinder zu bekommen.' Ein anderer Mann, der zwei an Hämophilie leidende Jungen hatte, sagte mir: ‚Wenn ich richtig verstehe, dann ist meine Frau das, was man eine Überträgerin der Bluter-Krankheit nennt. Wenn ich also einen Sohn bekomme, dann stehen seine Chancen, Bluter zu werden, 1 : 2. Wird es eine Tochter, dann besteht auch bei ihr eine Wahrscheinlichkeit von 1 : 2, daß sie wie ihre Mutter Überträgerin ist. Ich werde die Frau wechseln.' Es liegt mir völlig fern, ein moralisches Urteil zu fällen, ich möchte einfach auf gewisse Gefahren hinweisen. Ich trete hier nicht dafür ein, Familien nicht zu informieren; aber als Ärzte müssen wir diese Frage maßvoll, vorsichtig und klug angehen."

Moltmann führte die Diskussion auf Frasers Zentralthema zurück, indem er nach den allgemeinen Zielen fragte, die eine genetische Intervention rechtfertigen:

„Herr Vorsitzender, im Referat von Dr. Fraser scheint mir ein moralisches Urteil zu stecken, das sehr wichtig ist und nach meinem Verständnis durchaus verallgemeinert werden kann. Dr. Fraser sagte, daß Verhütung und Behandlung genetisch bedingter Krankheiten ethisch gerechtfertigt seien, zögerte aber, für Programme einzutreten, die sich mit einer allgemeineren Kontrolle der Qualität menschlicher Fortpflanzung befassen. Ich glaube, es besteht ein moralischer Konsensus darüber, daß genetische Krankheiten verhütet, behandelt und wenn möglich korrigiert werden sollten, weil es einen Konsensus in der Gesellschaft, ja in der ganzen Menschheit über den schlimmen Charakter dieser Krankheiten gibt. Aber dies gilt für etwa 1 % der Bevölkerung — nämlich für jene mit Mongolismus und anderen Krankheiten. Andererseits kann es keinen moralischen Konsensus, ja nicht einmal die politischen Mittel für eine hundertprozentige Kontrolle der gesamten menschlichen Fortpflanzung geben. Deshalb sind Programme zur Verbesserung der menschlichen Gattung mit dem Ziel, ein eugenisches Paradies mit Genies wie Aristoteles und Platon oder Humoristen wie Charly Chaplin zu schaffen, ein unerfüllbarer Traum und keine Frage von Ethik und Moral. Summa summarum kann ein ethisches Prinzip in dieser Frage wie folgt aussehen: Es besteht Konsensus in der Negation des Negativen; es besteht aber kein Konsensus über die Positivierung des Positiven oder die Verbesserung von Positivem. Das heißt, wir müssen uns bemühen, die allgemein bekannten und anerkannten Krankheiten zu bezwingen, zumindest für den Augenblick, und dürfen nicht versuchen, aus der Gegenwart in die Zukunft zu entfliehen."

Steinberg, von dem ich wußte, daß er große Erfahrung in diesen Dingen hatte, schien auf meinen Beitrag von vorher einzugehen:

„Ich kann die vorgetragene Auffassung über den Zweck genetischer Beratung nicht vollständig teilen. Es wird impliziert, daß der Zweck genetischer Beratung darin bestehe, die Ratsuchenden davon zu überzeugen, im Falle einer unangenehmen genetischen Krankheit in der Familie auf weitere Kinder zu verzichten. Ich meine, der Zweck genetischer Beratung besteht darin, die Ratsuchenden von den Sorgen zu befreien, die sie in die Klinik geführt haben; und ihnen alle Informationen zuteil werden zu lassen, die man ihnen geben kann; und wenn sie nach diesen Informationen und nach einer tatkräftigen Bemühung auf seiten des Arztes, sie ihnen auch begreiflich zu machen, weiterhin Kinder wollen, dann glaube ich, daß diese Entscheidung in ihrem Falle richtig ist und daß die Beratung ihren Zweck erfüllt hat — sie hat ihnen die Sorgen genommen, die sie in die Klinik geführt haben. Das ist der einzige Zweck genetischer Beratung."

Das ist eine Position, die Ärzte häufig einnehmen, weil sie ihrer Ideologie nach sowohl individualistisch wie laissez-faire-orientiert sind und außerdem gelernt haben, sich über ihre Patienten, nicht aber über Familien oder Kinder von Patienten Gedanken zu machen. Die Gesellschaft im ganzen nimmt dabei eine untergeordnete Stellung ein. Diese Position vereinfacht zwar jede Entscheidung ganz erheblich, weil alle anderen, häufig gegensätzlichen Kriterien außer acht gelassen werden — ist sie aber auch die klügste und beste? Wie können auch andere Überlegungen zum Tragen kommen, ohne daß zugleich der Vorrang des Individuums entfällt? War es zum Beispiel richtig, daß die Gesellschaft bestimmte Schritte propagierte (kleinere Familien), solange der Druck in dieser Richtung nicht in wirtschaftlichen oder rechtlichen Zwang überging?

Später, in einer privaten Diskussion stellte Fraser folgende Analogie auf: „Wenn wir einen Herzanfall verhüten, stellt sich die gleiche Frage: Welches sind die Konsequenzen für die Gesellschaft? Die Kosten? Ja sogar die dysgenetischen Folgen? Hier hat die Medizin überall ihre Finger drin; sie würde zusammenbrechen, wenn wir bei jeder einzelnen Behandlung an die Gesellschaft dächten."

„Das sehe ich ein", dachte ich laut. „Aber stellen wir nicht doch gelegentlich solche Fragen, und müssen wir sie nicht umso öfter stellen, je mehr die Nachfrage nach den knappen medizinischen Ressourcen der Gesellschaft zunimmt? Bedeutet die Weigerung, darüber nachzudenken, im Grunde nicht, daß zwar die Reichen sich jede mögliche medizinische Versorgung leisten können, aber niemand sonst? "

Marie-Pierre Herzog, Leiterin der Abteilung für Philosophie bei der UNESCO in Paris, sprach von der dringenden Notwendigkeit für moderne Eltern, insbesondere für Eltern, die mit dem Gespenst einer Erbkrankheit leben, die traditionelle Einstellung zur Kinderaufzucht und zum „eigenen Fleisch und Blut" neu zu überdenken:

„Ich möchte die Notwendigkeit einer echten Theorie der Ersatzbefriedigungen hier dick unterstreichen; sie würde all jene stärken oder wenigstens stützen, die im Namen der wissenschaftlichen Vernunft, zugunsten des Fortbestands der Gesellschaft oder sogar der Menschheit sich mit einer Entscheidung — zum Beispiel keine Kinder zu haben — abfinden müssen, die nach Verstümmelung aussehen könnte. Ersatzbefriedigungen sind wichtig, weil man vom Menschen einen Verzicht auf bestimmte Dinge nicht verlangen kann, ohne ihm Alternativen anzubieten. Meiner Meinung nach gibt es Fälle, in denen ein Ersatz sich nicht oder nur unter großen Schwierigkeiten finden läßt – bei Drogen zum Beispiel. Auf der anderen Seite, wenn es um leibliche Kinder geht, gibt es Ersatzbefriedigungen, die die Menschheit in der Vergangenheit praktiziert hat und die im Westen neuerdings sogar in Mode gekommen sind. Das gesamte Römische Reich – und möglicherweise war dies mit die Basis seiner Macht – adoptierte Kinder, und das adoptierte Kind hatte größere Rechte als das leibliche; es konnte sogar an die erste Stelle in der Erbfolge treten. Ich glaube, daß man – Geburtenregelung im weitesten Sinne genommen – in der Adoption durchaus eine Ersatzbefriedigung finden kann; was allerdings voraussetzt, daß die westlichen Gesellschaften eine neue Einstellung zur Familie gewinnen und die berühmte Stimme des Blutes, die mehr ein gesellschaftliches und kulturelles als ein biologisches Phänomen ist, von Mutter und Vater nicht länger als Quelle sittlicher und kultureller Werte betrachtet wird."

Die Diskussion über genetische Steuerung und genetische Beratung hatte sich bis zu diesem Zeitpunkt weitgehend nur um die eine Schneide eines für mich zweischneidigen Problems gedreht. Die zweite verdiente gewiß ebensoviel, wenn nicht sogar mehr Aufmerksamkeit. Ich fragte die Versammlung:

„Stoßen wir nicht, indem wir die Tür zu einer spezifischen Art von genetischer Steuerung – Eingriff im Falle von Krankheiten – öffnen, zugleich eine zweite Tür zur Veredelung der Gattung auf, also jene Tür, die wir geschlossen halten wollen? Ist die These, Intervention gehe gleichsam im großen genetischen Pool unter, erst einmal formuliert, wird rasch die Frage folgen, ob wir nicht auch eingreifen sollten, wenn kein direkter Schaden erkennbar ist. Sollten wir nicht auch im positiven Sinne intervenieren? Wie die heute gehaltenen Referate zeigen, liegt die Grenzlinie zwischen Eingriffen zur Eindämmung von Krankheiten und solchen zur Veredelung der Gattung nicht eindeutig fest. Damit will ich nicht sagen, wir sollten nicht intervenieren. Ich stelle nur die moralische und soziale Frage, wo diese Linie zu ziehen ist."

„Herr Vorsitzender, ich möchte für einen kurzen Augenblick auf ein Problem eingehen, das Prof. Etzioni aufgeworfen hat", sagte Gellhorn. „Zumindest meinem Verständnis seiner Ausführungen und Fragen nach hat Etzioni keinerlei Verfahren zur Veredelung der Gattung befürwortet, sondern er hat gefragt, ob wir nicht mit der Zustimmung zu Intervention und Beratung im Einzelfall zugleich auch die Tür öffnen, die zu Versuchen zum Zwecke der Veredelung der Gattung führt? Nun, wenn dieses Gremium gefragt würde, ob eine Politik mit dem Ziel staatlicher Regelungen im Sinne einer Veredelung der Gattung begründet werden solle, so würde nach meiner Einschätzung die klare Antwort lauten: Nein, wir sehen keinen Sinn darin; alle verfügbaren Daten zeigen, daß dies absolut keinen Zweck hat. Auf der anderen Seite wissen wir, daß es zu unseren eigenen Lebzeiten eine solche staatliche Politik gab; die Frage ist deshalb realistisch und legitim. Wäre es also nicht sinnvoll und klug, wenn wir hier die Einsetzung einer Art von internationaler Kommission, bestehend aus Wissenschaftlern aus verschiedenen Bereichen, empfehlen würden, die Regierungen beraten und sie mit Material versorgen könnte, so daß eine Regierung, falls sich diese Frage als politisches Problem auf Staatsebene stellt, über Informationen verfügen würde, wie wir sie auf dieser Konferenz von einer Expertengruppe erhielten? In einer solchen Gruppe sollten sich wissenschaftliche Experten mit Soziologen aus den verschiedenen Zweigen der Sozialwissenschaften zusammentun, um die Implikationen aller solcher Projekte abzuwägen; ich möchte meinen, daß dies letztlich eine der Empfehlungen sein könnte, die aus dieser Round-Table-Konferenz hervorgehen."

Zu meiner Freude schloß sich Prof. Marcel Florkin, Vertreter des Internationalen Verbandes der Biochemiker, an: „Ich halte das für einen sehr guten Vorschlag, die Konferenz sollte ihn unbedingt aufnehmen, möglicherweise am Ende ihrer Überlegungen."

Das waren wirklich gute Neuigkeiten. Daß Florkin, Hamburger und Fliedner sich für eine Kommission für Gesundheit und Ethik aussprachen, war sehr gut; aber den imposanten Tagungspräsidenten Gellhorn hinter sich zu haben, war zweifellos von entscheidender Bedeutung. Konnte man diese internationale Versammlung für eine Unterstützung der Idee gewinnen? Wäre es nicht recht beruhigend — ganz abgesehen davon, daß es auch sinnvoll wäre —, einen Rat von Weisen, dem mehr Zeit und ein Forschungsstab zur Verfügung stand, damit zu beauftragen, systematisch, und nicht nur in einer dreitägigen ad-hoc-Zusammenkunft über diese Dinge nachzudenken?

Viertes Kapitel

Sollen wir eine höhere Rasse züchten?

Heilen oder Züchten?

Am Ende eines Konferenztages habe ich häufig ein Gefühl, als hätte ich die ganze Zeit auf Zehenspitzen gestanden. Ich bin es gewohnt, Informationen durch Lesen aufzunehmen; langen Referaten zuzuhören ist eine Strapaze für mich. Wenn ich arbeite, dann mache ich die Tür zu meinem Zimmer zu, stelle das Telefon leise und komme nur gelegentlich zu kurzen Gesprächen zum Vorschein. Ein Tag scharfer Wechselreden im Konferenzsaal, beim Mittag- und Abendessen und auch sonst überall erfordert schnelles Denken und rasche Antworten. Wenn es so auf neun Uhr abends zugeht, ist mir deshalb meistens ziemlich unintellektuell zumute. Ich mag mich dann viel lieber im Sessel zurücklehnen und eine Symphonie hören oder einen Krimi lesen, als daß ich noch ein weiteres wissenschaftliches Papier durchforste.

Heute abend war das anders. Angeregt durch die beiden vorangegangenen Tage, wollte ich mehr wissen und weiterforschen. Am liebsten hätte ich durch die Lektüre einer einzigen Nacht alle Biologievorlesungen nachgeholt, die ich am College nicht wahrgenommen hatte. Vor allem fand ich es schwierig, zu einer eigenen Position hinsichtlich der Probleme zu gelangen, die den vielen im Laufe der sehr intensiven Sitzungen aufgetauchten Spezialfragen zugrundelagen. Versprach die neue Technik der Genetik Menschen von immer höherer Qualität, oder bedrohte sie die Menschheit mit einer neuen Quelle der Versklavung? Würde man die neuen Entwicklungen nutzen, um klügere und warmherzigere Menschen zu züchten, oder führten sie zu einem tyrannischen *1984* oder zu einer *Schönen neuen Welt*, noch ehe die siebziger Jahre zu Ende gingen? Würden die neuen Techniken nur eingesetzt, um Mängel, insbesondere genetische Krankheiten, „wegzuzüchten", oder auch um die Entfaltung erwünschter Merkmale und Eigenschaften zu begünstigen? Wissen wir genug, und sind wir auch weise genug, um solche schicksalschweren Entscheidungen treffen zu können?

Das unpersönliche Hotelzimmer bot keinerlei Ablenkung. Endlich ohne Schuhe und Krawatte, die Beine hochgelegt und mit Scotch und Soda versehen, versuchte ich herauszufinden, warum ich so überwältigt war. Lag es daran, daß ich mit Fragen umging, die weit über mein Fachgebiet hinausreichten? Für Ärzte gehörten Begriffe wie „Klinefeltersches Syndrom" und „triploid" zum täglichen Brot, ich dagegen mußte sie in einem biologischen Wörterbuch nachschlagen. Meine Examina in Soziologie, Philosophie und Ökonomie waren kaum die richtige Vorbereitung auf eine Diskussion über medizinische und biologische Fragen. Kein Wunder, daß einige Ärzte auf der Konferenz allmählich ihre Geduld mit mir zu verlieren schienen. Ich war Laie und mischte mich in Fragen ein, deren wissenschaftliche Grundlagen ich nur mit Mühe zu erfassen vermochte. Ich beschloß, zurückhaltender und vorsichtiger zu sein und meine Reflexionen, vor allem aber meine Einwürfe und Beiträge auf die sozialen Folgen (mein Fachgebiet also) zu beschränken. Zum Beispiel war es bestimmt besser, wenn ich nicht versuchte, ein unabhängiges Urteil darüber abzugeben, ob auch das Alter des Vaters und nicht nur das der Mutter als Ursache für schadhafte Gene in Frage kam, sondern meine Überlegungen auf die Frage konzentrierte, welcher gesellschaftliche Unterschied sich ergäbe, wenn das Alter des Vaters tatsächlich eine Rolle spielte. Auch nach den ethischen Problemen, die möglicherweise entstanden, wenn eine solche Information verfügbar war, konnte ich fragen. Ethik ist die „Spezialität" von jedermann.

Eine weitere Schwierigkeit bestand für mich darin, daß die Diskussionen rasch zwischen verschiedenen Bezugsrahmen hin- und herwechselten und *dieselben* genetischen Eingriffe aus unterschiedlichen Perspektiven eingeordnet, untersucht und bewertet wurden. Die Konferenzteilnehmer sprangen bei der Erörterung der Amniozentese mit anschließender Abtreibung hurtig zwischen Elternstandpunkt (willens oder nicht willens, ein mißgebildetes Kind zur Welt zu bringen) und Standpunkt der Gesellschaft (gewillt oder nicht gewillt, 1,75 Milliarden Dollar im Jahr für die Betreuung mongoloider Kinder aufzubringen), zwischen therapeutischen Zielen (Verhütung der Geburt eines mißgebildeten Kindes) und Anwendung *derselben* Verfahren zu Zuchtzwecken (z. B. Geschlechtswahl), zwischen individuellen Rechten und Problemen der Gesellschaft und zwischen Programmen auf der Basis von Freiwilligkeit und Zwangsmaßnahmen (z. B. Gesetze, die eine Ehe zwischen Schwachsinnigen verbieten) hin und her. Als Soziologe hatte ich gelernt, diese Perspektiven sorgfältig auseinanderzuhalten; viele unter den Konferenzteilnehmern bewegten sich allzu unbefangen von einem Punkt zum andern.

Um zu signalisieren, wo sie gerade waren, benutzten die Konferenzteilnehmer eine ungeheure Vielfalt von Termini: Euphenik, Eugenik, Eutelegenese, Positiv-Negativ-Interventionen, genetische Steuerung, genetische Chirurgie, genetische Therapie usw. usw.. Viele dieser Begriffe, so lernte ich, überlappten sich zum Teil.[1] Ich stellte bald fest, daß es nur selten zwei Wissenschaftler gab, die dieselben Termini in der gleichen Weise benutzten. Um zu einer eigenen Position zu gelangen, schien es mir am sinnvollsten, zunächst zu klären, was überhaupt ich zu betrachten gedachte. Eine schnelle, straffe Gliederung fiel mir zwar nicht ein, doch eine umrißhafte Skizze schien möglich. Nach einigem Herumgekritzel auf einem Block kristallisierte sich eine gewisse Systematik heraus.

Zunächst schien es sinnvoll, genetische Eingriffe zu *therapeutischen Zwecken* (Bekämpfung und Eindämmung der Sichelzellanämie usw.) von solchen zu *Zuchtzwecken* („Bestellen" eines Kindes unter Angabe der gewünschten Eigenschaften — 1,80 groß und rotes Haar —, vergleichbar der Bestimmung gewisser Merkmale von Rassepferden und Ausstellungshunden im voraus) zu unterscheiden.

Sodann hielt ich es für nützlich, genetische Eingriffe *zugunsten einzelner* (etwa wenn Eltern sich ein normales Kind oder ein Kind mit hohem IQ wünschen) und solche zur Förderung des *gesellschaftlichen* oder allgemeinen Wohls (Ausrottung von Krankheiten, Züchtung klügerer Menschen usw.) auseinanderzuhalten.

Wenn man diese beiden Dimensionen zum Schnitt brachte, wie man Koordinaten zum Schnitt bringt, um bestimmte Orte auf der Landkarte zu bestimmen, dann, so schien mir, ließen sich die während der beiden Konferenztage aufgeworfenen Probleme durchaus einordnen:

	Therapeutische Zwecke	Zucht-Zwecke
induvidueller Nutzen	1	3
gesellschaftlicher Nutzen	2	4

So fiel die Frage, ob eine Mutter das Recht haben solle, einen mißgebildeten Fötus abzutreiben oder nicht, gemeinsam mit anderen Fragen der Individualtherapie in Feld 1. Das Problem, ob die Gesellschaft genetische Tests und Abtreibungen zur Eindämmung genetischer Krankheiten fördern solle, gehörte, zusammen mit anderen Fragen der allgemeinen Gesundheit, in Feld 2. Die Frage, ob Individuen das Recht haben, ihr Kind gleichsam zu entwerfen wie Designer, also ein völlig anderes Problem als das therapeutische, hatte ihren Platz in Feld 3. Und wenn die Gesellschaft eine Politik verfolgen konnte, die zu einer „besseren" Menschengattung führte, so gehörte das in Feld 4.

Später erkannte ich, daß ich auch eine Unterscheidung hinsichtlich der Methode des *Eingriffs* treffen mußte. Ich unterteilte deshalb den gesellschaftlichen Bereich in *freiwillige* Lenkungs-

	Therapeutische Zwecke		Zucht-Zwecke	
indivi- dueller Nutzen	2. z.B.	Abtreibung mißge- bildeter Fötusse auf Verlangen	3. z.B.	künstliche Befruchtung; Wahl der Spendermerk- male durch die Eltern
gesell- schaft- licher Nutzen	2.		4.	
frei- willig	z.B.	Ermunterung von Eltern, einen mißge- bildeten Fötus ab- zutreiben	z.B.	Aufforderung an die Eltern, Sperma von Spendern mit hohem IQ zu verwenden
obliga- torisch	z.B.	Nachweis über eine genetische Untersu- chung, ehe die Hei- ratsgenehmigung erteilt wird	z.B.	Heiratsverbot für Geistesschwache

maßnahmen (d. h. die Leute werden aufgerufen, aber nicht gezwungen, ihre Familiengröße zu limitieren) und *obligatorische* (etwa wenn Paare den Wassermanntest im Hinblick auf eine mögliche Syphilis machen müssen, ehe sie heiraten). Mein endgültiges Diagramm sah dann wie auf Seite 127, unten, aus.

Nun, da jedes Problem seinen Ort hatte, mußte ich mir darüber klar werden, wie ich zu den Varianten der Anwendung des genetischen Instrumentariums im einzelnen stand.

Individualtherapie

Das erste durch Schnitt dieser Koordinaten entstandene Feld schien mir das einfachste. Wie Steinberg und Fraser sah ich im Prinzip keinen Grund, warum einzelnen Menschen nicht alle genetisch-therapeutischen Mittel zur Verfügung stehen sollten, die anzuwenden sie gewillt waren. Meiner Meinung nach durften keine Kirche und kein Staat Eltern dazu zwingen, schwer mißgebildete und zu einem zerstörten, elenden Leben verurteilte Kinder zur Welt zu bringen. Genetische Beratung, Massenuntersuchungen und Amniozentese sollten allen zur Verfügung stehen. Wie viele andere neuzeitliche Mittel der Medizin, über die wir heute verfügen, kommen viele dieser genetischen Eingriffe bislang vorwiegend den Reichen zugute, und zwar hauptsächlich deshalb, weil die Armen weniger informiert und finanziell in einer schlechteren Situation sind und zudem seltener medizinischen Beistand suchen. Das ist durchaus eine der Tragödien unserer Gesellschaft[2].

Daß es nicht genügend geschulte Leute gibt, die genetische Beratung erteilen könnten, ist ein weiteres Indiz für die verzerrte Prioritätsskala einer Gesellschaft, die erst noch voll humanisiert werden muß.

Ich stellte fest, daß selbst diese einleuchtenden und nützlichen Anwendungsweisen — d. h. zur individuellen Therapie — einige Haken haben. Zunächst sollten neue Techniken erst dann allgemein zur Verfügung stehen, wenn sie sorgfältig durchgetestet sind. Im Bereich der genetischen Intervention gibt es jedoch Moden, Marotten und Anlässe, durch die neue Mittel den Menschen zugänglich gemacht werden, auch bevor sie wirksam und sicher sind. Ein bekanntes Beispiel bot die übereilte Anwendung des PKU-

Tests, solange er noch fehlerhaft war, mit der Konsequenz, daß zuvor gesunde Kinder auf recht schädliche Diäten gesetzt wurden. Neue genetische Verfahren sollten, ehe sie auf den Markt kommen, von einem einflußreichen Kontrollorgan überprüft werden, etwa dem vergleichbar, das heute Arzneimittel überwacht. Aber eine solche Kommission für Gesundheit und Ethik müßte effektiver und mächtiger sein als die gegenwärtige FDA (Food and Drug Administration = amerik. Nahrungs- und Arzneimittel-Behörde); sie müßte sowohl die Konzerne und Firmen in ihrem Bestreben, an den neuen Methoden leichtes Geld zu verdienen, an die Kandare nehmen wie auch jene politischen und medizinischen Schlagzeilenjäger — die Halbstarken auf dem Gesundheitssektor —, die den PKU-Test durchpaukten (vgl. Seite 28—29 und Seite 65).

Haben genetische Techniken sich als zuverlässig und gefahrlos erwiesen, würde ich ihre Anwendung nur unter einer einzigen Bedingung einschränken: wenn es klare Beweise dafür gibt, daß die Dienste, die sie einzelnen leisten, der *Gesellschaft* erkennbar schweren und direkten Schaden zufügen. So könnte ich eine Einschränkung des Dienstes am einzelnen einsehen, wenn Untersuchungen zeigten, daß die Anwendung der Amniozentese auf Wunsch die genetische Grundlage der menschlichen Gattung tatsächlich ernsthaft in Gefahr bringt — und zwar nicht irgendeines fernen Tages, wenn möglicherweise die gesamte Zivilisation zusammenbricht, sondern hier und jetzt (wenn z. B. Autos in bestimmten Gegenden den Kohlenmonoxydgehalt der Luft bis zu einem Punkt steigen lassen, an dem die Gesundheit der Bewohner Schaden nimmt).

Eine unbeschränkte Priorität des Individuums vor der Gesellschaft erkenne ich nicht an, und sei es nur, weil der einzelne eben Teil der Gesellschaft ist und sie für sein Überleben und Wohlergehen braucht. Wenn wir der Luftverschmutzung in der Innenstadt von Los Angeles und in einigen Tunnels von New York City Einhalt gebieten wollen, dann ist es absolut richtig, den Gebrauch von Autos zu limitieren und die Leute aufzufordern, Fahrgemeinschaften zu bilden oder mit Bus und Eisenbahn zu fahren.

Aber selbst unter solchen Umständen, d. h. wenn für die Gesellschaft eine dringende Notwendigkeit besteht, ist es häufig praktischer und auch moralischer, die Menschen nicht von ihren

Vorlieben und Neigungen abzubringen (wie z. B. davon, das Auto zu benutzen), sondern vielmehr zu versuchen, neue Techniken anzuwenden, um den gesellschaftlichen Schaden zu verringern (z. B. Autos so zu konstruieren, daß sie die Umwelt weniger verschmutzen). Ähnlich sollten wir, wenn neue genetische Eingriffe Probleme verursachen, nicht sofort mit ihrem Verbot aufwarten, sondern erst zusehen, ob ihre Neben- und Nachwirkungen nicht ausgeschaltet werden können. Wenn solche Maßnahmen jedoch nichts bringen, oder bis sie überhaupt verfügbar sind, hat die Gesellschaft meines Erachtens das Recht, den Dienst am einzelnen zu beschränken.

Beim zweiten Nachdenken ging mir auf, daß einschränkende Vorschriften sich in der Genetik sogar noch schwerer rechtfertigen lassen — und deshalb auch seltener gemacht werden sollten als anderswo —, und zwar weil es nicht um Annehmlichkeiten oder auch um ökonomische Notwendigkeiten, sondern um einen höchst intimen, persönlichen Teil unseres Lebens dabei geht. Den Menschen zu untersagen, mit dem Auto in die City zu fahren, oder das Anlegen von Anschnallgurten zu verlangen, ist eine Sache; sie zur Sterilisation zu nötigen, an einer Abtreibung zu hindern oder Frauen dazu zu zwingen, mongoloide Kinder auszutragen, ist etwas ganz anderes. Bei der Untersuchung, ob genetische Hilfe zu restringieren sei, sollte deshalb noch sorgfältiger vorgegangen werden als bei entsprechenden Überlegungen auf anderen Gebieten. Glücklicherweise scheinen in den meisten genetischen Angelegenheiten die individuellen Wünsche zu den gesellschaftlichen komplementär zu sein. Oder — wie auch aus den Referaten von Steinberg und Fraser hervorging — die Dienste am einzelnen, wie z. B. genetische Beratung und Abtreibung, haben nur geringe Auswirkungen auf den gesellschaftlichen Gen-Pool und damit auf die Qualität der menschlichen Gattung.

Unter der Voraussetzung, daß all dies bedacht und getan wird, würde ich Feld 1 mit einem dicken Pluszeichen versehen: neue genetisch-therapeutische Techniken, einmal entwickelt, würden Eltern und Kindern viel Glück bescheren und wenig erkennbaren Schaden anrichten.

Gesellschaftstherapie

Was aber, wenn eine Situation vorliegt, in der die *Gesellschaft* therapeutische Ziele verfolgt, die einzelnen jedoch nicht damit einig gehen (Feld 2 meiner Tabelle)? Auf den ersten Blick mag das absurd erscheinen: Wie können wir von einer Gesellschaft sprechen, die *andere* therapeutische Ziele hat, als ihre einzelnen Mitglieder sie haben? *Wessen* Ziele sind das denn? Und warum lehnen die einzelnen Bemühungen ab, die ihrer eigenen Gesundheit und der ihrer ungeborenen Kinder dienen wollen?

Daß dies durchaus geschehen kann, läßt sich sehr gut an anderen medizinischen Bereichen zeigen, die nichts mit Genetik zu tun haben. Nehmen wir z. B. Zahnverfall und Rauchen. Der Staat führt Kampagnen für Fluoridbehandlungen und gegen das Rauchen durch. Wenn die einzelnen wirklich bereit wären, vernünftige medizinische Ratschläge in Grundfragen anzunehmen, dann wären diese Kampagnen unnötig. Doch irrationale Ängste (im Falle der Fluoridbehandlung) oder Sucht (nach Zigaretten) rufen die *Gesellschaft* auf den Plan. Im Falle des Rauchens wendet die Gesellschaft *zwangsfreie* Methoden (Kampagnen) und ökonomische Druckmittel (hohe Zigarettensteuern) an. Im Falle der Fluoridbehandlung greift sie zu *Zwangs*maßnahmen: In vielen Gemeinden wird das Trinkwasser ohne die eingeholte Einwilligung der Bürger oder ohne ihr aktives Wissen[3] mit Fluorid versetzt — einzig und allein deshalb, weil eine Abstimmung darüber in vielen Fällen ein Votum dagegen brächte.[4] Soll heißen, die Gesellschaft, die ihre Mitglieder dazu zwingt, auf ihre Gesundheit zu achten, ist kein unbekanntes Phänomen. Könnte die Gesellschaft aus denselben Gründen auch in genetischen Angelegenheiten einschreiten?

Wie steht es mit der Genetik? Genetik auf der Basis von Zwang — gestützt auf die Gesetze, Gerichte, Gefängnisse und Polizeikräfte der Gesellschaft — zur Aussonderung unerwünschter Gene ist, wie ich meine, untragbar und widerwärtig. (Allerdings denkt nicht jeder so. Dr. Harvey Bender vom Biologischen Institut in Notre Dame sagte in bezug auf freiwillige Sterilisation: „Ich habe gegen jede Art von Sterilisation Bedenken — aber wie anders könnte die Gesellschaft ihre genetischen Normen durchsetzen?").[5] Im Unterschied zum exzessiven Gebrauch von Autos oder auch zum Mißbrauch unserer Zähne muß die Verbindung zweier Menschen, aus der ein dritter hervorgeht, frei von staatlichen Eingriffen bleiben. Ich wäre empört und entsetzt, wenn der Staat die Zahl der Kinder pro Familie festsetzte, dem Trinkwasser empfängnisverhütende Mittel beigäbe oder Mütter zur Abtreibung ihrer „Surpluskinder" zwänge. Man braucht nur daran zu denken, was passieren würde, wen irgendein Beamter zur Senkung der Kriminalitätsrate anordnete, daß alle schwangeren Frauen sich einem Chromosomentest unterziehen und all jene Mütter abtreiben müssen, die „kriminelle" XYY-Fötusse tragen. Das Ende wäre, daß Polizisten Frauen in Abtreibungskliniken zerrten und Mütter in den Untergrund gingen, um ihre Embryos zu schützen. Ein Staat, der seine Macht in diesen Dingen gebrauchte, würde den Vertrag, der ihm die Nachsicht und Duldsamkeit des Volkes garantiert, aufs schwerste verletzen. Legitimität und moralische Basis des Staats würden auf diese Weise vollständig ausgehöhlt.

Weil die genetische Technologie sich verbessern wird, könnte der Appetit auf Eingriffe durchaus geweckt werden. Jedem Versuch in Richtung von Zwangsmaßnahmen müssen deshalb nach meinem Dafürhalten die Bürger und ihre Abgeordneten mit der schärfsten Opposition begegnen. Um die Ablehnung einer Zwangsgenetik zu versinnbildlichen und fest zu verwurzeln, würde ich den Widerruf, die Aufhebung aller „Genetik per Gesetz", d. h. aller vorhandenen einklagbaren Anordnungen begrüßen. Dazu zählen Gesetze, die eine Ehe zwischen Geistesschwachen untersagen. Zu Beginn dieses Jahrhunderts waren solche Ehen in vielen Staaten verboten; heute sind es nur noch die Staaten Washington und North Dakota, die Ehen zwischen Männern jeden Alters und Frauen unter 45 untersagen, sofern es in der Familie Fälle von Geisteskrankheit gibt, sie selbst geistesschwach oder debil, habituelle Kriminelle oder Gewohnheitstrinker sind.[6] Dänemark, das ansonsten kaum als sozial rückständig bezeichnet werden kann, schreibt bei Frauen, deren IQ niedriger als 75 ist, die Sterilisation vor.[7] North Carolina allein, so ist zu erfahren, hat 71 000 geistig Zurückgebliebene sterilisieren lassen.[8] (Daß solche Gesetze immer noch greifen, läßt sich an einer neueren US-Gerichtsentscheidung ablesen, die anordnete, die viereinhalb Jahre alten Zwillinge von David und Diane McDonald seien ihren Eltern wegzunehmen und zur Adoption freizugeben, weil die Eltern nach Ansicht des Gerichts aufgrund ihrer niedrigen Intelligenzquotienten — 74 bzw. 47 — nicht in der Lage seien, in angemessener Weise für die Kinder zu sorgen).[9]

Wie die Gesellschaft über solche Dinge wirklich denkt, geht aus der Tatsache hervor, daß diese Gesetze nahezu niemals angewendet werden. Solange sie in den Gesetzbüchern standen und keine Präzedenzien für andere Arten von Interventionen schufen, hatten sie schon deshalb keine große Bedeutung, weil es in diesem Bereich nicht viel gab, wozu man die Bürger zwingen konnte. Da aber heute die Möglichkeiten zu Zwangseingriffen rapide zunehmen, gebietet es die Vernunft, die stärkstmöglichen Barrieren dagegen zu errichten.

Erzwungene genetische Eingriffe lehne ich ab, nicht aber das Setzen genetischer Ziele und ihre aktive Propagierung. Einzelne Menschen sind häufig engstirnig oder selbstsüchtig; sie handeln, als wären sie die einzigen, die in Bedrängnis sind, und lassen die Tatsache außer acht, daß, was für den einzelnen geht, häufig nicht geht, wenn alle einzelnen in der gleichen Weise handeln. Es gibt deshalb gute Gründe, die gesellschaftlichen Erfordernisse in Rechnung zu stellen — jene zukünftigen, gemeinsamen und von allen geteilten Erfordernisse der Menschen, die eine Gesellschaft ausmachen. Diesen Erfordernissen sollte aber nicht durch Anwendung von Zwang entsprochen werden, sondern auf dem Wege der Freiwilligkeit. Auf welche freiwilligen Mittel aus der vorhandenen Vielfalt man sich dabei stützt, hängt von den Umständen ab. Ist die gesellschaftliche Notlage sehr groß, wird die Last erdrückend, dann können, so meine ich, wirtschaftliche Mittel eingesetzt werden. So könnte eine Regierung, deren wirtschaftliche Situation sehr gespannt ist, etwa während einer schweren Rezession, in der eine starke Nachfrage nach gesellschaftlichen Leistungen herrscht, oder auch während einer längeren Gesundheitskrise ihren Bürgern sagen, daß die staatlichen Einrichtungen es nicht mehr zulassen, daß Eltern ihnen ihre mißgebildeten Kinder aufbürden. Das heißt: obgleich niemand Eltern dazu zwingen sollte, einen mongoloiden Fötus abzutreiben, muß die Gesellschaft — nun, da die Eltern selbst entscheiden können — nicht mehr unter allen wirtschaftlichen Bedingungen die Rechnung für die Aufzucht solcher Kinder begleichen.

Sind die gesellschaftlichen Erfordernisse weniger dringlich, sollte in der Hauptsache das Mittel der Überzeugung — ohne wirtschaftliche Sanktionen — benutzt werden, etwa so, wie man die Menschen auch zur Geburtenkontrolle und zur Einschränkung des Alkoholkonsums zu bewegen versucht. Ich kann mir durchaus Anzeigen vorstellen, die lauten: „Geben Sie Ihrem Kind die Chance, ein vollwertiges Leben zu leben! — Lassen Sie Ihre Gene überprüfen!" — oder: „Sie müssen kein mongoloides Kind mehr zur Welt bringen". Andere Mittel der Aufklärung bis hin zu für künftige Eltern organisierten Besichtigungen von Anstalten, in denen mißgebildete Kinder leben, sind denkbar. Mario Biaggi sagte, daß in den dreißig Jahren seiner Arbeit im öffentlichen Dienst, zunächst als New Yorker Polizeibeamter und später als Kongreßabgeordneter, ihn nichts mehr bewegt habe als der Anblick zurückgebliebener Kinder in öffentlichen Anstalten. Er berichtet:

„Adrienne, das konnte ich sehen, bestand aus lauter Verletzungen — offene Wunden und Blutergüsse am ganzen Körper, ein geschwollenes und ein geschlossenes Auge, das Kinn genäht, die Nase böse zerkratzt, vermutlicher Schädelbruch. Sie war mißhandelt worden, angeblich von anderen Patienten."[10]

Beamte des Gesundheitswesens werden keine Slogans in die Welt posaunen wollen, wie: „Laßt uns alle genetischen Krankheiten auslöschen, so wie wir die Polio besiegt haben" oder gar „Lassen Sie sich testen und seien Sie frei von Mongolismus", schon deshalb nicht, weil genetische Krankheiten nicht so bezwungen werden können, wie das bei anderen Krankheiten möglich ist. Die Untersuchung der Chromosomen eines jeden Menschen und die Aussonderung aller kranken Gene wird uns nicht von genetischen Krankheiten befreien. Der tiefste Grund dafür liegt darin, daß die Natur durch Mutationen fortgesetzt für neuen Nachschub solcher Gene sorgt. Für mich sind sie wie Druckfehler; wie sorgfältig der Drucker auch setzt, selbst wenn der Satz fehlerfrei ist, pro x-tausend Kopien (oder Kinder, die gezeugt werden) gibt es immer eine bestimmte Fehlerquote. So verschwinden nicht einmal jene genetischen Krankheiten, die all ihren Überträgern einen frühen Tod bringen, d. h. an denen die Betroffenen sterben, *ehe* sie Kinder bekommen.

Es ist gesagt worden, der ganze Versuch einer genetischen Politik sei Zeitverschwendung, er sei hoffnungslos.[11] Das ist ganz sicher nicht der Fall. Obgleich wir möglicherweise nicht in der Lage sind, die „Fehlerquote" zu senken, können wir doch zumindest die Irrtümer der Natur erkennen und sie eliminieren, ehe unglückliche Kinder, gequälte Eltern und öffentliche Lasten daraus werden. Es kann durchaus sein, daß wir das Verfahren für jede Generation wiederholen müssen, aber das heißt noch lange *nicht*, daß es wertlos ist. Sicher wäre besser, diese Krankheiten ein für allemal auszurotten, trotzdem ist es das Zweitbeste, ihre Folgen auszulöschen — ihre menschlichen und wirtschaftlichen Kosten.

Wie ich die Sache sehe, gehört es zu den Grundrechten des einzelnen in einer freien Gesellschaft, so viele Kinder jedweder Art zu haben, wie er sie zu haben wünscht; die Gesellschaft kann versuchen, die Menschen davon zu überzeugen, weniger Kinder zu haben oder schwer mißgebildete abzutreiben, aber sie darf sie nicht dazu zwingen. Allerdings schließen die Rechte des einzelnen nicht die Freiheit ein, die Aufzucht seiner Kinder dem Staat anzulasten. Ich kann mir eine Gesellschaft vorstellen, die so weit geht, daß sie allen werdenden Müttern, insbesondere jenen mit hohem Risikofaktor, einen genetischen Test anempfiehlt und Frauen, deren Tests ergeben, daß sie einen mißgebildeten Fötus tragen, klar sagt, daß *sie selbst* für das Kind aufkommen müssen. Um es jedoch noch einmal zu wiederholen, der Einsatz einer genetischen Polizei oder Aufsichtsbehörde kann niemals geduldet werden.

Anhand meiner Tabelle (Seite 127) klärte sich meine Einstellung zur genetischen Intervention aus therapeutischen Gründen, ich konnte zusammenfassen: Auf individuellen Wunsch (Feld 1) — ja, und zwar mit allen Mitteln, solange die Verfahren medizinisch vertretbar und gefahrlos waren. Für den gesellschaftlichen Nutzen (Feld 2) — ja, auf freiwilliger Basis; Zwangsmaßnahmen unter keinen Umständen. Blieb der zweite Teil der Aufgabe — die Zulässigkeit genetischer Interventionen, deren Ziel nicht ist, krankheitserregende Gene zu entfernen oder sonstwie damit fertig zu werden, sondern jene Gene zu fördern, die als Träger erwünschter Eigenschaften, angefangen von einem attraktiveren Äußeren bis hin zu höherer Intelligenz, vermutet werden.

Eine Gesellschaft wird gezüchtet

Die Anwendung genetischer Techniken zur Verbesserung von genetischen Eigenschaften wirft einen völlig neuen Fragenkomplex auf. Diese Art der genetischen Intervention wird meist vom gesellschaftlichen Standpunkt aus (Feld 4) diskutiert, nicht zuletzt deshalb, weil die bekanntesten Versuche zur Züchtung „besserer" Menschen unter gesellschaftlichem Aspekt erfolgt sind. In der Vergangenheit waren diese Versuche auf Ziele ausgerichtet, die fast alle Menschen als verabscheuungswürdig ansehen, insbesondere die Versuche, die die Nazis unternommen haben. Sie wollten eine „Herren"-Rasse züchten und griffen dabei zu so schimpflichen Methoden wie der Ausrottung derer, denen sie genetisch mindere Qualitäten nachsagten (neben den Juden zählten dazu geistesschwache Arier und verschiedene andere Bevölkerungsgruppen). Innerhalb der deutschen Bevölkerung ordnete das Regime die Zwangssterilisation von manisch Depressiven, Alkoholikern, Geistesschwachen, Epileptikern und jenen an, die an erblicher Blindheit und Taubheit litten, sowie die Kastration gefährlicher und gewohnheitsmäßiger Krimineller. Um die Erbgesundheit der deutschen Rasse zu gewährleisten, war eine Heirat verboten, wenn einer der beiden Partner eine gefährliche ansteckende Krankheit hatte oder an geistiger Verwirrung oder einer Erbkrankheit litt. Rassenvermischung und Heirat zwischen Deutschen und Ausländern war verboten bzw. unerwünscht, und ein Deutscher, der dem zuwiderhandelte, konnte seine Staatsangehörigkeit verlieren.[12]

Das Tabu, das heute auf der bewußten Züchtung bestimmter Menschentypen liegt, ist so wirksam, daß bereits der Gedanke daran Scham in mir hervorrief und mich in die Verteidigung drängte. Das Wort „Rassist" kam mir in den Sinn. Es wird oft benutzt, wenn von Leuten die Rede ist, die offen oder verdeckt gegen gleiche Rechte für Minderheiten sind, insbesondere von solchen, die sich zur Begründung ihrer Position auf angeborene genetische Unterschiede zwischen der Mehrheit und den Minderheiten berufen. Deshalb ließ allein schon die Vorstellung von selektiver Züchtung — von der Erinnerung an die Nazis abgesehen — mich an den Ku-Klux-Klan denken.

Aber die Konferenzen taten ihre Wirkung; als Wissenschaftler wußte ich, daß ich ein herrschendes gesellschaftliches „Nein-Nein" *nicht* nach seinem äußeren Wert beurteilen durfte; zudem war ich neugierig. War es Zeit, diese Tabus zu überprüfen? Durfte man all die „verheißenen Länder", die exzellente Gelehrte wie Bentley Glass und H. J. Muller als durchaus erreichbar aufgezeigt hatten, einfach negieren? Die Verfassung, in der sich die Menschheit befand, war schlimm genug. Es schien vorschnell, das Versprechen auf Züchtung einer Gattung, die nach Glass „frei von schweren physischen und geistigen Mängeln war, eine gute Gesundheit, hohe Intelligenz und allgemeine Anpassungsfähigkeit hatte und über Integrität des Charakters und Vornehmheit des Geistes verfügte", einfach als „unvorstellbar" zu bezeichnen und zu verwerfen.[13] Warum die Vorstellung einer Biotechnologie abtun, die, um mit Muller zu sprechen, der Schaffung von Menschen mit „echtem Mitgefühl, der Bereitschaft zur Kooperation, einer großen intellektuellen Kapazität, moralischem Mut und charakterlicher Integrität, einer Wertschätzung für Natur und Kunst und der Fähigkeit des Ausdrucks und der Kommunikation"[14] dient. Diese Überlegungen einfach zu ignorieren, erschien mir anmaßend, wenngleich schon der Gedanke daran in mir Empfindungen von Sündhaftigkeit hervorrief.

Außerdem, so stellte ich fest, konnte ich mich dem Argument, das Pendel der allgemeinen Politik sei viel zu weit in die edukationalistische und revisionistische Richtung, weitab von allen biologischen Überlegungen ausgeschlagen, nicht einfach verschließen. In typisch dialektischer Weise hatten wir uns von der im ersten Jahrzehnt dieses Jahrhunderts populären These, der Mensch sei von seinen biologischen Instinkten (Geschlecht, Hunger oder Aggression) bestimmt, zur Antithese des edukationalistischen Menschenbildes bewegt. 1925 hatte John B. Watson, einer der Begründer des Behaviorismus, seine berühmte Herausforderung formuliert:

„Geben Sie mir ein Dutzend gesunder, wohlgestalteter Kinder und eine nach meinen Angaben gestaltete Umwelt, um sie aufzuziehen, und ich garantiere Ihnen, daß ich blindlings jedes nehme und es zum Spezialisten nach meiner Wahl ausbilde — ob Arzt, Jurist, Künstler, Handelsherr oder sogar Bettler und Dieb, ganz gleich, welches seine Begabungen, Neigungen, Tendenzen und Fähigkeiten sind, wozu er sich berufen fühlt und welcher Rasse seine Vorfahren angehören."[15]

Andere Behavioristen folgten, insbesondere nachdem die Triebtheorien in Europa mit dem Faschismus und in den Vereinigten Staaten mit Rassismus assoziiert worden waren. In den späten sechziger Jahren gingen zahlreiche Programme, von der Arbeiterschulung bis zur kompensatorischen Erziehung sozial Benachteiligter, von psychiatrischen Kliniken bis zu Entwöhnungskuren für Raucher, davon aus, Erziehung und Ausbildung könnten das Los jedes Menschen rasch verbessern.[16]

Als immer offenbarer wurde, daß diese Annahme nicht immer richtig war, nahm das Interesse an physiologischen und genetischen Faktoren wieder ab. Der 1966 veröffentlichte Coleman-Report markierte wahrscheinlich den Wendepunkt. Er warf schwierige Fragen über den Einfluß der Erziehung auf. Es folgten Arthur Jensens und Richard Herrnsteins Aufsätze, in denen behauptet wurde, daß die IQ-Unterschiede zwischen Schwarzen und Weißen in signifikantem Maße genetisch ererbt seien. Diese Dokumente erzielten eine viel größere Wirkung als bei typischen wissenschaftlichen Arbeitern sonst üblich, und zwar weil sie stark propagiert, diskutiert und debattiert wurden und weil obendrein die Zeit für eine Reaktion auf die Edukation reif war.

Die neue Ära wird uns kaum auf die faschistischen Vorstellungen von genetischem Determinismus zurückwerfen, sie wird jedoch die allgemeinpolitische Linie zu einer Synthese führen, die sich sowohl auf erzieherische wie biologische Faktoren stützt. Und mit deren Kombinationen und ihrer Interaktion wird sich diese Ära der Synthese beschäftigen. Das heißt, die neue Periode dürfte, verglichen mit der edukationalistischen, die zu Ende geht, für genetische Steuerung mehr Interesse und Toleranz haben als je zuvor gezeigt wurde, jedoch ohne zu überborden und ohne ein Allheilmittel in ihr zu erblicken.

Schließlich ist auch der Gedanke nicht von der Hand zu weisen, daß wir in unserem Bestreben, unseren Zustand selbst zu bestimmen, statt zufälligen Schwankungen von Kräften zu unterliegen, die wir weder begreifen noch kontrollieren können, neben institutionellen Reformen und einer Neuverteilung der Macht möglicherweise gerade in der biologischen Steuerung ein zusätzliches Hilfsmittel gewinnen. Der Fluch der Moderne liegt darin, daß die revolutionäre Zunahme der Mittel — soll heißen Instrumente — sich gegen ihren Schöpfer und seine Absichten kehrt. Wie ein Frankenstein-Monstrum ist die Technologie der Beherrschung durch ihren Schöpfer entglitten; sie verformt die Gesellschaft, um die Logik der Instrumente zu erfüllen, statt den wirklichen Bedürfnissen der Menschen zu dienen. Die wichtigste Aufgabe in unmittelbarer Zukunft ist die Wiederherstellung der Priorität menschlicher Werte. Das kann sich z. B. in der Bereitschaft zeigen, zumindest einen Teil des wirtschaftlichen Wachstums und technischen Fortschritts gegen humanere Arbeit und größere Sorgfalt im Umgang mit der Natur einzutauschen — kurz, die Gesellschaft könnte etwas weniger Konkurrenzgesellschaft sein.

Das Unangenehme ist, daß im Augenblick alle Bemühungen, den Primat von menschlichen Werten über Werkzeuge wiederherzustellen — indem wir unseren Verstand gebrauchen und unser Wissen erweitern —, nicht sehr viel einbringen. Bemühungen, dies über institutionelle Reformen, soziale Revolutionen oder eine Neubelebung der Individualität zu bewerkstelligen, scheinen bestenfalls partielle Lösungen zu bieten. Die Vorstellung von Glass, Muller und anderen, möglicherweise müsse erst auf biologischem Wege eine „höhere", weniger aggressive und intelligentere Rasse gezüchtet werden, ehe eine menschlichere Gesellschaft entstehen könne, muß also überdacht werden. Ein Biologe hat das so ausgedrückt:

„Vom Standpunkt der Genetik aus ist der Mensch ein Barbar im Gewande einer Zivilisation, in der er sich nicht wohl fühlt, und kaum in der Lage, sich zu behaupten. Sozialwissenschaftlicher knüpfen ihre Hoffnungen auf Befreiung aus diesem unglücklichen Zustand an die Möglichkeit, die menschlichen Institute (Institutionen dürften gemeint sein, d. Autor) und die Umwelt zu verbessern. Mit einer Humangenetik, wie wir sie bisher haben, ist das allerdings ein sehr fragwürdiges Konzept."[17]

Als Quellen unserer Probleme nennt der Autor Nationalismus, Aggressivität, einen excessiven Hang zur Bürokratie, alles Phänomene, die eine Gesellschaft unkontrollierbar und unlenkbar machten. Nach seiner Auffassung könnten diese Tendenzen sämtlich durch genetische Steuerung aufgefangen und aufgehoben werden.

Es ist einfach, sowohl den hämischen Kommentar über Sozialwissenschaftler wie den Feuereifer dieser Position zu ignorieren und sich auf die Hauptstoßrichtung des Autors zu konzentrieren. Zu glauben, die Tendenz großer Organisationen, wie föderalistischer Bürokratien, schlecht zu funktionieren, habe eine genetische Basis, ist absolut naiv. Aber andere Eigenschaften, wie z. B. Aggressivität, Intelligenz, Energie — und somit Leistungsmotivation —, sind sie nicht *zum Teil* genetisch beeinflußt? Sicherlich, ein aggressiver Mensch könnte zum Staatsanwalt, Soldaten oder Mörder dressiert bzw. erzogen werden, ein Punkt, auf den die Edukationalisten hinweisen. Aber gilt dann nicht auch, daß im Falle einer aggressiven Rasse der Friede nur schwer herzustellen und zu erhalten ist, ganz gleich, welche erzieherischen Reformanstrengungen gemacht werden? Und wenn Menschen zur Lethargie neigen, kann dann Erziehung eine produktive oder kreative Rasse aus ihnen machen? Mir scheint, wir müssen sowohl auf gesellschaftliche wie auf biologische Faktoren setzen, wenn die Situation des Menschen verbessert werden soll. Dieser Schluß mag manchem unmittelbar einleuchten, aber wohl kaum denen, die voll in der liberalen oder sozialwissenschaftlichen Tradition der letzten Generation groß geworden sind.

Ist solches Denken „rassistisch"? Ja, wenn man davon ausgeht, daß es Gruppen von Menschen mit „schlechten" Genen und solche mit besseren gibt. Nein, wenn, wie ich es sehe, die genetische Ausstattung der Menschheit *insgesamt* der Verbesserung bedarf: keine Gruppe oder Rasse hat ein Monopol auf gute oder schlechte Gene. Züchter von Menschen werden genauso vorgehen wie diejenigen, die im Bestreben, bessere Rinder zu züchten, versuchen, die besseren Eigenschaften verschiedener vorhandener Zuchten zu kombinieren; die entstehende Kreuzung wird wenig Ähnlichkeit mit einer der ursprünglichen Arten haben.

Zudem müssen die menschlichen Kreuzungen, die dabei herauskommen, gar nicht notwendig populär sein, was wiederum bedeutet, daß auch nicht stigmatisiert ist, wer nicht in gleicher Weise ausgestattet ist. Wie ein Autor schreibt, wird der zu züchtende „superman" die Nase eines Bluthundes, die Flügel einer Libelle, die Kiemen eines Fisches und die Ohren einer Schlange haben, je nach Saison wechselnde Körperbehaarung wird ihn einhüllen, und sein Stoffwechsel wird der eines Bandwurms sein.[18] Jedes dieser Merkmale ist nützlich; der Stoffwechsel z. B. garantiert ein Minimum an Verschwendung und Ausscheidung. Dennoch glaube ich nicht, lieblos zu sein, wenn ich nicht damit rechne, daß Mütter Schlange stehen werden, um solche Superbabies zur Welt bringen zu können.

So wie es keine Gruppe gibt, die alle erstrebenswerten Gene besitzt, so scheinen schließlich die einzelnen Völkergruppen von Natur aus jeweils mit einem oder mehreren nachteiligen Genen behaftet zu sein. Schwarze leiden häufig an Sichelzellanämie; östliche und mitteleuropäische Juden an der Tay-Sachsschen Krankheit, die mediterrane Rasse an der Cooleyschen Krankheit, die Kaukasier an zystischer Fibrose usw. Und selbst wenn eine Volksgruppe noch schlechter dran ist, dann erfordert diese Situation mehr Kompensation und größere staatliche Versorgungsleistungen, aber nicht die Verunglimpfung dieser Rasse.

Doch ich hörte schon Prof. Moltmann sagen — wie andere vor ihm —, eine solche Zuchtpolitik sei zwar bei Rassepferden, Schweinen und Hunden möglich, nicht aber bei menschlichen Wesen. Niemals würden wir uns darüber einigen können, was wir züchten wollten: Athleten, „Eierköpfe", Rothaarige oder Blonde. Schon der Versuch, es zu tun, müsse die Gesellschaft in einen Konflikt stürzen.

Bei meiner Ankunft in Paris war ich selbst davon ausgegangen, daß jede Zuchtpolitik der Gesellschaft eine solche Spannung notwendig aufzwinge. Nun aber, beim zweiten Hinsehen, fragte ich mich, ob wir nicht dazu beitragen konnten, beispielsweise intelligentere und warmherzigere Menschen zu züchten; würden nicht die meisten von uns das gerne sehen? Und wer sagt, daß wir eine einheitliche Rasse brauchen? Konnten wir nicht von jeder Art etwas haben? Vor allem aber wird es keine größere Uniformität geben, als die Menschen sie wollen, weil das ganze Unterfangen *freiwillig* ist. Es besteht also keinerlei Notwendigkeit, einen Konsensus herzustellen.

Zur Debatte steht eine allgemeine genetische Politik, die bestimmte biologische Merkmale über andere stellt — z. B. energische über lethargische Qualitäten. Ihrem Charakter nach entspricht sie weitgehend unserem Aufruf, die Familiengröße zu begrenzen. Manche lassen sich davon beeinflussen, andere hören überhaupt nicht hin. Ähnlich sieht es im Falle einer Zuchtpolitik aus — selbst wenn es eine besonders empfohlene Frucht gäbe, würden viele sie nicht kaufen. Und wenn einige Merkmale tatsächlich vorherrschen — so wie wir *heute* infolge der weithin empfohlenen und auch praktizierten Verwendung von Vitaminen größer gewachsene Menschen hervorbringen —, so nur, weil viele Leute dieses Verfahren gutheißen. Kurz, ich sah keinen Widerspruch mehr zwischen der Verfolgung einer genetischen Politik und einer demokratischen Gesellschaft.

Ich war mir bewußt, daß etliche Soziologen dagegen einwandten, diese Überlegungen seien nichts als Luftschlösser und derartige Züchtung sei weder in naher noch in ferner Zukunft technisch machbar. Die ganze Erörterung sei unnötig, weil solche Veränderungen sich einfach nicht erreichen ließen. Da erstens obligatorische und einheitliche Strategien überhaupt nicht in Frage kämen, würde ihre Befolgung im Umfang und damit auch in der Wirkung nur begrenzt sein; und um zweitens den gewünschten Effekt zu erzielen, müßten einige sehr spezifische Einschränkungen praktiziert werden. Als Beispiel wurde die Intelligenz angeführt (eine unglückliche Wahl, weil Intelligenz von verschiedenen Genen beeinflußt wird und ein Erfolg hier sicherlich mit größeren Schwierigkeiten verbunden ist als bei Veränderungen beispielsweise der Größe).

Diese Skeptiker machen geltend, daß zur Erreichung des gewünschten Effekts Frauen mit niedrigem IQ Männer mit hohem IQ und Männer mit niedrigem umgekehrt Frauen mit hohem IQ heiraten müßten (wo zwei hohe IQs aufeinander treffen, entsteht kein höherer), womit in größerem Ausmaß freiwillig kaum zu rechnen sei; und — um es zu wiederholen — Zwang zugunsten eines solchen Ziels ist undenkbar und abstoßend. Und was die Anwendung der künstlichen Befruchtung anlange, so werde, wenn 10 % der Frauen einer Generation das Sperma von Spendern mit einem IQ von 160 bekämen, der durchschnittliche Anstieg des IQ noch immer erst 1,5 Punkte ausmachen.[19]

Wenngleich ich mich nicht kompetent fühlte, diese Dinge zu beurteilen, so konnte ich doch nicht umhin festzustellen, daß andere, ebenfalls renommierte Wissenschaftler, wie Glass und Muller, bezüglich des möglichen Erfolgs von genetischer Steuerung viel optimistischer waren. So ist z. B. auch gesagt worden, daß der durchschnittliche Anstieg des IQ infolge genetischer Steuerung zwar niedrig sein würde, ein Anstieg von auch nur 1 % im Durchschnitt aber zusätzlich 3,5—4 Millionen Menschen mit sehr hohem IQ (175) zur Folge hätte.[20] Vielleicht wäre Ihr nächster Sohn oder Ihre nächste Tochter darunter.

Obgleich ich meine Empfindungen nicht belegen konnte, war ich doch überzeugt, daß die Wahrheit, wie so oft, vermutlich auch hier irgendwo zwischen den Extremen lag, zwischen den Befürwortern und den Spöttern. Ich kam zu dem Schluß, solange nicht zu opponieren, bis jemand ein neues Argument gegen die politische Devise der Ermutigung der Menschen ins Feld führen konnte, bestimmte Merkmale auf freiwilliger Basis zu fördern — also z. B. Intelligenz und Warmherzigkeit —, vorausgesetzt natürlich, daß eine genetische Förderung dieser Eigenschaften technisch überhaupt möglich war. Ein bundesweites Knall-auf-Fall-Projekt, das fünf Milliarden Dollar mit dem Ziel der Züchtung einer strahlenderen oder friedlicheren Menschengattung verschlang, wollte ich keinesfalls, aber ein begrenzter genetischer Versuch schien mir schon vertretbar. Es ist gesagt worden, daß selbst ein solches begrenztes Experiment des sich nur sehr langsam akkumulierenden Effekts solcher Veränderungen wegen zwanzig Generationen dauern würde. Der Umfang der Auswirkung hängt natürlich davon ab, wieviele Leute sich dazu entschließen, den genetischen Empfehlungen zu folgen, und inwieweit sie eher unter sich bleiben, als daß sie „outsider" heiraten. Wenn viele sich beteiligen und untereinander heiraten, dann ist der Effekt größer. Und wenn der Nutzen des Ganzen — was zu erwarten ist — sich nur ganz allmählich einstellt und auch nicht sensationell ist, so spricht das kaum gegen einen solchen Versuch.

Ich notierte mir diese Überlegungen bis spät in die Nacht hinein auf einem Block, und weil mein Glas leer war, ging ich noch in die Bar am Ende der Hotelhalle. Auf den meisten internationalen Konferenzen, die ich besucht habe, ist mir aufgefallen, daß mehr Probleme in den Hotelbars als in den Konferenzräumen diskutiert werden und man praktisch jederzeit irgendeinen der Teilnehmer hier finden kann – und zwar in der Regel nicht völlig erledigt, sondern vielmehr in munterem Gespräch an einem Glase nippend. Diesmal traf ich Dr. Case, er saß allein vor einem großen Bier. Er winkte mich zu sich. Ich fragte ihn, ob ich ihm einen Gedanken unterbreiten dürfe, mit dem ich mich gerade herumschlüge. Er versprach mir seine ungeteilte Aufmerksamkeit, und ich erklärte, weshalb ich allmählich zu der Auffassung kam, man dürfe sinnvolle Bemühungen zur Verbesserung der Gattung nicht leichtfertig abtun.

„Oh je", war seine erste Reaktion. Er schwieg eine Zeitlang und fügte dann hinzu: „Würden Sie gerne in einem solchen Staat leben?"

Ich begriff zunächst nicht, worauf er hinauswollte. „Sagen Sie mehr", bat ich. „Warum nicht?"

„Wie könnten Sie sicher sein, daß der Staat die Gene fördert, an denen Ihnen gelegen ist?"

Wie viele ließ der Begriff des Züchtens auch ihn zuerst an die Greuel von Zwangsmaßnahmen und nicht an die freiwilligen Schritte denken, die wir in anderen hochpersönlichen Angelegenheiten so häufig unternehmen.

„Ich glaube, hier stimme ich mit Lederberg überein", entgegnete ich, „er sagt, eine solche Politik setze in der Regel die Tyrannei bereits *voraus*.[21] Es gibt ‚Zwangseugenik', erzwungen vom Staat; sie muß alle Menschen mit Entsetzen erfüllen und mit allen uns zur Verfügung stehenden Mitteln bekämpft werden, genau wie jede andere Form von totalitärer Politik. Es gibt aber auch ‚freiwillige Eugenik', staatlich gefördert, frei akzeptiert oder abgelehnt, z. B. die Teilnahme am ‚March of Dimes' (einer Sammelaktion im Kampf gegen Kinderlähmung – d. Übers.). Man darf beide nicht verwechseln."

Wir schwiegen eine Weile. Case schaute auf seine Uhr und erklärte, es sei höchste Zeit, ins Bett zu gehen. Ich blieb auf und versuchte, meine Arbeit zu Ende zu bringen. Alle Felder meines Schemas bis auf eines waren geschafft, es fehlte das, worüber bisher am wenigsten geforscht wurde: Was ist zu sagen, wenn Individuen Kinder züchten wollen, so wie Gärtner hinter einer hübschen Blumensorte her sind? Man kann einer staatlichen Politik zugunsten genetischer Verbesserungen mit Zurückhaltung begegnen — aber wie steht es mit Individuen, die die Gene ihrer Nachkommen nach Gutdünken und persönlichen Vorlieben zusammensetzen möchten?

Individuen werden gezüchtet

„Gen-Shopping", d. h. die biologischen Eigenschaften eines Kindes, das noch gar nicht empfangen ist, auswählen und zusammenstellen, es gleichsam den Wünschen der Eltern gemäß entwerfen, davon ist vorwiegend in der Science Fiction und gelegentlich in der Massenpresse die Rede. Weil die technischen Mittel für den Gen-Kauf gegenwärtig nicht zur Verfügung stehen und in naher Zukunft auch nicht zur Verfügung stehen werden, nehmen Wissenschaftler diese Dinge selten ernst. Für die meisten Experten auf diesem Gebiet liegt der Tag, da Eltern auf einen Gen-Markt gehen und sich von einem Verkäufer Gene für einen blonden, blauäugigen, großen, schlanken und hochintelligenten Jungen geben lassen können, in so weiter Ferne, daß sie das Gefühl haben, es sei einfach unnötig, sich über Sinn, Moral oder soziale Folgen der Entstehung von genetischen Supermärkten Gedanken zu machen.

Experten sagen, der Gen-Markt liege deshalb noch in weiter Ferne, weil die meisten biologischen Eigenschaften, die genetisch determiniert sind, nicht durch ein Gen, sondern durch verschiedene Gene bestimmt werden, die in einer bislang keineswegs erkannten Weise zusammenwirken. So könnte es eines Tages zwar relativ einfach sein, Gene für die Größe oder Haarfarbe (Eigenschaften die vergleichsweise simpel zu bestimmen sind) einzukaufen, was jedoch für einen hohen Intelligenzquotienten oder viele andere erstrebenswerte Eigenschaften besorgt werden müßte, ist absolut unklar.

Des weiteren werden die meisten Eigenschaften *sowohl* durch die Gene im Sperma des Mannes *wie* in den Eiern der Frau beeinflußt. Wenn das Merkmal also nicht dominant ist, dann wird der Kauf notwendig zum Lotteriespiel. Bei einigen

Autoren ist auch vom Kauf des Eies die Rede, das nach seiner Befruchtung mit dem gewünschten Sperma einzupflanzen sei, oder von nach Rezept hergestellten Gefrierembryos. Technisch liegen solche Möglichkeiten jedoch in noch viel weiterer Ferne als Gen-Käufe.[22] Da diese Techniken zudem nicht nur die Verwendung von leicht erhältlichen männlichen Genen erfordern, sondern auch die chirurgische Entnahme von Eiern und ihre chirurgische Rückverpflanzung nach der Befruchtung im Labor, wirft das Verfahren noch viel mehr ethische Fragen und Probleme auf als der Gen-Kauf.

Drittens bilden sich die meisten unserer Eigenschaften in einer Interaktion zwischen unserem genetischen Erbe und unserer psychischen und sozialen Erziehung heraus. Die Käufer, die nach hohen IQ-Genen fragen, könnten recht enttäuscht sein, wenn sie feststellen, daß sie ein kluges, aber unmotiviertes oder ein neunmalkluges Kind haben oder auch eines, das seine Gaben falsch einsetzt oder auf seine „doofen" Eltern herabschaut.

Und schließlich wissen wir durch Züchtungen von Haustieren, daß die besondere Verstärkung eines speziellen Merkmals tendenziell die meisten andern schwächt; das Ergebnis ist eine äußerst krankheitsanfällige unausgewogene Spezies. So neigen Pudel, denen ein möglichst wuscheliges Fell angezüchtet wird, zu schweren Ohrenerkrankungen.[23] (Die Verstärkung eines besonderen Merkmals wird erreicht durch die reine Zucht einer Art, was auf dem Wege der Inzucht geschieht; Inzucht verstärkt aber unwillkürlich auch andere genetische Merkmale, die sich als genetische Schäden erweisen können.)

Vor diesen technischen Schwierigkeiten stehen alle Züchter, ob sie nun züchten, weil sie eine allgemeine politische Strategie verfolgen oder um elterlichen Wünschen entgegenzukommen. Dem, was ein einzelner zustandebringen kann, setzen sie allerdings besonders deutliche Grenzen. Eine Gesellschaft kann von „statistischen" Gesamtvorteilen profitieren; so kann z. B. eine durch gesellschaftliche Bemühungen zustandegekommene durchschnittliche Verbesserung, auch wenn sie nicht bei jedem einzelnen sichtbar und durch andere, nicht-biologische Faktoren sogar stark verwässert wird, immer noch nützlich sein. Für Eltern jedoch, denen an speziellen Eigenschaften bei ihrem nächsten Kind gelegen ist, sind statistische Veränderungen über eine ganze Generation von Kindern hinweg nur von geringem Interesse; sie möchten, daß *ihr* Kind intelligenter, hübscher, größer oder was auch immer ist, und individuelle Veränderung ist besonders schwer zu erreichen. Alles in allem scheint der Gen-Kauf deshalb viel weniger zu versprechen, als die Presse oder seine direkten Fürsprecher behaupten.

Das bedeutet allerdings nicht, daß die Implikationen von Züchtung auf individuelle Bestellung überhaupt nicht diskutiert zu werden brauchen, denn in *gewissem Umfang* ist der Gen-Kauf technisch heute bereits möglich. Die bisher zur Verfügung stehenden Verfahren sind zwar primitiv und kostspielig, die dadurch aufgeworfenen Probleme indes, zumindest die psychologischen, unterscheiden sich nicht prinzipiell von jenen, die auch „zukünftige" Entwicklungen mit sich bringen werden. Im Gegenteil, gerade in der Anfangsphase technischer und damit verbundener sozialer Entwicklungen (gesellschaftliche Billigung oder Mißbilligung beeinflussen häufig spätere Innovationen) muß die Frage angegangen werden, und zwar je früher, desto besser.

Geschlechtswahl ist in diesem Zusammenhang ein absolut aktuelles Beispiel. *Dasselbe Verfahren, das gegenwärtig zur Bekämpfung des Mongolismus verwendet wird* — d. h. die Verbindung von Amniozentese und Abtreibung —, vermag heute ein Kind mit dem gewünschten Geschlecht zu garantieren. Bei einem Test, der feststellen soll, ob der Fötus mongoloid ist, wird oft zugleich auch sein Geschlecht bestimmt. Viele Ärzte werden die Eltern vom Resultat nicht unterrichten, um zu verhindern, daß das Geschlecht in die Überlegung, ob Abtreibung oder nicht, miteingeht.[24] Und es scheint bislang keine Fälle zu geben, in denen Ärzte in eine Abtreibung eingewilligt hätten, weil der Fötus nicht das gewünschte Geschlecht hatte. Immerhin wußte ein Arzt zu berichten, daß er durch einen Trick dazu gebracht worden sei: ein Elternpaar bat um eine Amniozentese, um Mongolismus auszuschließen; als sie hörten, daß sie ein normales weibliches Baby erwarteten, arrangierten die Eltern eine Abtreibung, weil sie einen Jungen wollten.[25] Aber genau wie sich für jeden anderen unerlaubten Zweck ein Arzt finden läßt, ist es auch hier nur eine Frage der Zeit, bis entsprechend verfahren wird — falls es nicht schon im geheimen geschieht. Zudem könnte es aufgrund der Entwicklung neuer Methoden in *naher Zukunft* möglich sein, das Geschlecht auch ohne Abtreibung zu wählen, indem nämlich entweder „männliche" von „weiblichen" Spermatozoen geschieden werden[26] (was dann allerdings künstliche Befruchtung erforderte), oder indem die Frau eine Spülung vornimmt, die einer der beiden Spermasorten unzuträglich ist (die weiblichen liefern das X, die männlichen das Y), Geschlechtswahl würde damit so einfach wie die Einnahme eines Medikaments.[27] An diesem Punkt dürfte ein Erfolg viel leichter zu erreichen sein als bei den meisten anderen Merkmalen, weil die Gene im Ei der Mutter keinen Einfluß auf das Resultat haben. Bei der Geschlechtswahl hat man es also nur mit einem Ingredienz statt mit zweien zu tun, und mit dem leichter zu manipulierenden obendrein.

Die Frage läßt sich demnach nicht umgehen: Sollen Eltern das Geschlecht ihres Kindes und in Verbindung damit auch andere genetische Eigenschaften wählen können, eine Wahl, bei der es offensichtlich nicht um die Alternative von Gesundheit und Krankheit, d. h. um eine therapeutische Frage geht, sondern ganz eindeutig um eine der Zucht — soll es ihnen gestattet sein, diese Wahl so zu treffen, wie jemand einen Dobermann einem Pudel vorzieht und umgekehrt?

Solange Geschlechtswahl Abtreibung nach sich zieht, kann man sagen, daß dieses Verfahren wegen des damit verbundenen Risikos für die Mutter (und ihre zukünftigen Kinder)[28] zwar zu therapeutischen Zwecken akzeptabel ist, nicht aber zu Zuchtzwecken. Gleiches gilt für die Frage, wer das Recht haben sollte, darüber zu entscheiden, ob das Risiko tragbar ist?

Wir gestatten Eltern bereits — in Wirklichkeit ermutigen wir sie mit unserer Kampagne gegen den Bevölkerungszuwachs zumindest indirekt dazu —, Kinder abzutreiben, um ihre Familiengröße gering zu halten, kaum ein therapeutischer Zweck! Wir sagen, daß sowohl Eltern wie Kinder glücklicher seien, wenn es nicht mehr als zwei Kinder in der Familie gebe. Sollen die Ärzte oder der Staat unter solchen Voraussetzungen verfügen, daß Eltern zwar ihre Kinder nicht planen dürfen —

d. h. deren Geschlecht und bald auch andere Eigenschaften —, wohl aber ihre Zahl? Und was, wenn eine Familie mit vier Jungen das Gefühl hat, ein Mädchen sei für ihr Glück ganz einfach wichtig? Mir scheint, die Entscheidung sollte bei den Eltern liegen.

Bei meiner Ankunft in Paris war ich der Auffassung, daß die Summe der Konsequenzen für die Gesellschaft, wenn ihre Mitglieder das Geschlecht ihrer Kinder selbst wählten, nachteilig wäre (vgl. Seite 18, 34—35, 58—59 und Anhang 7). Diese Auffassung hielt ich auch jetzt noch für begründet. Dennoch schienen mir nun, beim zweiten Hinsehen, diese Konsequenzen nicht mehr schwerwiegend genug, um eine Beschränkung der Entwicklung von Methoden zur Geschlechtswahl selbst dann zu rechtfertigen, wenn wir sie kontrollieren oder die Anwendung der neuen Methoden zu Zuchtzwecken verbieten konnten. Ich sehe und begreife, daß die Gesellschaft ihre eigenen Erfordernisse hat und daß ein starkes Ungleichgewicht der Geschlechter diesen Erfordernissen schaden könnte; nach meinen Kalkulationen wäre der Schaden aber nicht groß. Ich hatte ein Ungleichgewicht von 7 % männlichem Überschuß pro Jahr errechnet. Da ich meine Berechnungen jedoch anstellte, als es die Frauenbewegung noch nicht gab, ihr jetziger Einfluß also noch nicht spürbar war, dürften die Zahlen heute mit ziemlicher Sicherheit niedriger liegen.[29]

Weil die Gesellschaft durch solche Techniken höchstwahrscheinlich nicht ernsthaft angegriffen wird, meine ich nun, wir sollten die einzelnen nicht daran hindern, alles Glück zu suchen, das sie erreichen können. Und wenn es darin besteht, daß ein Junge oder Mädchen ihrer Familie hinzugefügt wird — warum sie nicht machen lassen?

Dasselbe scheint mir für andere Dinge aus dem genetischen Kaufladen zu gelten. Künstliche Befruchtung wird heute benutzt, um unfruchtbaren Vätern zu helfen. In der Regel erhalten die Eltern keine Auskunft über die Eigenschaften des Samenspenders, obwohl Ärzte dazu tendieren, jemanden auszuwählen, dessen Eigenschaften denen der zukünftigen Eltern ähnlich sind. Z. B. geben sie einer weißen Frau nicht das Sperma eines schwarzen Mannes oder einer Schwarzen das Sperma eines Weißen.[30] Indes, die meisten Ärzte würden es ablehnen, die Frauen fruchtbarer Männer künstlich zu befruchten oder zukünftige Eltern unter Samenspendern den erwünschten Eigenschaften des Kindes entsprechend aussuchen zu lassen, etwa indem sie den Arzt bitten, nach einem großen Spender zu suchen, weil sie sich ein großes Kind wünschen.

Hier ist die Gefahr keine medizinische, sondern eine psychische. Es gibt Fälle, in denen Väter Kinder, die das Resultat einer künstlichen Befruchtung sind, später ablehnen, und man weiß von Müttern, die eine romantische Verliebtheit für den unbekannten biologischen Vater entwickeln. Diese Fälle werden von einigen zur Unterstützung der These herangezogen, künstliche Befruchtung sei nur dann anzuwenden, wenn alle anderen Mittel versagten, nicht aber, um Kinder biologisch zu entwerfen. Aber erstens zeigt das vorhandene Datenmaterial, daß diese Spannungen nicht notwendig auftauchen müssen, wenn die Probleme den Paaren sorgfältig auseinandergesetzt werden und eine psychologische Beratung stattfindet. Fälle von ernsthaften emotionalen Störungen sind jedenfalls sehr, sehr selten.[31] Zweitens sollten das Glück der einzelnen und ihre Präferenzen ausschlaggebend sein. Ärzte können Eltern durchaus auf die psychischen Gefahren aufmerksam machen (wie sie es tun, wenn der Mann unfruchtbar ist), darüber hinaus jedoch sollte die Entscheidung bei den künftigen Eltern liegen. (Ärzte, die der Auffassung sind, daß künstliche Befruchtung ihre persönliche Ethik verletzt, sollten natürlich nicht gezwungen werden, diesen Dienst zu leisten, genauso wenig wie ein katholischer Arzt zur Durchführung einer Abtreibung genötigt werden sollte. Wenn indes die Gesundheitsbehörden und medizinischen Gesellschaften diesen Dienst legitimieren, dann werden zukünftige Eltern auch mühelos viele bereitwillige Ärzte finden.) Und wenn ein körperlich sehr kleines Paar der festen Überzeugung ist, es möchte seinem Kind eine solche Körperkonstitution ersparen, warum sollte ihnen das Sperma eines großen anonymen Spenders vorenthalten werden?

Möglicherweise hegen Eltern zunächst viel zu große Erwartungen. Viele Eigenschaften werden nämlich nicht oder nur teilweise vererbt, und Sperma enthält eine riesige Vielfalt von Genen. Eine Mutter mit einem Intelligenzquotienten von 100, die das Sperma eines Spenders mit einem IQ von 140 erhält, kann nicht davon ausgehen, daß ihr Kind einen IQ von 140 oder 120 oder auch nur höher als 100 haben wird. Mehr noch, solange man nicht Gen für Gen einzeln aussuchen kann, muß die Mutter einfach Sperma „kaufen" — und zwar das gesamte Genpaket, das Eigenschaften enthalten kann, die sie durchaus nicht haben will. Um Eltern die „Pakete" anbieten zu können, die sie wollen, müßten riesige Spermabanken eingerichtet werden. Dennoch, einige Eigenschaften können „bestellt" werden, und was die übrigen anlangt, so kann man sich auf ein Glückspiel einlassen, was wir schließlich auch tun, wenn wir den natürlichen Weg gehen. Wenn wir es zulassen, daß die Menschen in einer staatlichen Lotterie spielen, um ein Vermögen zu gewinnen, dann dürfen wir sie meines Erachtens auch nicht von dem Versuch abhalten, das biologische Los ihrer Kinder zu verbessern.

Der nächste Schritt könnte darin bestehen, daß Spermabanken, die bereits existieren — sie sind eingerichtet worden für Männer, die sich einer Vasektomie unterziehen oder an ihrem Arbeitsplatz irgendwelchen Strahlen ausgesetzt sind und ihr Sperma für später konservieren wollen[32] —, zur Lagerung von Sperma anonymer Spender benutzt werden, kategorisiert nach deren Eigenschaften. Eltern oder unverheiratete Frauen würden dann eine Liste mit genauen Angaben zu ihrem nächsten Kind aufstellen und sie beim Schalterbeamten einer Spermabank abgeben, der die Bestände daraufhin durchginge, ob alle Spezifikationen oder nur bestimmte Kombinationen von Spezifikationen zur Verfügung standen. Eine bestimmte Gebühr müßte entrichtet werden, dafür würde eine Fiole ausgegeben. Eines Tages könnte es Sperma in Form von Zäpfchen geben, die ohne Hilfe des Arztes benutzt würden. Individuelles Züchten wäre damit im Gange und könnte sogar modern werden.

Mit zwei Dingen sollten wir uns beschäftigen, wenn wir in dieser Richtung voranschreiten. Zum einen müssen alle, die von der künstlichen Befruchtung Gebrauch machen wollen, ausführlich darüber informiert werden, wieviel sich wirklich damit erreichen läßt. Wenn der Sperma-Kauf einschlägt, dann ist es unbedingt notwendig, die Öffentlichkeit darüber aufzuklären, was sie zu erwarten hat — eine Art von Verbraucheraufklärung, damit keine übertriebenen Erwartungen mitsamt den eventuell damit verbundenen Spannungen entstehen. Die verschiedenen Wachhunde auf Verbraucherseite sollten dafür sorgen, daß die Spermabanken keine falsche Werbung betreiben, ihr Produkt niemandem aufschwatzen und zukünftige Eltern nicht irreführen.

Zum andern muß die Vorstellung überdacht werden, genetische Interventionen, die sich auf künstliche Befruchtung stützen, stellten eine Form von Ehebruch, eine unmoralische Vereinigung dar. Theologen vertreten die Auffassung, künstliche Befruchtung höhle die Familie weiter aus, besonders dann, wenn der Mann fruchtbar ist. Diesen Standpunkt nehmen viele Religionen ein, aber nicht nur sie, auch große Teile der Bevölkerung denken so. Wie eine Umfrage von 1969 ausweist, akzeptieren 49 Prozent der Männer und 62 Prozent der Frauen den Gedanken an künstliche Befruchtung, jedoch nur in Fällen, in denen das Sperma des Ehemannes zu schwach und ohne medizinische Hilfe nicht zeugungsfähig ist.[33] Den anonymen Spermaspender billigen 19 Prozent uneingeschränkt und 35 Prozent unter der Bedingung, daß dies die einzige Möglichkeit für eine Familie ist, normale Kinder zu bekommen.[34] Immerhin ist Ehebruch auch ohne künstliche Befruchtung weit verbreitet. (Die gleiche Erhebung, die die Einstellung der Allgemeinheit zur künstlichen Befruchtung ermittelte, stellte auch fest, daß 50 Prozent der Befragten angaben, sie kennten einen Ehemann oder eine Ehefrau, die untreu seien.[35] Die Gesellschaft scheint nicht in der Lage, ein Gesetz durchzusetzen, das Ehebruch untersagt. Wollte sie tatsächlich gegen Ehebruch vorgehen, müßte sie vor den Spermenbanken zuallererst die *Motels* schließen. Wenn zudem beide Eltern sich einig sind und die künstliche Befruchtung in der kühlen medizinischen Sterilität einer Arztpraxis vorgenommen wird, dann hat eine solche Vereinigung wenig mit einem Schäferstündchen gemein. Kurz, während ich Zuchtbestrebungen in rein persönlicher Absicht keineswegs gutheiße („Bekommen auch Sie ein blondes Kind!") und es durchaus für notwendig erachte, die einzelnen vor Handlungsreisenden in Sachen Sperma zu schützen, sehe ich keinen Grund, ein solches Verfahren zu verbieten oder zu stigmatisieren. Hätte es uns zur Verfügung gestanden, dann könnte es sehr gut sein, daß meine Frau und ich es genutzt hätten, um unserer Jungensfamilie eine Tochter hinzuzufügen.

Ich saß noch immer in einer Ecke der Bar und notierte meine Gedanken. Dr. Case dürfte inzwischen selig geschlafen haben; im Hotel herrschte tiefe Stille. Außer mir saßen nur noch zwei Personen an der Bar. Der Ober legte mit Nachdruck die Rechnung vor mich hin, was entweder heißen sollte, daß man schließen wollte, oder daß ich nicht genug konsumierte. Als ich, meine Notizen überlesend, auf mein Zimmer ging, war ich recht zufrieden. Es war mir gelungen herauszufinden, wofür ich eintreten wollte, was ich tolerieren konnte, und wogegen ich mich wehren mußte: Genetische Eingriffe zur individuellen Therapie mußten mehr statt weniger Unterstützung erfahren. Gesellschaftliche Macht durfte weder zu therapeutischen noch zu Zuchtzwecken eingesetzt werden. Die unabhängige Förderung einer allgemeinen politischen Linie in genetischen Fragen im Sinne dieser beiden Ziele schien vernünftig, auch wenn die Gesellschaft insgesamt der technischen Schranken wegen dabei nicht allzuviel gewinnen konnte. Die einzelnen mußten die Freiheit haben, sich so fortzupflanzen, wie sie es für richtig hielten und wollten. Dagegen mußten Schritte unternommen werden, um die Öffentlichkeit besser darüber zu informieren, was sie zu erwarten hatte, damit sie klügere Entscheidungen treffen konnte.

Ich hörte bereits einige meiner radikaleren Kollegen sagen: „Man muß diesen Primat des Individuums in Frage stellen; das alles klingt ganz schön nach Befürwortung eines genetischen Tagebau-Verfahrens". Indes, der Tagebau wird nicht von „Individuen" in Verfolgung ihrer persönlichen Bedürfnisse praktiziert, sondern von profitgierigen *Unternehmen*. Und wenn Firmen und Konzerne erst auf den genetischen Plan treten, dann müssen sie, davon bin ich fest überzeugt, auch reglementiert werden.

Wie vorrückende Truppen, die eine gutbefestigte feindliche Stellung umzingeln, hatte ich einen schwierigen, unangenehmen Punkt außer acht gelassen, der recht gut getroffen ist in dem Spruch ‚So kommt eines zum andern'. Wenn wir die Tür zu einer bestimmten Art der genetischen Steuerung öffnen, ist dann nicht auch der Weg für weitere, weniger wünschenswerte Formen bereitet? Würden nicht freiwillige Formen sich wandeln in solche des Zwangs, wenn Regierungen sich Gewinn davon versprachen?

Die schiefe Ebene — oder das Postvirginitätsproblem

Hübsche Diagramme, das war mir völlig klar, konnten soziale Kräfte nicht im Zaum halten. Tatsächlich lautet eins der am häufigsten gegen genetische Steuerung vorgebrachten Argumente, ein Engagement dafür bedeute bereits einen Schritt auf die schiefe Ebene; und verliere man erst den Boden unter den Füßen, gebe es kein Halten mehr, bis man schließlich tief unten auf dem Hintern lande. Dr. Watson meinte, wenn das Tabu gegen Experimente mit Fötussen durch die Fortdauer der invitro-Experimente erst einmal verletzt sei, „dann bricht die Hölle los".[36] Manche befürchten auch, daß genetische Eingriffe zu therapeutischen Zwecken solche zur Züchtung bestimmter Menschen direkt nach sich ziehen. Andere glauben, wenn genetische Eingriffe erst im Einzelfall zulässig sind, werden bald auch die Regierungen davon Gebrauch machen. Wieder andere sind der Meinung, was als freiwillige politische Devise in einer freien Gesellschaft beginne, könne in den Händen eines teuflisch totalitären Staates zur Zwangsmaßnahme werden, mit deren Hilfe eine Million Kopien von Supersoldaten oder Geheimagenten gexeroxt würden. Und schließlich wird auch ein Dahinschwinden der Moral befürchtet. Wenn wir erst Babies am Fließband produzieren, was wird dann mit der Familie passieren — und mit der Unantastbarkeit menschlichen Lebens?

Bei dem Wunsch, das Problem zu umgehen, darf man kaum auf die Techniken selbst hoffen, denn die Eingriffe, die einem einzelnen Ziel dienen, lassen sich auch für die anderen Zwecke verwenden. Wie Hauptschlüssel öffnen sie eine Vielzahl genetischer Türen.

So können genetische Techniken — Beratung, Amniozentese, Karyogramm, Informationen an Gene mittels Viren usw. — sowohl zu Heilungs- wie zu Zuchtzwecken benutzt werden, sie können individuellen Bedürfnissen wie gesellschaftlichen Zielen dienen. Das Klonen stellt eine mögliche Ausnahme dar; ich sehe nämlich keinen therapeutischen Wert darin, auch wenn seine Befürworter sagen, das Leben mancher Menschen könne gerettet werden, wenn man in der Lage sei, Ersatzteile zu züchten. Soll heißen, wenn Ihre Niere nicht mehr funktioniert, könnte sie aus einem identischen Körper ersetzt werden; und eine Transplantation genetisch identischen Gewebes ist natürlich viel sicherer. Man braucht aber kein Klon zu züchten, das dann abgerufen und getötet wird, um das erforderliche Ersatzteil zur Verfügung zu haben; vielmehr könnten bei einer Gruppe von tausend identischen Menschen aus denen, die aus natürlichen Gründen sterben, solche Teile entnommen und mit viel größerem Erfolg verwendet werden als Transplantate nichtidentischer Spender ihn bieten können. Es wäre, als hätten wir alle viele identische Zwillinge.

Was nun soll die Gesellschaft tun? Die „schiefe Ebene" überhaupt nicht betreten? Niemand sollte sich genetischen Interventionen pauschal widersetzen, wie es die Kirche tut; denn dieser Standpunkt bringt Elend über die Menschen, Elend, das wir heute abwenden können. Eltern die freie Entscheidung zu verwehren, kein mongoloides Kind aufziehen zu wollen, ist heute etwas total anderes als noch vor wenigen Jahren, und zwar nicht nur medizinisch, sondern auch moralisch. In der Vergangenheit wußten die Ärzte nur, daß für bestimmte Eltern eine gewisse Wahrscheinlichkeit bestand, ein geschädigtes Kind zu bekommen. Wenn die Mutter zwischen 40 und 44 Jahre alt und Amerikanerin war, dann war die Wahrscheinlichkeit, ein mongoloides Kind zu gebären, 1 : 80.[37] Das bedeutete für die Eltern kaum mehr an spezifischer Information über eine Schwangerschaft, als sie sie bis dahin hatten, viel eher stellte es sie vor recht harte Alternativen.

Zur Illustration: Stellen Sie sich vor, Sie hätten damals daran gedacht, noch ein Kind zu haben. Man hätte Ihnen gesagt, die Wahrscheinlichkeit schwerer Mißbildungen liege bei 1 : 80, weiter hätte man Ihnen erklärt, daß Abtreibung nichts bringe, weil die Aussichten bei einer weiteren Schwangerschaft dieselben seien (d. h. um ein Geringes schlechter, weil Sie älter sein würden.) Falls Sie also ein Kind von „Ihrem eigenen Fleisch und Blut" wollten, hätten sich Ihre Alternativen darauf beschränkt, entweder ein Lotteriespiel hinsichtlich der Normalität Ihres Kindes einzugehen oder überhaupt keines zu bekommen.

Seit Anfang der sechziger Jahre jedoch, d. h. seit es die Amniozentese gibt, können die Ärzte Ihnen mit einem hohen Maß an Genauigkeit sagen, ob ein *bestimmter* Fötus normal oder schwer mißgebildet ist. Eltern können heute buchstäblich zwischen einem mongoloiden und einem normalen Kind wählen, und sie wissen, wenn sie einen geschädigten Fötus abtreiben, daß sie ihn mit großer Wahrscheinlichkeit durch ein normales Kind ersetzen können! Es ist wie der Unterschied zwischen einem Pokerspiel, bei dem es jedesmal um den Jackpot geht, mit der Aussicht auf Zwangsarbeit im Falle des Verlusts, und einer Pferdewette bei einem Rennen, in dem nur zwei Pferde laufen und der Sieger mit 99 %iger Sicherheit bereits feststeht! Es scheint unvorstellbar, eine solche Information sowie die entsprechende medizinische Hilfe im Namen einer so abstrakten Vorstellung wie der schiefen Ebene zurückzuhalten. Und deshalb haben wir meines Erachtens moralisch gesehen überhaupt keine Wahl; wir müssen unseren Fuß auf die schiefe Ebene setzen und einen Teil des Weges hinter uns bringen. Wir müssen Mittel ersinnen, um nicht abzurutschen, aber wir können es uns nicht leisten, aus Furcht vor dem, was weiter unten kommt, auf die Vorteile zu verzichten, die uns weiter oben erwarten.

Glücklicherweise sind die verschiedenen Verwendungsweisen derselben genetischen Techniken deutlich erkennbar an unterschiedliche Ziele geknüpft. Das vereinfacht das Problem des Abgleitens. Beispielsweise wenden Ärzte die Amniozentese in Verbindung mit Abtreibung nur zu therapeutischen Zwecken, nicht aber zu Zuchtzwecken an. Während ich ihre Verwendung auch zu beiden Zwecken zuließe, ist der Kern der Sache doch darin zu sehen, daß eine Grenze zwischen dem, was man billigen und was man ablehnen möchte, falls man sie ziehen will, ganz offensichtlich auch gezogen werden kann.

Eine zweite Möglichkeit des Ausgleitens, über die verschiedene Kommentatoren sich Sorgen machen, liegt in den Mitteln, mit denen die allgemeinpolitische Linie auf diesem Gebiet propagiert wird. Eine Regierung, so wird gesagt, könne mit Appellen an die Freiwilligkeit der Bürger beginnen (in der Art, wie wir heute versuchen, die Menschen für kleinere Familien zu gewinnen), später dann wirtschaftlichen Druck ausüben (etwa in Form von Geldbußen, mit denen jene belegt werden, die sich nicht fügen) und schließlich zu offenen Zwangsmaßnahmen greifen (Zwangssterilisation). Es läßt sich nicht leugnen, daß eine solche Gefahr besteht. Regierungen haben die Neigung, törichte Dinge zu tun und wie der Elefant im Porzellanladen aufzutreten. Man muß jedoch bedenken, daß solches Ausgleiten längst nicht so unvermeidlich ist, wie diejenigen implizieren, die immer wieder darauf hinweisen. Wann immer in den Kontrollmechanismen eine Veränderung eintritt, finden öffentliche Auseinandersetzungen, politische Kämpfe und moralische Wertungen statt — so, als Amerika die Abtreibung legalisierte (eine Veränderung der Situation vom Zwang zur Freiheit) oder der Tabakindustrie die Werbung untersagte (von der Freiheit zum Zwang) usw. usw.. Oder, um ein Beispiel aus einem anderen Bereich zu nehmen, man braucht sich nicht gegen die obligatorische Ausstattung von Autos mit Abgasreglern gegen die Verunreinigung der Luft zu wehren einfach aus der Furcht heraus, diese Bestimmung werde zum Verbot von Autos überhaupt führen, auch wenn theoretisch dem ersten Schritt der zweite folgen könnte.

Schließlich machen sich einige Beobachter auch Sorgen über ein moralisches Ausgleiten, sie fürchten eine allmähliche Ausweitung der Zwecke, deretwegen das Volk zwar genetische Eingriffe, nicht aber eine Ausdehnung der staatlichen Kontrolle akzeptiert. Heute gelten immerhin etliche Sitten und Normen, die der genetischen Steuerung entgegenwirken, wie die hohe Wertschätzung der Familie, das Tabu gegen Rassendiskriminierung und die Werte, die die Unantastbarkeit des Menschen betonen. In dem Moment, da es akzeptabel werde, an diesen Normen zu rütteln — durch invitro-Zucht usw. —, werde der moralische Putz, der die Leute gesittet sein und in ihren Ehepartnern, Mitbürgern und allen Menschen Ziele und nicht Mittel sehen lasse, weiter abbröckeln. Hier könne die genetische Steuerung tatsächlich beeinträchtigend wirken, wiewohl es natürlich auch eine Vielzahl anderer und einflußreicherer Faktoren gebe, die daran kratzten.

Nun lehrt uns die Geschichte aber, daß zwar einige Tabus tatsächlich schwächer wurden (so die meisten religiösen Gebote und Verbote in der Moderne), daß aber andere neue Geltung erhielten — das heißt, Tabus fielen an einem Punkt (z. B. das Gebot der Virginität) und wurden an einem anderen neu errichtet (z. B. Begünstigung jeweils einer einzigen festen Bindung und keine Eintagsaffären). Solcherart revidierte Tabus, so könnte eingewandt werden, verpflichten nicht so recht; und in der Tat, es gibt Menschen, die sie verletzen; dennoch, dasselbe gilt auch für die alten Tabus.

Kurz, ein Abgleiten ist keineswegs eine Selbstverständlichkeit. Wir stehen nicht vor der begrenzten Alternative eines technischen Alles-ist-erlaubt oder eines konservativen Festhaltens an den traditionellen Normen.

Wir haben andere Möglichkeiten, als uns ängstlich am oberen Ende der schiefen Ebene festzuklammern und uns aus lauter Furcht, schließlich ganz unten auf unserem kollektiven Hintern zu landen, davor zu scheuen, die Früchte zu pflücken, die auf halber Höhe wachsen. Wenn wir auf eine klügere allgemeinpolitische Linie hinauswollen, dann müssen wir unsere Fähigkeit weiterentwickeln, Tabus zu erneuern, statt in ihnen zu erstarren oder in der Anarchie zu scheitern.

Zwei Nebenfragen waren meines Erachtens noch zu beantworten, ehe dieser Komplex abgeschlossen werden konnte. Die eine betraf die Rolle der Technologie beim Zustandekommen der erwarteten sozialen Veränderungen: Würde nach den ersten genetischen Erfolgen wohl oder übel ein Wandel erfolgen, oder hatten wir die Wahl? Die zweite Frage galt den Möglichkeiten und Mitteln, Tabus neu zu errichten.

Der technische Faktor im gesellschaftlichen Mixtum

Man sagt, wir könnten gar nicht anders als unsern Weg fortsetzen, weil das Wissen bereits vorhanden ist. Wir haben unsere Unschuld bereits verloren. Was John F. Kennedy einst über die Atomphysik gesagt hat, müssen wir heute über die Genetik sagen — wir kriegen den Geist des Wissens nicht wieder in die Flasche hinein. Niemand kann uns vergessen machen, wie die Amniozentese funktioniert. Wir können versuchen, ihre Anwendung zu reglementieren, aber wir können sie nicht wieder verschwinden machen. Auch könnte niemand die zukünftige Grundlagenforschung über Gene und die Möglichkeiten, sie zu beeinflussen, aufhalten — so wenig, wie die Kirche Galilei aufhalten konnte. Und die kommerziellen Interessen an der Zucht von Tieren sind so mächtig, daß die praktische Anwendung dieses Wissens auf Säugetiere ganz sicherlich fortgesetzt wird. Seine Anwendung auf den Menschen schließlich ist in gewissem Umfang ebenfalls bereits im Gange. Was wir tun können, ist deshalb begrenzt: wir können bestimmte Anwendungsweisen überprüfen, sie publik machen und propagieren, von anderen abraten und manche auch bekämpfen; den ganzen Bereich mit einem Tabu belegen, das können wir nicht.

Diverse renommierte Genetiker vertreten den Standpunkt, die

wachsende Sorge über die gesellschaftlichen und moralischen Implikationen genetischer Steuerung sei in hohem Maße verfrüht. Besonders unerbittlich in diesem Punkt ist Joshua Lederberg, dessen Worte mir im Gedächtnis geblieben sind: „Sollten wir wirklich unsere Zeit damit vertun, über die ethischen Implikationen der genetischen Entdeckungen des nächsten Jahrhunderts nachzudenken, wenn wir dies auf der Basis einer Hypothesenreihe über die Beschaffenheit des Menschen tun müssen, die sich bis dahin ohne Zweifel drastisch gewandelt haben wird?"[38]

Lederberg betont, daß wir einfach *nicht* wissen, wie man die meisten der Dinge macht, deren Vorzüge so heiß debattiert werden, von der Herstellung künstlicher Gebärmütter angefangen bis hin zur geschlechtslosen Fortpflanzung. Er sagt: „Den Berichten von Journalisten zufolge werden wir in Kürze Rezepte für menschliche Eigenschaften ausschreiben. ‚Soll Ihr Baby 2,40 Meter groß sein oder vier Hände haben? Sagen Sie es dem Genetiker, und er wird alles für Sie in die Wege leiten', so etwa dürfte diese Art von Werbung lauten. Dabei steht auch der erfahrenste Genetiker von heute Herausforderungen, wie z. B. der Huntingtonschen Krankheit, absolut ratlos gegenüber."[39]

Bis auf einen Punkt schien mir Lederberg durchaus recht zu haben. Ganz sicherlich verhalten sich beide unrealistisch — sowohl diejenigen, die heute für das Jahr 2000 planen, wie jene, die sich jetzt gegen wichtige Maßnahmen mit dem Hinweis auf Hypothesen über das 21. Jahrhundert sperren. Die Unterlagen zu solchen Entwürfen sind so dürftig, daß sie trotz ihrer möglichen Verwendung für eine Reihe nicht-wissenschaftlicher Zwecke — vom Kitzel, den sie auf den Journalismus ausüben, bis zur Durchleuchtung unserer *heutigen* Werte — unsere gegenwärtige allgemeinpolitische Linie nicht bestimmen sollten. Auf der anderen Seite finden derzeit so viele genetische Eingriffe statt, daß eine Pause, in der *ihre* Implikationen überdacht werden können, als sinnvoll erscheint, auch wenn es recht töricht ist, unfruchtbaren Frauen die Hilfe zu verweigern, weil möglicherweise eines Tages Menschen im Xeroxverfahren hergestellt werden. Versuche, Babies in der Retorte zu züchten, werden heute bereits durchgeführt, und niemand kann sicher sein, daß die Aussichten, daß ein Baby von einer Maschine geboren wird oder ein Fötus „beendigt" werden muß, weil die Maschine nicht richtig arbeitete, nicht innerhalb der nächsten

Jahre Wirklichkeit werden. Das Karyogramm steht uns heute ebenso zur Verfügung wie genetische Beratung, und Fragen, wie „Soll jeder seine Gene testen lassen?" und „Was soll den Getesteten gesagt werden?" und „Wie können sie vor mißbräuchlicher Verwendung der Befunde geschützt werden?" türmen sich vor uns auf, und zwar bereits jetzt.

Außerdem ist es möglich, grob zu unterscheiden zwischen den schwierigeren und ferneren wissenschaftlichen Entwicklungen und denen, die zu vollenden wir gerade im Begriff sind (z. B. werden wir einen Computer, der hervorragend Dame spielen kann, viel eher entwickelt haben als einen, der an Schachmeisterschaften teilnimmt). Dennoch läßt sich solcher Fortschritt nicht in seinem ganzen Ausmaß vorhersagen. Ein wissenschaftlicher Durchbruch *könnte* uns auch plötzlich mit scheinbar fernliegenden Problemen konfrontieren. Vorauszublicken und vorauszudenken, scheint deshalb absolut notwendig.

Ist eine Technik einmal bekannt und wird weithin angewendet, so ist es schwierig, sie wieder abzuschaffen. Die Zeit, neue Technologien zu überprüfen — wenn es überhaupt Hoffnung geben kann, sie einzudämmen oder im Sinne bestimmter Anwendungsweisen zu kanalisieren und andere abzuwenden —, diese Zeit liegt *vor* ihrer Einführung. Deshalb ist der Augenblick zu entscheiden, ob die Amniozentese nicht nur zur Ausschaltung von Krankheiten, sondern auch zu Zuchtzwecken angewendet werden soll, *jetzt*, ehe sie für biologisches Designing genutzt wird. Sollen in vitro-Experimente auf solche beschränkt bleiben, die eine Wiedereinpflanzung der befruchteten Eier in die Spendermutter und nicht in Gastmütter oder künstliche Gebärmütter zum Ziel haben, dann ist die Zeit, solch ein Verbot zu formulieren, ebenfalls *jetzt*, und nicht erst, wenn Babies in der Retorte geboren sind.

Wenngleich ich der festen Überzeugung bin, daß die beste Zeit, eine neue Technik zu überprüfen, ihr erstes Entwicklungsstadium ist — oder zumindest vor dem Zeitpunkt liegt, da sie voll ausgereift ist und allgemein angewendet wird —, stimme ich doch nicht mit jenen überein, die sagen, daß ein neues Verfahren oder eine neue Technik, seien sie erst einmal verfügbar, unweigerlich auch angewendet werden und unsere Möglichkeiten der gesellschaftlichen Lenkung vorbei sind. Soziale Kräfte spielen schließlich auch eine Rolle. Es hat eine ganze Reihe von Techniken gegeben, die nicht angewendet worden sind, entweder weil sie kommerzielle Interessen bedrohen oder weil eine Mischung aus Furcht und Gewissen sie in der Schwebe hielt (z. B. Atomwaffen). Das bedeutet im Prinzip, daß wir Wissenschaft *publizieren dürfen.*

Technologen treiben die Diskussion gerne ins andere Extrem, indem sie sagen, es sei die Gesellschaft, die *bestimme,* ob eine neue Technik benutzt oder ignoriert werde; deshalb könnten sie auch, so ihre Argumentation, nach Herzenslust und ohne Rücksicht auf soziale Konsequenzen oder moralische Probleme neue Techniken entwickeln.

Die Wahrheit scheint mir irgendwo zwischen der Vorstellung von einem technologischen Determinismus und unausweichlichen Gang der Geschichte, den niemand ändern kann, einerseits und der voluntaristischen Vorstellung andererseits zu liegen, daß Gesellschaften solche Entwicklungen steuern können. Wenn die Gesellschaft die Technologie je nach ihren Erfordernissen formen könnte, dann hätten wir längst ein Mittel gegen den Krebs entwickelt.

Wenn technologische Erfindungen, einmal zugänglich geworden, ihren Weg in die Gesellschaft mehr oder weniger erzwängen, dann hätten wir Kreuzungen aus Menschenaffen, z. B. aus männlichen Guerillas und männlichen Schimpansen, die nach Dr. Bruce Wallace, Professor für Genetik an der Cornell University, Ithaca, New York, auf die gleiche Weise erzeugt werden könnten, auf die Rinder gezüchtet werden.[40] Meiner Ansicht nach ist die Technologie weder gänzlich vorherbestimmt noch ihrerseits absolut bestimmend, vielmehr stellen neue Techniken neue Versuchungen dar und bieten neue Möglichkeiten des Gebrauchs und des Mißbrauchs; die Gesellschaft beeinflußt Intensität und Richtung technischer Entwicklungen sowie die Art ihrer Anwendung. Die beiden Kräfte interagieren, deshalb müssen beide in Rechnung gestellt werden und tragen auch beide Verantwortung. Wissenschaftler und Technologen dürfen nicht außer acht lassen, daß sie der Bürde einer Gesellschaft, die von der Notwendigkeit, ihre Geschicke zu lenken und ihre Moralität zu bewahren, fast schon erdrückt wird, weitere Lasten hinzuzufügen. Bürger und ihre Vertreter müssen mehr Zeit und Energie in die Beurteilung der neuen Genetik investieren.

Aber selbst wenn Wissenschaftler nicht unverantwortlich handeln, indem sie der genetischen Steuerung Vorschub leisten, und wenn sie deshalb auch kaum der Aufsicht durch Außenstehende bedürfen, so haben — und darüber darf nicht hinweggesehen werden — Erfahrungen mit Nahrungs- und Arzneimitteln in der Vergangenheit doch gezeigt, daß die Geschäftswelt dringend einer sorgfältigen Reglementierung bedarf. In dem Moment, da irgendeines der neuen genetischen Verfahren in die Massenproduktion ginge und vermarktet würde, fänden sich ganz sicherlich Unternehmen, die es in gleicher Weise propagieren würden wie Deodorants oder Abführmittel. Wenn z. B. Sperma in Kapseln verkauft und ohne Hilfe des Arztes angewendet werden könnte, dann ließen Annoncen, wie „Bestellen Sie Ihren nächsten Blondschopf bei uns" und „Wir garantieren Ihnen, daß Ihr nächstes Kind 12 cm größer ist, oder Sie erhalten Ihr Geld zurück", bestimmt nicht lange auf sich warten. Und wenn eine Spülung sicherstellen könnte, daß das erstrebte Kind je nach Wunsch ein Junge oder Mädchen wird, dann wären Versuche, den Leuten Schuldgefühle zu suggerieren, falls sie keine „wohlausgewogene Familie" haben, schneller zur Stelle, als Sie das Wort „kommerziell" überhaupt denken können. Deshalb sollte die Nahrungs- und Arzneimittel-Behörde (FDA) eine Extra-Abteilung erhalten, die diese neuen Produkte sorgfältigst prüft, ehe sie kommerziellen Kräften überlassen werden. Wenngleich es stimmt, daß die Moden einer Gesellschaft die Anwendung bestimmter Techniken beeinflussen, so sind diese Moden doch keineswegs zufällig oder beliebig, sondern — wie die Form unserer Autos, Kleider oder Ferien — vom Kommerz, der Werbung und den Kräften der Massenmedien sorgfältig lanciert. Wir sollten mitsprechen und entscheiden können, *ehe* diese Kräfte den Massengebrauch genetischer Heilung und Züchtung propagieren; andere Interessen als höherer Profit sollten darüber entscheiden, ob diese neuen Techniken auf den Markt gebracht und über ihn in die Gesellschaft gelangen sollen.

Die meisten genetischen Steuerungstechniken, die derzeit zur Verfügung stehen, sind hinsichtlich der finanziellen wie der gesellschaftlichen und psychischen Kosten teuer, eine Tatsache, die häufig gegen die Besorgnis ins Feld geführt wird, sie könnten auf breiter Basis angewandt werden und damit auch gesellschaftliche Folgen, zum Guten wie zum Schlechten, haben. Tatsächlich setzen die meisten der neuen Verfahren bislang einen Besuch in der Praxis eines Chirurgen voraus (beispielsweise die Amniozentese), etliche bedingen Abtreibung oder künstliche Befruchtung und haben damit sowohl ihren finanziellen als auch ihren psychischen Preis. Indes, diese Dinge unterliegen dem Wandel. Historisch gesehen läuft die Entwicklung so, daß die meisten Techniken im einzelnen Anwendungsfall immer weniger kostspielig und zugleich gesellschaftlich akzeptabler werden. Geschlechtswahl könnte eine so einfach zu handhabende Privatsache werden wie eine Spülung oder die Einnahme der Pille. Einige genetische Tests sind inzwischen bereits billig und weithin üblich (z. B. der PKU-Test). Einst gesellschaftlich stigmatisierte Verfahren sind heute durchaus akzeptiert — der Gebrauch empfängnisverhütender Mittel beispielsweise. Auch die Mehrzahl der Katholiken betreiben Familienplanung. (1970 praktizierten mehr als zwei Drittel der weiblichen katholischen Bevölkerung in den Vereinigten Staaten Geburtenkontrollmethoden jenseits der von der Kirche gebilligten Rhythmusmethode.)[41] Auf die Kosten kann man also nicht mehr bauen, wenn man den Deckel der genetischen Pandorabüchse geschlossen halten will, insbesondere jetzt, da die wissenschaftlichen Entwicklungen ihn anheben.

Tatsache ist, daß ein erhebliches Maß an genetischer Steuerung bereits *heute* stattfindet und von Jahr zu Jahr zunehmen wird. Unser biologischer Ursprung unterliegt nicht mehr nur der *natürlichen* Auslese der Tauglichsten oder sonstwie Bevorteilten. Veränderungen, die wir bewußt vornehmen, haben genetische Konsequenzen, die in Rechnung gestellt sein wollen. Sie sind Teil der genetischen Nebenwirkungen der allgemeinen politischen Linie, und sowohl Gesellschaft wie Individuen haben sie zu bedenken. Beispielsweise sollte die Strahlungsmenge, der wir infolge von Röntgen-Strahlen, Versuchen mit Atomwaffen, bestimmten Umweltverschmutzern und Kernreaktoren inmitten von dicht besiedelten Gebieten ausgesetzt sind, auf ihre Auswirkungen auf genetische Mutationen hin untersucht werden, von denen die meisten nicht günstig, sondern eher nachteilig sind. Ähnlich sollten die enthusiastisch für eine Beschränkung der Geburtenziffern in Wohlstandsgesellschaften Plädierenden bedenken, welche Auswirkung es auf die genetische Gesundheit der nächsten Generation hat, wenn Frauen ihre Kinder erst in höherem Alter bekommen. Das Durchschnittsalter der US-Bevölkerung liegt heute bei 28 Jahren, bei stabilen Bevölkerungsziffern könnte diese Zahl durchaus auf 40 ansteigen. Und während derzeit 30 % der US-Bevölkerung unter 15 Jahre alt sind und die über 65-jährigen nur 10 % ausmachen, würde bei einem Null-Wachstum der Anteil der Personen über 65 dem unter 15 Jahren gleichkommen.[42]

Zusätzlich hat die direkte genetische Intervention rasch zugenommen. Genetische Beratungsstellen, erstmals in den frühen 1940er Jahren in den Vereinigten Staaten eingerichtet, sind von 13 solcher Stellen im Jahre 1955 auf nahezu 180 im Jahr 1969 angewachsen.[43] 1971 gab es an die 200 Beratungszentren.[44] Während die frühen Zentren es in der Regel mit Ratsuchenden zu tun hatten, die aus eigenem Antrieb kamen, und zumeist an die Universitäten und dort an die Fachgebiete Zoologie oder Genetik gekoppelt waren, sind die heutigen Kliniken meist zweckdienlicher und bequemer in Krankenhäuser und medizinische Zentren eingebettet und befassen sich mit Patienten, die von Ärzten an sie verwiesen werden.[45]

Und schließlich werden neue Gesetze erlassen; und neue Sofortprogramme, deren Ziel die genetische Intervention ist, werden mit staatlichen Mitteln finanziert. 1971 verabschiedete die Legislative in Massachusetts ein Gesetz, das genetische Massenuntersuchungen anordnete: alle Schulkinder müssen auf Sichelzellanämie getestet werden. Das Programm warf viele Fragen bezüglich der Angemessenheit des Tests und des Schutzes der Intimsphäre der Betroffenen auf.[46] All diese Probleme müssen sorgfältig und hinreichend erforscht werden, weil andere Staaten dem Beispiel folgen und weil es — im Bedarfsfall — am einfachsten wäre, die obligatorische Untersuchung in Massachusetts wieder abzuschaffen.

Den Hinweis schwarzer Führer, „ihre" Krankheit werde vernachlässigt,[47] beantwortete der Kongreß mit einem Sofortprogramm zur Entwicklung eines Heilmittels gegen die Sichelzellanämie.[48] Die Ausgaben dafür wurden im Jahr 1973 von 1 Million auf 25 Millionen Dollar erhöht.[49] Bald darauf stand Tay-Sachs, eine „jüdische" Krankheit, im Mittelpunkt solcher Bestrebungen.[50] Danach war Cooleys Anämie oder die Cooleysche Krankheit, die Menschen mittelmeerländischer Herkunft befällt, an der Reihe.[51] Eine Zeitlang schien es, als gebe es jeweils eine „ethnische Krankheit des Monats", die ein Sofortprogramm verlangte.

Verschiedene Wissenschaftler vertraten die Auffassung, so könne man nicht gegen genetische Krankheiten angehen, und empfahlen, die tieferen analytischen Probleme dieser und aller übrigen genetischen Krankheiten zu ergründen.[52] Die Fürsprecher der Programme machten geltend, daß „ihre" Krankheit spezifische Probleme aufweise, die ein Generalangriff nicht lösen könne, so gebe es bisher noch nicht einmal einen verläßlichen Test zur Feststellung der Cooleyschen Krankheit. Jemand mit den entsprechenden Qualifikationen mußte diese konkurrierenden Forderungen prüfen; eilige, dafür überhaupt nicht ausgebildete Mitglieder eines Kongreßausschusses konnten es jedenfalls nicht sein.

Mehr als 1500 Krankheiten, die teilweise oder gänzlich genetische Ursachen haben, sind bereits identifiziert, und die Zahl der Krankheiten, die behandelt oder verhindert werden können, nimmt stetig und rasch zu. Kurz, es kann gar kein Zweifel mehr bestehen, daß die genetische Entwicklung ein Ausmaß erreicht hat, das unsere persönliche und öffentliche Aufmerksamkeit erfordert. Es ist töricht, Nachfragemangel und Angebotsknappheit oder das Verschwinden altmodischer Verbote als Entschuldigungen dafür anzuführen, daß wir uns bisher nicht entscheiden können, wie weit, wie rasch und in welche Richtung wir auf diesem Gebiet zu gehen wünschen. Und wer – Ärzte, Abgeordnete, Wissenschaftler oder jeder für sich – soll diese Entscheidungen treffen?

Während ich meine neuen Fragen niederschrieb, wurde mir rasch klar, daß ich zielstrebig zu meiner alten Frage zurückkehrte: Wer soll ein Auge auf die genetischen Forscher und Praktiker haben? Wer soll genetische Politik machen? Ich hatte versucht, meine Einstellung zu den verschiedenen Zwecken, denen die neuen Instrumente dienen konnten, zu klären; ich war fest überzeugt, daß einige genutzt werden konnten, ohne daß zugleich notwendig auch die anderen Anwendung finden mußten; und ich erkannte, daß es angezeigt war, über diese Techniken sorgfältig nachzudenken, zum einen weil die Wissenschaftler eine zusätzliche Verantwortung haben, auf die Konsequenzen ihrer Entdeckungen und Befunde zu achten, und zum andern weil die neuen Erkenntnisse tatsächlich angewandt wurden. Blieb „nur" noch eine wichtige Frage, die der Autorität und Macht. Wer sollte die notwendigen Entscheidungen treffen? Inzwischen ging über den Dächern von

Paris langsam die Sonne auf. Es war das erste Mal seit meinem Rigorosum, daß ich bis zum Morgen gearbeitet hatte. Die Frage, wer über Leben und Tod, Gesundheit und Eigenschaften des Menschen entscheiden solle, würde noch einen Tag warten müssen — d. h. eigentlich nur noch ein paar Stunden, denn dieser Tag war bereits angebrochen. Ich legte mich eine Weile schlafen.

Teil III:

Dritter Tag

Fünftes Kapitel

Das Recht des Bürgers, Bescheid zu wissen,
zu entscheiden, zuzustimmen und
als Spender zu fungieren

Die Notwendigkeit einer lenkenden Instanz

Als ich schließlich im UNESCO-Gebäude zur Morgensitzung des dritten und letzten Konferenztages anlangte, steckte die Konferenz tief in der ersten Kaffeepause. Ein gut Teil dessen, was man auf internationalen Tagungen mitbekommt, stammt nicht aus den offiziell vorgelegten wissenschaftlichen Papieren, sondern aus den anschließenden Diskussionen — auf Korridoren, verwirrenden Cocktail-Parties und vor allem in Kaffepausen. In vielen dieser Gespräche fand ich meine Grundposition bestätigt, daß eine effiziente Instanz zur Beurteilung der neuen genetischen Techniken dringend erforderlich war.

Beim Kaffee-Trinken an diesem Morgen erwähnte Hamburger, der mir liebste Tagungsteilnehmer, daß in einigen Ländern der Tod eines Spenders von Organen, die zu Transplantationszwecken verwandt werden sollen, nur von den Chirurgen bescheinigt werde, die seine Organe auch verpflanzten, und daß es auf diese Weise zu eklatanten Moralverstößen gekommen sei. Ein Arzt, der sich zu uns setzte, fügte hinzu, daß in den Vereinigten Staaten Pathologen bei Autopsien häufig Hirnanhangdrüsen entfernten, um sie unter der Hand zu verkaufen. Ein Teilnehmer aus Afrika berichtete von einem Schwarzmarkt für Organe, auf dem für Transplantationen geeignete Körperteile meistbietend verkauft werden.

Gäbe es eine internationale Kommission, so meine Überlegung, dann würde sie an die verschiedenen Regierungen die Empfehlung aussprechen, den Verkauf von Organen zu untersagen. Dennoch setzt ein solcher Ratschlag sorgfältige Beratungen über die Situation voraus, da, wie jemand zurecht einwarf, Organe nur in sehr geringer Zahl zur Verfügung stehen und Bezahlung ein Weg ist, mehr Organe zu erhalten. Vielleicht müssen „Organbanken" sein, dann sollten sie aber von achtbaren medizinischen Sachverständigen geleitet werden, und nicht die Transplantationsspezialisten, sondern zwei „neutrale" Ärzte müßten den Tod des Spenders bestätigen. Die Kommission könnte weiter festlegen, daß Transplantationsorgane denen zur Verfügung zu stellen sind, die sie brauchen, und das Kriterium ihrer Verteilung nicht die Fähigkeit des Empfängers ist, die Organbank zu bezahlen. Der allgemeine Gesundheitszustand des Erkrankten, sein Alter, seine Familiensituation und ähnliche Kriterien (der gesellschaftliche Wert eines Menschen?) sollten von einem maßgeblichen, eigens damit beauftragten Gremium festgestellt und abgewogen werden und nicht willkürlich von ein paar Einzelpersonen und ganz sicherlich nicht auf dem Marktplatz.

Ein zweiter Bereich, in dem die Pariser Konferenz mich in meiner Auffassung bestärken sollte, daß eine ethische Kontrollinstanz dringend notwendig war, betraf das Experimentieren mit Menschen; durch meinen Soziologenkollegen Prof. Bernard Barber wußte ich einiges über dieses Problem.[1] Kurz vor meinem Aufbruch nach Paris waren die Zeitungen voll gewesen von empörten Berichten über Experimente mit Syphilitikern in Tuskegee, Alabama. Das Experiment war 1932 mit ungefähr 600 meist armen Schwarzen ohne jede Ausbildung in einem Gebiet begonnen worden, das damals die höchste Syphilisquote im ganzen Land aufwies. Obwohl später ein Heilmittel zur Verfügung stand, wurde es den Versuchspersonen dieses Experiments vorenthalten, damit die Untersuchung ihren Gang nehmen konnte.[2] 1958 starben in Los Angeles 45 Kinder, Kinder von armen Familien ohne Ausbildung, an Chloramphenicol, das ihnen verabreicht worden war, weil man seine Wirksamkeit als Antibiotikum bestimmen wollte.[3] Dies geschah, obwohl man sieben Jahre zuvor festgestellt hatte, daß das Mittel hochgradig giftig ist; aber einige Forscher wollten es mit anderen Medikamenten vergleichen.[4] Diese Forscher mögen durchaus geglaubt haben, wie Dr. James Wechsler von der Columbia Universität sagte, daß die Nützlichkeit des Medikaments bei vernünftiger Anwendung seine Nachteile überwiege. Wer weiß? Wer entscheidet darüber?

Auf dem Gebiet der Neurophysiologie werden Experimente angestellt, die die Anbringung von Elektroden in verschiedenen Teilen des menschlichen Gehirns bedingen, ohne daß eine informierte Zustimmung der Versuchspersonen vorläge — vielfach handelt es sich um Patienten, die wegen einer Psychose oder wegen Epilepsie in Behandlung sind — und ohne daß sie sich der Möglichkeit eines schweren nachfolgenden Gehirnschadens bewußt sind.[5] Neulich wurde aufgedeckt, daß ein Forschungsteam an der Universität von Texas im Rahmen eines Experiments in den Jahren 1956—57 siebzehn Kindern die für ihre Entwicklung dringend erforderlichen Nährstoffe vorenthalten hat.[6] Nach Aussagen vor einem Senatsunterausschuß wurde sozial schwachen Frauen in Tennessee ein Medikament, das bei Versuchshunden im Labor Tumore hervorgerufen hatte, als dreimonatiges Kontrazeptivum injiziert, geisteskranke Frauen erhielten es zur Regulierung ihrer Menstruation.[7] Auf der Konferenz mußte ich erkennen, daß trotz solchen vielfachen Mißbrauchs nur ganz wenige Länder über Gesetze zur Beschränkung von Experimenten mit Menschen verfügen. Diese Neuigkeiten waren wenig dazu angetan, mich davon zu überzeugen, daß ein internationales Forum, das sich für solche Beschränkungen einsetzte, überflüssig sei.

Ein weiteres wichtiges Thema für eine solche Kommission wurde auf der Konferenz nur kurz gestreift; dafür ist es aber in den letzten Jahren häufig diskutiert worden: die Definition des Todes und damit zusammenhängende Fragen. Was anfangen mit dem Dilemma, in das Familien von Patienten geraten, die durch sogenannte „heroische Bemühungen" am Leben erhalten werden, nachdem sie das Bewußtsein verloren haben und es auch nicht wieder erlangen können? In den meisten Ländern ist die zu fällende Entscheidung nach wie vor nahezu völlig in das Ermessen des behandelnden Arztes gestellt. Die Ärzte können sich an keinerlei aus einer systematischen Analyse des Problems hervorgegangenen und allgemein anerkannten Richtlinie orientieren; deshalb fehlt den progressiveren Ärzten die Art von Rückhalt, den eine achtbare Kommission ihnen bei ihren neuen Verfahren geben könnte, und die Aufklärung der Allgemeinheit in dieser Frage ist zweifelhaft und diffus. Die Folge ist, daß eine neue Definition des Todes, und zwar sowohl rechtlich wie gesellschaftlich, sich viel zu langsam herauskristallisiert, so daß unnötige Spannungen, Leid und Kosten verursacht und denen, die heilbar wären, die medizinischen Hilfsmittel vorenthalten werden.[8]

Noch unklarer und deshalb der Klärung umso bedürftiger sind

die Fragen bezüglich der Definition, wann Leben beginnt. Diese Frage war in der Diskussion über Austins Arbeit an Retortenfötussen und noch einmal, als über Euthanasie bei schwer mißgebildeten Säuglingen gesprochen wurde, aufgetaucht. Für einige Ärzte deckte sich der Zeitpunkt, an dem Leben beginnt, mit dem der Empfängnis (eine Definition, die natürlich jede Abtreibung verbietet, selbst die mongoloider Fötusse); andere wollten warten, bis der untersuchende Kinderarzt bestätigte, daß das geborene Kind lebte (was ihnen gestattete, ein mißgebildetes Kind für „tot" zu erklären); wieder andere setzten den Beginn von Leben nach drei, viereinhalb oder sechs Schwangerschaftsmonaten an. Der Oberste Gerichtshof der Vereinigten Staaten verwandte jüngst den Begriff der „Lebensfähigkeit" in derselben Bedeutung, wie eine Reihe von Ärzten dies tun – das heißt, der Fötus ist von dem Zeitpunkt an lebensfähig, da er ohne Verbindung zum Körper der Mutter am Leben erhalten werden kann. Diese Gerichtsentscheidung kommt der Resolution sehr nahe, die eine Kommission hätte formulieren können; nur kann sich das Gericht in seinen Überlegungen nicht auf eine breite öffentliche Diskussion stützen, sein Beschluß wird deshalb nur sehr langsam zur allgemeinen Praxis werden. Zudem leidet die Regelung darunter, daß ihr keine Untersuchung durch eine Expertengruppe vorausging und sie ein vitales Detail übersieht: Schließt „Lebensfähigkeit" den Einsatz von Apparaten nun ein oder aus? Sind Apparate eingeschlossen, wird mit der Entwicklung einer künstlichen Gebärmutter ein Fötus, gleich wie alt er ist, lebensfähig sein, nachdem er den Mutterleib verlassen hat. Das ist ganz sicherlich keine akzeptable Position. Der Oberste Gerichtshof, Experte in Rechtsfragen, aber nicht auf anderen Gebieten, profitierte also nicht von dem Rat, den eine Kommission für Gesundheit und Ethik, hier durchaus als „Freund des Gerichts" agierend, hätte geben können.

Eine Kommission könnte mehr tun, als den Zeitpunkt zu definieren, an dem ein Fötus den legalen und moralischen Status eines menschlichen Wesens erhält und an dem seine Beseitigung zum Mord wird und nicht mehr Ausschabung eines ungewollten Auswuchses ist. Sie könnte auch zur Klärung der kniffligen Fragen beitragen, die das Erlangen von „informierter Zustimmung" zu all dem impliziert, was der Praktiker oder die Forscher vorhaben. Lejeune hat diese Frage im Hinblick auf die medizinischen

Experimente mit Fötussen gestellt, deren Abtreibung die Eltern bereits beschlossen hatten.* Er zeigte sich besonders erbost darüber, daß einige Ärzte tatsächlich mit diesen Fötussen experimentierten: „Jüngst hatten wir einen Fall, wo russische Astronauten in ihren Raumkapseln sterben mußten, weil ihr Satellit sich nicht mehr reparieren ließ. (Ich erinnerte mich, daß angenommen wurde, der CIA habe den schmerzlichen Abschied Kossygins von den Todeskandidaten mitgehört.) Würden Sie mit ihnen Experimente anstellen, einfach weil feststeht, daß sie sterben werden?"

Während die Vorstellung, mit den dem Tode geweihten Astronauten zu experimentieren, mich zunächst absolut schockierte, fragte ich mich dann doch, ob die sorgfältigen Überlegungen einer Instanz für ethische Fragen zu anderen Entscheidungen führen würden. Wenn solche Experimente Möglichkeiten aufzeigen können, wie in Zukunft Unglücksfälle zu vermeiden sind, *und* wenn unzweifelhaft feststeht, daß die Astronauten über die Experimente umfassend informiert wurden und sich freiwillig bereit erklärten mitzumachen, wäre es dann so falsch, so zu verfahren?

Was aber ist die „informierte Zustimmung" eines ungeborenen Kindes? Es kann sich weder freiwillig zum Versuch melden noch seine Teilnahme verweigern. Wer soll dann entscheiden? Seine Eltern? Es ist alles andere als selbstverständlich, daß sie kompetent genug sind, um solche Entscheidungen treffen zu können. Das britische Recht beispielsweise verbietet, daß Eltern in solchen Dingen das letzte Wort haben, und verlangt bei sämtlichen Experimenten mit Kindern, nicht nur bei Fötussen, die gerichtliche Zustimmung. Indes, in vielen Ländern sind die Kinder nicht in dieser Weise geschützt. Natürlich glaubte ich nicht, daß ich oder eine Gruppe von Leuten, die für ein Wochenende in Paris zusammenkamen, die Richtlinien zur Lösung so komplexer Probleme aufstellen konnten oder sollten. Dazu bedurfte es einer sorgfältigen und staatlichen Untersuchung. Übrigens, nichts machte dies deutlicher als die nächstfolgende Sitzung, bei weitem die aufregendste in den drei turbulenten Konferenztagen.

---

* Im April 1973 verboten die staatlichen Gesundheitsbehörden solche Experimente in den Vereinigten Staaten.

Zwei Forscher experimentieren mit Babies

Wenn das Dilemma ihrer Branche diskutiert wird, sind Ärzte gewöhnlich auf der Hut, und zwar umso mehr, wenn Nicht-Ärzte dabei sind. Internationale Konferenzen sind jedoch sowieso nicht der geeignetste Ort, um zu beichten. Die beiden jungen Männer allerdings, die die zwei letzten Referate hielten, reagierten auf irgendeine unbekannte chemische Verbindung von Kollegenschaft und Vertrauen; oder aber sie standen nicht auf heimatlichem Boden und nutzten nun die Gelegenheit, endlich etwas loszuwerden; vielleicht handelte es sich auch einfach um eine neue, offenere Generation von Ärzten. Auf jeden Fall waren sie mitteilsam.

Der erste, der sprach, war Dr. L. J. Dooren von der Abteilung für Kinderheilkunde an der Universitätsklinik von Leyden in den Niederlanden. Sie müssen langsam zu sich nehmen, was Dr. Dooren sagte, weil seine ausgesucht neutralen Termini, hier ohne die heftige Emotion referiert, mit der er sie vortrug, sonst Ihrer Aufmerksamkeit entgehen könnten. Dr. Doorens Fach ist die Kinderheilkunde. Er erörterte die Behandlung von Kindern, die an schwerem mehrfachem Immunitätsmangel leiden, durch Übertragung von Knochenmark. Diese Kinder haben „einen totalen Mangel an humoralen und zellularen Abwehrfähigkeiten" ererbt und sind deshalb jedem Angriff von Bakterien oder Viren schutzlos preisgegeben. Bis vor vier Jahren starben diese Kinder fast alle innerhalb ihres ersten Lebensjahres „an schweren Bakterien-, Viren-, Pilz- und Parasiteninfektionen". Entweder sterben sowohl Jungen wie Mädchen, die von Eltern mit diesem Genfehler stammen, wobei für jedes Neugeborene eine Wahrscheinlichkeit von 1 : 4 besteht; oder es sind nur Jungen betroffen bei einer Wahrscheinlichkeit von 1 : 2.

Dooren berichtete ohne jede Freude, daß einige dieser Kinder heute durch die Übertragung von Knochenmarkszellen eines Spenders gerettet werden können. Warum ohne Freude? Weil solche Transplantationen „in praktisch allen Fällen durch den Kampf zwischen Transplantat und Empfänger zum Tode führen, es sei denn, der Spender des Knochenmarks ist mit dem Patienten identisch (feststellbar durch Klassifizierung der Leukozyten und anhand von gemischten Lymphozytenkulturen). Hat das Kind Geschwister, so besteht jeweils eine Chance von 1 : 4 für eine solche

Identität mit dem Patienten. Aber selbst bei solchen Verbindungen ist ein gewisses Risiko der Abstoßung des Transplantats durch den Empfänger gegeben." Kurz, nur eins von vier Kindern wird leben, die anderen drei müssen sterben, viele direkt an der angewandten Therapie.

Aus einer gewissen Distanz könnte man sagen: „Nun, sterben müssen sie in jedem Fall." Dennoch besteht ein Unterschied zwischen einem Tod, der sich nicht abwenden läßt, und einem, der medizinisch herbeigeführt wird, zwischen dem Überleben des ersten Lebensjahres und der Verkürzung selbst dieser kurzen Zeitspanne. (Wie lange die Überlebenden am Leben bleiben, läßt sich in diesem Stadium nicht sagen, weil die Versuche erst ein paar Jahre zurückreichen.)

Zudem ist der Tod, den die Reaktion auf das Transplantat verursacht, qualvoll, oder wie Dooren es ausdrückte, „entmenschlichend". Schlägt das Verfahren nicht an, befällt die Kinder heftigstes Unwohlsein, beginnend mit zunehmender Übelkeit und Erbrechen und endend mit unerträglichen Schmerzen, weil ihr schwächlicher Körper verzweifelt versucht, den fremden Eindringling loszuwerden. Für die meisten ist es ein aussichtsloser Kampf; indem der Körper allmählich versagt, erlöst der Tod sie von dem qualvollen Eingriff, der ihr Blut vergiftete.

Wenn jemand dieses Verfahren unter Geschwistern angesichts einer Erfolgschance von 25 Prozent für „tolerabel" hält, wie schätzt er dann den Eingriff bei Kindern ein, die keine Geschwister haben und Knochenmark von fremden, nicht geschwisterlichen Spendern empfangen — Kinder, deren Überlebenschancen noch viel niedriger sind? Dooren selbst bezeichnet das Ergebnis des Experiments in ihrem Falle als „extrem schlecht".

Was bedeutet es, so fragte Dr. Dooren, für Eltern, wenn sie einer solchen Transplantation zustimmen? Wissen sie wirklich, was das heißt, und können sie die Qualen voraussehen? Würden sie der Transplantation auch zustimmen, so überlegte Dooren laut, wenn sie wüßten, was aller Wahrscheinlichkeit nach folgt?

Aber nicht nur die informierte Zustimmung von seiten der Eltern (und von uns allen) zu solchen Experimenten mit ihren Kindern stellt ein Problem dar, auch die von den *Spendern* des Knochenmarks erbetene Zustimmung wirft Fragen auf. Die Spender, vorwiegend Geschwister des erkrankten Kindes, sind häufig selbst noch Kinder. Und wie Dooren meint, kann das Spenderkind, nachdem ihm das Verfahren in vollem Umfang erklärt ist, seine Mithilfe selbst dann kaum verweigern, wenn es die Vollnarkose, die fünfzigfache Punktierung (zur Entnahme des Knochenmarks) und den damit verbundenen Blutverlust fürchtet. Das Kind, so Dooren, weiß zu diesem Zeitpunkt nämlich, daß es der einzige Mensch ist, der über die Fähigkeit verfügt, seinem sterbenden Geschwisterchen das Leben zu retten. Hat es, erst einmal gefragt, somit denn überhaupt noch eine Wahl? Könnte es spätere Schuldgefühle im Falle seiner Ablehnung jemals bewältigen? Sollte eine so traumatische Frage bei so geringen Erfolgsaussichten einem jungen Wesen überhaupt gestellt werden?

Aber nicht jeder teilt die Auffassung, den Menschen − Kinder eingeschlossen − seien schwierige Fragen, ja sogar notwendiger Schmerz immer und auf alle Fälle zu ersparen.

In der Diskussion wies der Theologe Moltmann darauf hin, daß unsere hedonistische Kultur Situationen, in denen Menschen Opfer bringen, nicht vertrage. Er wünschte, wir würden Kummer, Schmerz, Schuld und vor allem Opfer bereitwilliger akzeptieren. Er sagte: „Meine Vorstellung von humanem, körperlichem Leben ist nicht die vom homo apotheticus, der nichts aushält und von allen Schmerzen frei ist, sondern vom homo sympatheticus, von einem moralischen, persönlich verantwortungsvollen Leben, das von Sorge, Kummer und Schmerz getroffen werden kann. Unser Verständnis von Gesundheit leitet sich aus unserem Verständnis davon her, was ein humaner Mensch überhaupt ist."

An anderer Stelle ergänzte er: „Wir sind allzusehr hinter dem Glück und einem endlosen Leben ohne Schmerz her gewesen. Und deshalb haben wir auch die Dimension des Opfers aus unserem Leben verbannt. Ich glaube nicht, daß es unmoralisch ist, ein Mitglied der Familie eines Kranken zu fragen, ob es bereit ist, seine Niere zu opfern."

Seine Argumentation schien mir richtig. Sicherlich will niemand unnötig kleinen Kindern die Bürde solcher Entscheidungen aufladen. Dennoch scheint es mir in der Tat weithergeholt, aus Furcht, ein Kind, das sich weigert, werde sich schuldig fühlen, auf die Frage an eben dieses Kind, ob es bereit ist zu einer Spende, die einem anderen das Leben rettet, auch bei einem nur minimalen körperlichen Risiko völlig zu verzichten. Indes, es gab auch andere Meinungen. Verschiedene Psychiater sahen es als „kriminell" an, die Last einer solchen Entscheidung einem Kind aufzubürden; sie äußerten die Überzeugung, die resultierende Schuld könne das Kind für sein ganzes Leben psychisch verkrüppeln.[9] Ich fragte mich, ob der Effekt, als Spender in Betracht gezogen zu werden, so traumatisch sein müsse, wenn das Spenderkind psychisch gesund war; und konnte nicht ein Psychiater die Ängste, die entweder mit einer solchen Spende direkt oder mit dem Entschluß, nicht zu spenden, verknüpft waren, verarbeiten helfen?

Trotzdem, die Fragen liegen nach wie vor auf dem Tisch. Das Problem klärt sich nicht durch die Mutmaßung eines einzelnen Psychiaters, Soziologen oder Theologen. Was wir brauchen, sind Daten über diese Fragen. Etwa von der Art: Wie reagieren Spender unter verschiedenen Bedingungen? Weiter müssen wir kollektive Richtlinien anhand solcher Daten entwickeln. Soll ein Arzt einem Kind die Entscheidung, ob es ein Opfer bringen will oder nicht, auch abverlangen, wenn der Empfänger höchstwahrscheinlich gar keinen Nutzen daraus ziehen kann? Wie alt muß ein Kind sein, ehe man ihm eine solche Frage vorlegen darf? (Doorens jüngster Spender ist ganze sieben Jahre alt.) Und können oder sollen Eltern für ihre kleineren Kinder entscheiden? Jeder, der Dooren sah, konnte keine Sekunde daran zweifeln, daß er Hilfe suchte und brauchte, dringend brauchte, bei der Lösung dieser Probleme. Wir konnten ihm aber kaum hier und sofort helfen, so ohne systematische Informationen über die Auswirkungen des Spendens auf den Spender, ohne die für solche Überlegungen notwendige Zeit, hier, auf einer Konferenz, in die die Öffentlichkeit nicht einbezogen war. Im Gegenteil, der Vorsitzende dankte Dooren mit einem Blick auf die Uhr für sein Referat und leitete über zum nächsten. Die Diskussion sollte erst nach dem nächsten Bericht stattfinden, der sich mit einer ähnlichen Versuchsreihe befaßte.

Ans Rednerpult trat Dr. Theodor Fliedner von der Universität Ulm in Westdeutschland. Das Verfahren, das er anwandte, um Kindern, die im Prinzip an der gleichen Krankheit litten, zu helfen, unterschied sich von dem Dr. Doorens recht erheblich. (Es gab eine höfliche Auseinandersetzung zwischen Fliedner und Dooren darüber, ob es sich tatsächlich um dieselbe Krankheit handle oder ob die von Fliedner behandelte Krankheit eine weniger ausgeprägte Variante sei, bei der immunologische Abwehrkräfte in beschränktem Ausmaß vorhanden sind.) Fliedners Behandlungsmethode vermeidet die Transplantation von Knochenmark mit ihren potentiell schwerwiegenden Folgeerscheinungen für den Empfänger. Statt dessen läßt er das Blut des Kindes über eine Maschine zirkulieren, in der es mit normalem Blut in Kontakt gebracht wird, das einige der Abwehrzellen enthält, die zum Aufbau immunologischer Abwehrkräfte notwendig sind. Dies, so lautet die Hypothese, könnte die Produktion solcher Zellen im kranken Kind selbst anregen.

Als Schutz gegen eine Reaktion auf die Fremdzellen, die über die Maschine dem Kind zugeführt werden, hält Fliedner es für das beste, das Kind zu isolieren und so „die Bakterienflora seines Darmtrakts und seiner Haut zu reduzieren oder zu eliminieren". Isolation wird erreicht, indem die Babies über ein Jahr oder länger in Plastikzelte gelegt werden. So ist es weniger wahrscheinlich, daß sie sich infizieren, ehe sich ihre Abwehrkräfte entwickeln (falls sich Abwehrkräfte entwickeln), außerdem, so hofft man, macht es sie weniger resistent gegen die neuen importierten Zellen.

Die Ergebnisse? „In unserer Gruppe sind Zwillingsknaben mit angeborenem Immunitätsmangelsyndrom im Alter von sieben Wochen von ihrer Mikrobenflora entgiftet und über zweieinhalb Jahre in einer Plastikisolierung versorgt worden. (Ich mußte einfach noch einmal vor mich hinsprechen: zweieinhalb Jahre.) In diesem Zeitraum wurden diverse Versuche zur Neubildung des Immunitätssystems mit Hilfe von Bluttransfusionen (die Mutter war Spenderin) und Thymustransplantationen unternommen. Eine Dauerwirkung war nicht festzustellen; immerhin entwickelte sich allmählich eine gewisse Immunisierungsfähigkeit, die ausreichte, um schließlich eine neue Mikrobenflora Schritt für Schritt einzuführen. Die beiden Jungen konnten, als sie zweieinhalb Jahre alt waren, aus ihren Isolatoren entlassen werden. Seit einem Jahr leben sie außerhalb des Isolators. Auch wenn sie zu periodischen Infektionen neigen, geht es ihnen insgesamt gut."

Fragen schossen mir durch den Kopf: War es sinnvoll, ein Kind von der Geburt bis zum Alter von zweieinhalb Jahren in einem Behältnis festzuhalten — nicht um es zu heilen, sondern nur, um die Anzahl seiner Infektionen zu verringern? Es gelegentlich daraus zu entlassen, aber nur, um es immer wieder in die Klinik zurückzubringen, damit es für eine nicht bekannte Zahl von Jahren lebe? Und was den unmittelbaren Zweck des Verfahrens anlangt, der viel eher „experimentell" — d. h. ein Forschungszweck — als der einer Therapie war, begriffen die Eltern wirklich, in was sie ihre Kinder und sich hineinmanövrierten?

Konnte sich ein Kind in einem Plastikbehälter normal entwickeln? Fliedner berichtete, Psychologen überwachten die Kinder, um sicherzustellen, daß sich durch ihre lange Isolation keine krankhaften Folgen einstellten und daß, falls sich solche Auswirkungen ankündigten, sie abgebaut wurden. Wie verläßlich waren die psychologischen Maßstäbe, die eine „gute Allgemeinentwicklung der Kinder" anzeigten? Andere Untersuchungen besagen, daß Kinder, denen die Möglichkeit zur Bewegung genommen wird, an schwerer Entkräftung leiden.[10] In welchem Maße konnten die speziellen Bemühungen Fliedners und seines Teams das zweieinhalbjährige Plastikdasein eines Säuglings in ein Geschehen verwandeln, das abwechslungsreich genug war, um ein Kind vor lebenslangen Schäden zu bewahren? Und war es klug, daß diese Psychologen direkt dem Team als Berater angehörten, statt an einem unabhängigen Kontrollverfahren beteiligt zu sein?

Was mich angeht — als Angehörigen der neuen, stärker reglementierten Welt, auf die wir uns einstellen müssen —, so sollten die Überwacher eines Verfahrens, wann immer es geht, so autonom wie möglich, vor allem unabhängig von den zu Überwachenden sein, weiter sollte eine solche Gewaltenteilung nicht auf einer ad-hoc-Basis beruhen, sondern in die ethischen Erwartungen und Voraussetzungen dieser Forschungsinstitutionen integriert sein.

Fliedner selbst ging über diese Probleme keineswegs hinweg, sondern setzte sich für eine autonome Überwachungsinstanz ein. Er sagte, viele dieser bösartigen Krankheiten erforderten eine experimentelle Therapie, die noch gar kein allgemein akzeptiertes Verfahren sein könne. Therapeutische Ansätze müßten deshalb ständig durch dazu befähigte klinische Forschungskommissionen auf der Grundlage anerkannter ethischer Regeln, wie sie z. B. in der Erklärung der World Medical Association 1964 niedergelegt sind, überwacht werden.

Als Fliedner sein Referat beendet hatte, herrschte langanhaltendes, bedrücktes Schweigen im Saal. Alle machten ein Gesicht, als seien sie tief in ihren Gedanken verloren oder damit beschäftigt, sich über ihre Gefühle klarzuwerden. Als die Diskussion schließlich aufgenommen wurde, kam sie nur schleppend in Gang.

Hamburger stellte eine ethische Frage. Bisher waren von den 119 insgesamt behandelten Kindern mindestens 87 gestorben, und von den übrigen ließ sich nur bei zwölfen von einer erfolgreichen Behandlung sprechen, dabei war möglicherweise die Behandlungsmethode sogar verbessert worden. Hamburger fragte die beiden experimentierenden Ärzte: „Sind Sie für oder gegen eine Weiterarbeit mit diesen Techniken? Und wenn ja, warum? Wo sie doch so entsetzliche Schattenseiten haben?"

„Fliedner deutete an, daß das Spenderproblem bei einigen Knochenmark-Transplantationen in naher Zukunft dadurch umgangen werden könnte, daß man dem Blut Abwehrzellen entnimmt," antwortete Dooren. „Das wäre von großem Nutzen, nur ist es im Augenblick leider noch nicht möglich. Und deshalb müssen wir noch den alten Weg beschreiten."

Er hielt inne wie im Schmerz. Dann, seinen Kopf senkend wie ein Football-Spieler, der im Begriff ist, stur auf einen Gegner loszugehen, fuhr er fort: „Wir sehen, daß bei 119 Patienten Transplantationen vorgenommen wurden und daß, von einigen identischen Zwillingskombinationen abgesehen, nur 12 ein funktionierendes Transplantat unter Abwesenheit der Primärerkrankung aufweisen; die meisten sind gestorben. Man sagt: ‚Nun, das gehört zum Spiel; wir haben es versucht, aber sie litten an einer tödlichen Krankheit (aplastische Anämie, Leukämie, etc.) und wären sowieso gestorben. Warum also nicht versuchen?' So einfach ist es meiner Meinung nach jedoch nicht."

Niemand konnte Dooren vorwerfen, er wisse nicht, was er tue, oder kümmere sich nicht um die ethischen Implikationen seiner Handlungen. „Ich weiß nicht, wieviele der 81 oder noch mehr Verstorbenen sterben mußten, weil ihr Körper sich gegen das Transplantat wehrte. Sagen wir 40 oder 50 — oder auch 30. Aber das Leben der 12, die nicht starben, ist bezahlt worden durch unvorstellbares und nahezu unmenschliches Leiden von vielen, vielen Patienten."

Mit leiser Stimme fragte er dann alle im Saal Anwesenden, d. h. alle, die seine Frage hören konnten: „Durften wir so verfahren? Und dürfen wir weitermachen oder müssen wir aufhören und bessere Behandlungsmethoden abwarten?"

Eine Antwort kam nicht. Die Frage blieb an Dooren hängen, der zögernd schloß: „Meine augenblickliche Strategie besteht darin, wenn möglich keinen neuen Patienten zu behandeln, ehe die klinische Geschichte des zuletzt behandelten voll ausgewertet und von einem Expertenteam, dem auch Psychologen angehören, diskutiert ist. Ich weigere mich, Kinder so rasch nacheinander zu behandeln, daß diese volle Auswertung aus Zeitmangel nicht möglich ist. Auf diese Weise konnten wir jeden neuen Patienten ein wenig besser versorgen als den vorangegangenen, außerdem waren wir in der Lage, dem neuen immer ein paar Probleme mehr zu ersparen. Bei jedem neuen Patienten müssen wir äußerst kritisch sein, was die Indikation einer Transplantation angeht, und müssen höchste Sorgfalt walten lassen im Hinblick auf den Patienten, seine Eltern, den Spender und die Mitglieder des Teams."

Hamburger, für den ich, je mehr er sagte, immer größere Sympathie empfand, traf wieder den richtigen Ton: „Ich danke Ihnen, ich glaube, Sie haben selbst genau die Antwort gegeben, die wir auf Ihre Frage erwartet haben."

Hamburgers Geste war hochwillkommen. Dooren befand sich in einer höllisch schwierigen Position; lieber hätte ich Ziegelsteine getragen oder IBM-Karten sortiert als in seinen Schuhen oder in seinem Labor gesteckt. Gleichzeitig war ich mir nicht sicher, ob ich meinem Mitgefühl für Dooren als Person gestatten sollte, mein Urteil über das, was er machte, zu trüben. War er wirklich auf dem Wege zu einem Heilverfahren? War es nicht besser für alle Betroffenen, wenn eine dritte, objektive Partei entscheiden half, ob er den „alten" Weg weitergehen oder eine Weile aussetzen sollte, zumindest bis die Vorzüge von Fliedners offensichtlich humanerer Methode sich wissenschaftlich nachweisen ließen?

Fliedner antwortete nun auf Hamburgers früher gestellte Frage: „Ich möchte Ihnen von einer Erfahrung berichten, die der Dr. Doorens ähnelt. Der Patient hatte einen gesunden Bruder, der prinzipiell in der Lage war, identisches Knochenmark zu spenden. Dennoch unternahmen wir nichts, weil uns das kleine einjährige Baby innerhalb des Isolators klinisch gesund schien. Wenn das Kind auch nicht wirklich gesund war, so hätte eine Transplantation von Knochenmark unter diesen Umständen doch bedeutet, daß ich diesem scheinbar gesunden Kind wissentlich eine zytotoxische Therapie angedeihen ließ (die toxischen Auswirkungen auf die Zellen impliziert) und mit dem verpflanzten Knochenmark mit größter Wahrscheinlichkeit einen Abwehrkampf des Patienten gegen das Transplantat heraufbeschwor. Wir wollten sehen, wie es mit dem Kind weiterging, denn wir waren der Meinung, daß eine Knochenmarkverpflanzung, wenn notwendig, auch noch später erfolgen konnte."

Statt die Frage zu klären, verwirrte dieser Beitrag eher. Bestand eine reale Chance für eine spontane Bildung der immunologischen Abwehrkräfte, das heißt, ohne daß diese armen Geschöpfe behandelt wurden? Oder wartete Fliedner, beeinflußt durch die Freude der Eltern, die mit ihrem „scheinbar" gesunden Kind spielten, um erst dann einzugreifen, wenn die Krankheit sichtbar wurde?

Fraser sprach aus, was ich dachte: „Es tut mir leid, aber ich komme zu keinem Schluß; ich bin verwirrt angesichts eines einfachen faktischen Problems. Es ist selbstverständlich, daß bei jeder medizinischen Behandlung das Risiko gegen den Nutzen abgewogen wird, und wenn ich von den entsetzlichen Katastrophen höre, zu denen Dr. Doorens Behandlung führen kann, und wenn ich auf der anderen Seite weiter höre, daß Dr. Fliedner mit dem Fortschritt der Zwillingsknaben bei konservativerer Behandlung mehr zufrieden ist, dann wundere ich mich, warum Dr. Dooren die Frage nach der konservativeren Behandlung nicht beantwortet hat. Ich hätte gerne gewußt, welche Prognose er den Kindern stellt, bei denen keine Knochenmarkverpflanzung versucht wird. Ist es eine Frage von genetischer Hetrogenität, werden hier zwei verschiedene Krankheiten diskutiert oder was ist los?"

Dooren antwortete: „Die Patienten, von denen Prof. Fliedner und ich sprachen, litten an schwerem mehrfachem Immunitätsmangel, d. h. an einem totalen Mangel humoraler und zellularer Immunisierungsfähigkeit. Diese Kinder mit einem totalen Mangel an immunologischen Abwehrkräften sterben gewöhnlich während ihres ersten Lebensjahres, wenn keine Knochenmarkverpflanzung erfolgt, die ihre Immunität herstellt. Es scheint jedoch, daß es auch Kinder mit einer etwas weniger schweren Form von mehrfachem Immunitätsmangel gibt, denen eine gewisse Immunisierungskapazität verblieben ist. Ich weiß nicht, ob Prof. Fliedner mir zustimmt, aber ich glaube, daß bei seinen Patienten, die an Immunitätsmangel litten, eine gewisse immunologische Kraft vorhanden war, wenn auch eine extrem geringe. In solchen Fällen muß man sich vielleicht dazu entschließen, zu warten und auf eine spontane Besserung zu hoffen, während das Kind durch Isolation geschützt wird, insbesondere dann, wenn kein identischer Spender für eine Transplantation zur Verfügung steht."

Fraser pointierte seinen Punkt noch einmal: „Sie sind also der Meinung, daß es sich um verschiedene Krankheiten handelt?"

Dooren, zutiefst ehrlich, versuchte nicht, dem Problem auszuweichen: „Ich weiß nicht, ob klinische Formen von mehrfachem Immunitätsmangel, die sich im Schweregrad des immunologischen Defekts geringfügig unterscheiden, als unterschiedliche Krankheiten angesehen werden können."

Es wäre schlimm genug, ein Kind ohne immunologische Abwehrkräfte zur Welt zu bringen. Aber wenn sich nicht einmal die Ärzte über die experimentellen Behandlungsformen einigen können, wie sollen dann Eltern zwischen ihnen unterscheiden und entscheiden? Und sagen die Ärzte ihren Patienten überhaupt, daß es Alternativen gibt? Wissen die Eltern von Doorens Patienten von Fliedners Arbeit? Die Probleme, die durch die Art der Information, welche die Eltern erhalten, entstehen, die Bedingungen, unter denen sie den Experimentierenden und Heilenden ihre „informierte Zustimmung" geben, ließen wiederum die Notwendigkeit eines Sachverständigen-Gremiums im Sinne meiner Lieblingsidee von einer Kommission für Gesundheit und Ethik deutlich werden, eines Gremiums, das öffentliche Diskussionen zu führen, Aufklärung zu betreiben, Politik zu machen und über die neuen Verfahren zu debattieren hätte, die der Gesundheitsdienst wird entwickeln müssen, um diese Probleme bewältigen zu können.

Die Pariser Konferenz war natürlich nicht die erste Gelegenheit, bei der Fragen bezüglich des Rechts von Patienten, zu erfahren, was mit ihrem Körper geschehen würde, und beraten zu werden, ehe etwas unternommen wurde, gestellt wurden. Im Gegenteil, diese Fragen haben in den letzten Jahren mehr und mehr Aufmerksamkeit auf sich gezogen, eine Tatsache, die ein generell gestiegenes Bewußtsein des institutionellen und professionellen Autoritarismus und der Unterdrückung sozial Schwacher ebenso erkennbar werden läßt wie Verbraucher- und Bürgerrechtsaktivität. Die Fragen, die gestellt werden, reichen von relativ harmlosen — wie der des Patienten, der vor dem Piepen eines Herzmonitors, an den er angeschlossen ist, Angst hat, oder der Frau, die ein

Medikament von einem Arzt erhält, der viel zu sehr in Eile ist, um ihr zu erklären, worum es sich handelt und mit welchen Nebenwirkungen sie zu rechnen hat — bis zu Angelegenheiten von großer Bedeutung.

Ein dramatisches Beispiel für das Problem im allgemeinen war mir im Gedächtnis haften geblieben. Eine Frage, die kaum weniger schrecklich ist als die, die sich durch die Dooren-Fliedner-Experimente stellt („Mein Kind wird sterben, noch ehe es ein Jahr alt ist, wenn es nicht behandelt wird; aber, wenn überhaupt, welche der neuen experimentellen Behandlungsweisen sollte aufgewendet werden? "), ist die Frage, vor der viele Frauen stehen, wenn ihnen mitgeteilt wird, daß eine Brustoperation notwendig ist, weil bösartige Knoten festgestellt wurden. Viele Chirurgen entschließen sich zu dem, was man eine „radikale Mastektomie" nennt, das heißt, sie entfernen nicht nur die infizierte Brust, sondern, um Krebszellen, die sich möglicherweise ausgebreitet haben, ebenfalls zu erfassen, auch eine ganze Menge des umgebenden Gewebes bis hin zur Achselhöhle. In den letzten Jahren mehren sich jedoch die Belege dafür, daß zumindest bei bestimmten Arten von Krebs die Entfernung der Brust allein ungefähr das gleiche Resultat erzielt.[11] Vielfach erfahren Patientinnen gar nicht, daß es Alternativen gibt.[12]

Dr. George Crile, Jr., von der Cleveland-Klinik, Ohio, kommentierte: „Zu lange haben Chirurgen die ganze Last der Entscheidung auf sich genommen, wie bei Patientinnen mit Brustkrebs zu verfahren sei. Als man sich noch darüber einig war, daß radikale Mastektomie die beste Maßnahme sei, gab es keine Alternative. Heute indes ist man sich keineswegs mehr darüber einig, und der Chirurg ist verpflichtet, seine Patientin über die Gegebenheiten zu informieren. Nur wenn die Patientin an der Entscheidung teilhat, kann sie eine Brustoperation so akzeptieren, daß man ethisch gesehen von informierter Zustimmung sprechen kann."[13]

Wenn man Frauen darüber informieren würde, daß wissenschaftliche Untersuchungen keinen Unterschied zwischen den Verfahren hinsichtlich der Überlebenschancen erkennen konnten, dann ist kaum anzunehmen, daß viele sich auf die Deformierung einließen, die mit der Radikaloperation verbunden ist. Solche extensive Chirurgie plus der Bestrahlung, die in der Regel folgt.

führen häufig zu Schwellungen des Armes, zu einer Einschränkung der Bewegungsfähigkeit und noch anderen unangenehmen „Nebenfolgen".

Angesichts dieser Umstände, unter denen eine klare medizinische Priorität nicht angezeigt ist, scheint es mir sinnvoll, wenn Chirurgen ihre *Patientinnen* selbst abwägen und entscheiden lassen. Z. B. mag eine Frau, die ihr Leben mit Aktivitäten außer Haus zubringt, ihre Fähigkeit, sich frei zu bewegen, höher schätzen als eine, die eher das Leben eines Bücherwurms führt.

Solche Entscheidungen sind auch weniger abstrakt und in gewisser Weise leichter zu treffen, wenn uns zusätzlich zu irgendwelchen Informationen ein Stückchen Erfahrung vermittelt wird. Das heißt, wenn Eltern vor der Entscheidung stehen, ob sie einen mongoloiden Fötus abtreiben wollen, sollten sie, statt allein auf theoretische Feststellungen im ärztlichen Sprechzimmer angewiesen zu sein, die Gelegenheit erhalten, mongoloide Kinder in einer Anstalt zu sehen und mit Eltern zu sprechen, die ihre mißgebildeten Kinder bei sich zuhause haben und sie lieben und pflegen. Aber solche Vorstellungen von einem Wandel im Verhalten der Ärzte oder — allgemeiner — in der Art, in der die Menschen ihre Entscheidungen treffen, werden nicht über Nacht verwirklicht, weil irgend jemandem plötzlich ein Licht aufgeht oder aufgrund von gutem Willen. Voraussetzung dafür sind erzieherische Maßnahmen (z. B. neue Lerninhalte in der Ausbildung der Ärzte), örtliche Kontrollorgane usw. Und außerdem muß jemand da sein, der dafür sorgt, daß all das in Gang kommt.

Eine Frage Steinbergs an Dooren lenkte meine Aufmerksamkeit auf das Gespräch im Konferenzsaal zurück. Steinberg hatte ein großes Geschick, bohrende Fragen zu stellen. „Möglicherweise habe ich Prof. Dooren mißverstanden — ich hoffe sogar, daß ich es tat. Ich meine aber, gehört zu haben, daß Blutproben von Menschen genommen werden, daß die Zellen auf ihre Gewebsverträglichkeit untersucht werden (HLA-Typisierung, d.h. Bestimmung der Antigene, deren Entwicklung über den Erfolg einer Gewebetransplantation entscheidet) und daß diese Information gespeichert wird, ohne daß die Betreffenden wissen, daß sie irgendwann vielleicht gebeten werden, Knochenmark oder eine Niere für einen Kranken zu spenden. Habe ich richtig gehört, daß dies ohne Wissen der Blutspender geschieht?"

„Ich antworte stellvertretend für Transplantationsorganisationen, wenngleich es eigentlich nicht an mir ist, auf Ihre Frage einzugehen, sondern an denjenigen, die direkt in dieser Arbeit stecken", erwiderte Dooren. „Ich glaube aber, sagen zu können, daß die meisten dieser Personen im Lauf von verschiedenen Programmen typisiert und ihre Daten im Computer gespeichert werden. Weder erfahren sie, wohin das führen noch daß der Computer sie als mögliche Spender für eine Knochenmarkverpflanzung indizieren kann. Ist das eine Antwort auf Ihre Frage?"

Steinberg sagte ruhig: „Es ist eine Antwort auf meine Frage, und ich bedaure, daß ich Sie nicht mißverstanden haben. Ich halte das für absolut unmoralisch."

Das sind starke Worte, wie sie auf solchen Konferenzen selten fallen. Aller Augen richteten sich nun auf Dooren, aber er sagte nichts mehr. Die Diskussion wandte sich anderen Dingen zu, und ich fragte mich: War das Recht des Patienten, Bescheid zu wissen und aktiv zuzustimmen, als absolutes Recht anzusehen, selbst in einem Fall wie diesem?

Ganz bestimmt ist es doch wünschenswert, daß im Zuge einer Blutuntersuchung im Krankenhaus oder in einer Arztpraxis oder auch im Lauf einer Routinebehandlung zugleich festgestellt wird, ob der Untersuchte als potentieller Organ-, Blut- oder Knochenmarkspender dienen könnte. Diese Information sollte dann auch in einem Computer gespeichert werden, so daß sie leicht abrufbar ist. Schließlich sterben viele Menschen, weil die geeigneten Spender nicht rasch genug gefunden werden können.[14]

Jeden, dessen Blut man untersucht und kategorisiert hat, auch schon davon in Kenntnis zu setzen, daß er möglicherweise eines Tages gefragt werden könne, ob er sich zu einer Organspende bereit erkläre, würde Hunderttausenden von Menschen eine zusätzliche psychologische Last aufbürden. Lange bevor sie gefragt werden, ob sie bereit sind, wären viele Menschen möglicherweise – die meisten von ihnen werden übrigens niemals gefragt – beunruhigt, wie sie auf eine solche Bitte reagieren würden, wenn sie von Fremden oder von Verwandten käme, wenn es sich um ein lebenswichtiges Organ zu Lebzeiten oder erst nach dem Tode handelte und anderes mehr. Auf den ersten Blick scheint die Antwort klar: Warum mit der Information nicht warten, bis sich aktuell die Notwendigkeit für eine Entscheidung, zu spenden oder nicht zu spenden, ergibt?

Die Voraussetzung dieser Auffassung — der Menge die Last der Reflexion, ja sogar der Angst „zu ersparen" — ist eine, die häufig auch der Position jener zugrundeliegt, die dagegen sind, Patienten über alles, was sie betrifft, aufzuklären. Das ist aber eine höchst paternalistische und herablassende Auffassung. Denn die Menschen werden dabei als unreife Kinder betrachtet, die von ihren Ärzten, die alles besser wissen und die „harten" Entscheidungen für sie treffen, geschützt werden müssen und als Leien erst zum spätestmöglichen Zeitpunkt zu informieren sind. Ich meine, die Menschen müssen Bescheid wissen, und die „psychologische Last" scheint mir in Wirklichkeit viel eher zu bedeuten, daß die Menschen auf diese Weise länger Zeit haben, über die entsprechenden Probleme nachzudenken, ehe sie eine aktuelle Entscheidung treffen. Warum sollte man über diese Dinge nicht nachdenken, ja sogar sich darum sorgen? Ist es nicht zumindest ein ebenso lohnendes Thema wie jedes andere, über das sonst so nachgedacht wird? (Was passiert mit irgendeiner Figur aus irgendeiner TV-Serie? Wer wird das nächste Meisterschaftsrennen gewinnen? Was kochen wir heute? Soll ich den Arbeitsplatz wechseln?) Ist unsere allgemeine Neigung, mit den Menschen wie mit Kindern umzugehen, nicht einer der Gründe dafür, warum sie häufig tatsächlich „unreif" handeln?

Mehr noch, wenn jeder doch früher oder später typisiert wird, würde dann die Last der Entscheidung nicht weitgehend reduziert und in persönlichen und öffentlichen Diskussionen geteilt? Und könnte man nicht vielleicht sogar darauf rechnen, daß sich neue moralische Maßstäbe entwickeln, die mit diesen neu aufkommenden Problemen ohne großes Hin und Her und ohne moralisches Umdenken fertig werden?

Nehmen Sie z. B. den großen Mangel an Organspendern.[15] Verschiedene Ärzte haben vorgeschlagen, daß Menschen eine Karte bei sich tragen, die ausweist, daß sie, falls sie einen tödlichen Unfall erleiden oder unter Bedingungen sterben, die ihre Organe verwendbar zurücklassen (wenn sie z. B. jung und aus natürlichen Gründen sterben), diese den Lebenden übereignet haben. Diese Anregung, die der bisherigen Tradition, den Körper, wann immer möglich, intakt zu beerdigen, zuwiderläuft, hat noch keinen Anklang gefunden. Konnte sie auch nicht — denn die natürliche Besorgnis der Menschen bleibt bestehen, solange sie nicht sicher sein können, daß der Totenschein auf keinen Fall vom verpflanzenden Chirurgen ausgestellt wird. Solange diese Dinge nicht offen diskutiert werden, solange es keine öffentliche Erörterung darüber und keine Mobilisierung der moralischen Kräfte in der Gesellschaft zugunsten einer solchen neuen Einstellung zur Frage des Organspendens gibt, werden die alten Tabus nur sehr langsam weichen.

Aus all diesen Gründen bin ich der Meinung, daß es am sinnvollsten ist, Menschen wie Erwachsene zu behandeln, wenn man ihnen helfen will, erwachsen zu sein. Ich sehe wohl, daß es einige Gegenargumente gibt, zumindest dafür, nicht alles zu sagen. Als mein Vater an Krebs starb, fragte er kein einziges Mal — selbst nach einem diagnostischen operativen Eingriff nicht —, was mit ihm nicht in Ordnung sei. Andere Menschen mögen sogar noch deutlicher zeigen, daß sie nicht wissen wollen, was los ist, und man sollte sie auch nicht dazu zwingen, es zu erfahren. Aber muß der Arzt allein, oder soll er in Verbindung mit der Familie oder Freunden des Patienten entscheiden, ob etwas gesagt wird oder nicht?

Man kann nicht einfach pauschal fordern, alle Ärzte sollten immer allen Patienten alles sagen. Ein beträchtlicher Teil der Bevölkerung — Schätzungen sprechen von bis zu 25 Prozent[16] — ist psychisch desorientiert, noch ehe überhaupt eine Krisenentscheidung verlangt wird. Untersuchungen zeigen, daß viele „normale" Menschen einen Zusammenbruch erleiden, wenn zu einer bereits kritischen Menge von Sorgen eine weitere große Angst hinzukommt.[17]

Wir brauchen eine Übergangsperiode, bevor die Vorstellung des „alles Sagens" voll verwirklicht werden kann. Die Menschen müssen sich erst an ihre neuen Verantwortlichkeiten gewöhnen. Die Ärzte müssen lernen, Informationen zu teilen und sie auf die bestmögliche Weise zu teilen. Kliniken und Hospitäler brauchen mehr psychiatrische Schwestern und Sozialarbeiter — mehr Möglichkeiten, Patienten in Gruppen zusammenzubringen —, die den Menschen helfen zu lernen, wie man mit schweren und wichtigen Entscheidungen fertig wird.

Über die Grundrichtung, in die wir uns bewegen sollten, besteht meiner Meinung nach kein Zweifel — wir sollten die Menschen so früh wie möglich, so umfassend wie möglich zu so vielen

Entscheidungen wie möglich befähigen. Will man Rückschläge und Resignation vermeiden, darf dies aber nicht naiv und mit ungeschultem Reformeifer geschehen. Die Öffnung zur Öffentlichkeit hin, die Einbeziehung des Bürgers sollte mit allgemeiner Aufklärung über die entsprechenden Fragen sowie mit institutionellen Reformen und solchen der Berufsausbildung gekoppelt sein. Diese wiederum erfordern eine Führung durch jene Bürger, die in diesen Fragen bereits versiert und daran interessiert sind, einen weiteren Bereich des Autoritarismus und Paternalismus in einen zuverlässiger, gut informierter Beteiligung umzuwandeln.[18]

Die Sitzung wurde unterbrochen. Ich war mit Dr. John Case zum Essen verabredet, hatte aber noch eine halbe Stunde Zeit. Ich erinnerte mich, daß eines der Referate, dessen Verfasser, Dr. Henry Miller, zum Kongreß nicht erschienen war, zwar verteilt, aber nicht verlesen worden war und daß sich dieses Referat mit verwandten Fragen befaßte. Ich nutzte die Zeit, um es zu überfliegen.

Fürsprecher der ärztlichen Seite

Dr. Miller machte gleich zu Anfang seines Referats eine etwas spitzige Andeutung, indem er sagte, daß ethische, soziale und ökonomische Fragen über die neuen Behandlungsweisen, „die wir der technischen und wissenschaftlichen Revolution in der Medizin" und den neuen Forschungsverfahren verdanken, „insbesondere von Patienten-Vereinigungen ... zuweilen mit Unterstützung einer kleinen Gruppe von Ärzten, die an der Forschung irgendwie nicht interessiert sind, ja ihr mitunter sogar offen feindlich gegenüberstehen", gestellt werden. Mir schien, daß zwar einige der Fragen schon aus dieser Ecke kamen, daß das aber keineswegs für alle oder auch nur die meisten galt, die Bedenken äußerten. Und ganz gleich, ob die Fragen nun von Aufwieglern oder von Gutwilligen gestellt waren, dies sagte nichts über die Richtigkeit oder Falschheit der vorgetragenen Argumente aus. Sie müssen nach ihrem Inhalt beurteilt werden, nicht nach dem Status dessen, der sie äußert.

Miller stellte weiter fest: „Die Schwierigkeiten des therapeutischen Pioniers lassen sich auch übertreiben. Der Chirurg, der ein neues Operationsverfahren ausprobiert, tut das, weil er hofft, ein besseres therapeutisches Ergebnis damit zu erzielen, und wenn die Ereignisse nun zeigen, daß er allzu optimistisch war, so wird deshalb seine Redlichkeit noch lange nicht in Zweifel gezogen."

Wirklich? Das wunderte mich. Es gibt verschiedene Untersuchungen, zumindest in den Vereinigten Staaten, deren Ton bei weitem nicht so freundlich ist, wenn sie auf die Überstrapazierung medizinischer Mittel, die Chirurgie eingeschlossen, hinweisen, deren Motiv nur allzuhäufig höhere Einnahmen auf seiten der Ärzte sei.[19]

In der Folge beschäftigte sich Miller mit der Verwendung neuer Arzneimittel: „Wahrscheinlich haben Ärzte häufig das Gefühl, sie müßten einen therapeutischen Kontrollversuch machen, bei dem sie die neue Behandlungsmethode mit der bisher üblichen vergleichen, oder, falls es eine eingefahrene Routinebehandlung nicht gibt, mit den Auswirkungen der Verabreichung von Placebos oder ähnlichem. Die Moral des Kontrollversuchs ist Gegenstand vieler Diskussionen gewesen. Eine Reihe renommierter britischer Ärzte vertreten die Auffassung, während im normalen Ablauf klinischer Praxis keine Notwendigkeit bestehe, den Patienten darauf hinzuweisen, daß er ein neues Medikament erhält, sei es unlauter, einen Kontrollversuch durchzuführen, ohne den Patienten mit der Tatsache vertraut zu machen, daß er daran beteiligt ist. Der Hauptgrund für diesen Einwand liegt in der Vorstellung, auf diese Weise werde ein Moment von bewußter Täuschung in das Verhältnis zwischen Arzt und Patient hineingebracht. Ich glaube, daß die meisten britischen Ärzte ohnehin ihre Patienten um Zustimmung zu derartigen therapeutischen Experimenten fragen, messe aber persönlich dem Unterlassen einer solchen Mitteilung keine besondere Bedeutung bei. Jeder Behandlungsverlauf ist ein experimenteller Versuch, und bei im übrigen gleichen Voraussetzungen wird ein Kontrollversuch aller Wahrscheinlichkeit nach sogar von einem sorgfältigeren Arzt sorgfältiger überwacht als das unkontrollierte Experiment der Routinebehandlung."

Ich brauchte nicht sehr weit zu gehen, um einen Arzt zu finden, der keine große Notwendigkeit darin sah, die Versuchspersonen davon zu unterrichten, was mit ihnen geschehen würde, und der es statt dessen vorzog, sich ausschließlich auf jene zu verlassen, die die Experimente durchführten.

Miller fuhr fort: „Meines Erachtens gibt es nur ein einziges wirkliches Dilemma in diesem speziellen Zusammenhang, und ich kann es anhand von Erfahrungen illustrieren, die ich in jüngster Zeit in meiner eigenen Klinik gemacht habe. Ein sehr sorgfältiger klinischer Versuch über fünf Jahre, simultan in Newcastle und Edinburgh. durchgeführt, hat ergeben, daß die Anwendung von Clofibrat (Atromid S) einen bemerkenswerten Effekt auf den Verlauf von Angina pectoris zu haben scheint. Dieser Effekt scheint nichts mit dem Cholesterinspiegel des Bluts zu tun zu haben, und das Medikament scheint die Aussichten derer, die einen Herzinfarkt ohne Angina pectoris erlitten haben, nicht zu verbessern. Die Testergebnisse sehen überzeugend aus und deuten auf eine etwa 50prozentige Verringerung der während der Rehabilitationsphase erwarteten Anzahl weiterer Herzattacken hin. Indes, die Geschichte des Fiaskos der routinemäßigen Antigerinnungsbehandlung, während der enorme Summen verschwendet und eine Menge Schaden durch eine Behandlung angerichtet wurden, von der wir heute wissen, daß sie praktisch nutzlos ist — diese Geschichte lehrt uns, solche Beobachtungen an anderer Stelle mit aller Sorgfalt zu wiederholen. Das Problem dabei ist allerdings, inwieweit man diese günstigen Resultate absichtlich außer acht lassen darf, was de facto passiert, wenn Clofibrat einer Kontrollgruppe von Patienten vorenthalten wird. Klar, wenn man sich absolut sicher wäre über die Ergebnisse der beiden Versuche, dann wäre ein Vorenthalten des Medikaments ganz ohne Zweifel unmoralisch. Und einige Ärzte vertreten auch bereits jetzt, auf der Basis des vorliegenden Materials, diese Auffassung. Indes, selbst optimal geplante und durchgeführte Experimente können trügerische und falsche Ergebnisse liefern, und ich halte es für so wichtig, die richtige Antwort zu bekommen, daß ich weitere Kontrollversuche zu Gewinnung von absoluter Klarheit und Sicherheit für notwendig erachte. Aber hier komme ich einer anderen wichtigen ethischen Frage gefährlich nahe: Ist es gerecht, irgendeinen einzelnen Patienten (und sei es auch nur möglicherweise) mit der Aussicht auf ein Wissen, das anderen einmal zugute kommt, zu benachteiligen?"

Verschiedene Gedanken schossen mir gleichzeitig durch den Kopf. Ich war weiterhin der Meinung, daß man Patienten niemals einem Experiment unterwerfen durfte, ohne sie davon in Kenntnis zu setzen, daß mit ihnen experimentiert wurde, und ohne ihre Zustimmung einzuholen. Natürlich war mir klar, daß man den Patienten nicht sagen konnte, wer das Medikament und wer die Placebos erhielt; eine verläßliche Untersuchung wäre dann nicht mehr möglich, weil die Empfindungen der Versuchspersonen ihre Reaktionen beeinflussen könnten. Dennoch konnte man allen sagen, daß sie Versuchspersonen in einer Untersuchung waren, sie konnten sogar wissen, daß einige ein echtes Medikament und andere ein Stück Zucker bekamen, und sie konnten die Gründe erfahren, warum die Forscher ihnen nicht genau enthüllten, wer was schluckte.

Miller ging nun von der Behandlung mit neuen Mitteln zur Grundlagenforschung über: „Wie steht es mit dem kritischen Bereich, in dem Forschung nicht zum Wohle des Patienten selbst, sondern zur Gewinnung von Wissen in der Hoffnung unternommen wird, zukünftigen Patienten helfen zu können? Einige Ärzte sagen, dies sei in keinem Falle gerechtfertigt, aber wenn man darauf verzichte, höre der medizinische Forschritt praktisch auf. Ich glaube, es gibt zwei Bedingungen, die in diesem Zusammenhang auf jeden Fall erfüllt sein müssen. Erstens muß das Verfahren dem Patienten genauestens erklärt und seine Erlaubnis eingeholt werden. Und zweitens muß der Arzt selbst ehrlich davon überzeugt sein, daß die Untersuchung insofern gerechtfertigt ist, als ihr vermutlicher Beitrag zum medizinischen Wissen das geringe Risiko überwiegt, das zugegebenermaßen untrennbar mit jeder medizinischen Prozedur verbunden ist."

Erneut spürte ich, daß es nicht ausreichte, sich auf die „Redlichkeit" des forschenden Arztes zu verlassen. Neutrale Parteien zur Überwachung waren erforderlich, und darüber hinaus, so hatte ich das Gefühl, brauchten diese selbst wiederum einige Richtlinien, die sorgfältig überlegt und nicht allein von Ärzten formuliert waren. Daß Mißbrauch tatsächlich vorkam, sah Miller durchaus: „Eine umstrittene Frage betrifft die Heranziehung von Gefängnisinsassen oder Geisteskranken zu Massenversuchen. Soweit sich feststellen läßt, sind die in die Hunderte gehenden geistig zurückgebliebenen Kinder von Willowbrook, die an der wertvollen Forschungsarbeit über Hepatitis beteiligt waren, deren Ergebnisse den Weg zu einem partiellen Schutz gegen diese heute gefürchtete Krankheit weisen, praktisch zur Teilnahme gezwungen worden, auch wenn die elterliche Zustimmung eingeholt wurde. Beobachtungen, angestellt über die Auswirkungen intratekaler Tuberkulininjektionen unter ähnlichen Umständen vor einigen Jahren in England, riefen einen Proteststurm hervor, und die Willowbrook-Experimente sind sowohl in den Vereinigten Staaten wie in England scharf kritisiert worden."

Aber auch hier wieder stand Miller auf der Seite der Ärzte, indem er bemerkte: „Wir impfen Millionen von Kindern gegen Kinderlähmung, um zu verhindern, daß eine kleine Zahl von ihnen diese Krankheit bekommt. Trotz eines anerkannten Risikos ernsthafter Komplikationen impfen wir Millionen Menschen gegen Pocken, nicht so sehr zum Nutzen jedes einzelnen Geimpften, sondern um die Gesellschaft insgesamt vor einer Ausbreitung der Krankheit zu bewahren. Wenn man die Anforderungen genauer betrachtet, die die Gesellschaft an ihre Mitglieder aus sehr zweifelhaften moralischen Gründen — insbesondere in Kriegszeiten — stellt, dann hat man zuweilen das Gefühl, daß Ärzte sich unnötigerweise mit solchen Fragen herumquälen."

Ah, Dr. Miller, sagte ich zu mir selbst, zweimal Unrecht ergibt nicht einmal Recht; wenn staatliche Behörden zweifelhafte Forderungen an die Bürger stellen, so bedeutet das noch keinen Freibrief für die Ärzteschaft, das Ihrige hinzuzutun.

Ich muß sehr in meine Lektüre versunken gewesen sein, denn ich merkte nicht, daß Dr. Case, auf den ich wartete, gekommen war. (Dr. Case ist nicht sein richtiger Name; die Gründe, ihn zu verschweigen, während ich alle übrigen Namen nenne, werden sogleich deutlich werden.)

Er stand neben mir und fragte: „Fertig? "

Wir beschlossen, nach einem preiswerten Restaurant Ausschau zu halten, in dem sich nicht Touristen, sondern Franzosen drängten. Auf diese Weise, so meinten wir, konnten wir keinen Fehlgriff tun. Diese starken soziologischen Kriterien führten uns schließlich ins „Chez Maurice" am Fuß des Montmartre, ein Restaurant, das beiden Erwägungen voll gerecht wurde. Nach dem Essen gingen wir über die Place Pigalle und stiegen hinauf auf den Montmartre. Es war alles andere als ein gemütlicher Bummel.

„Was tun Sie in den Staaten? " fragte ich.

„Ich leite eine Klinik für genetische Beratung", erwiderte er.

Diese Chance mußte ich nutzen. Soziologen untersuchen häufig den Weg von Neuerungen in die bestehende Praxis. Ich fragte ihn, ob er Schwangere über 40 routinemäßig über die Möglichkeit der Amniozentese unterrichte, d. h. über den Test, der genetische Mängel beim Fötus aufzudecken vermag. (In den vergangenen drei Tagen hatten wir etliche Berichte von Ärzten aus Westeuropa und den Vereinigten Staaten gehört, die deutlich machten, daß die Amniozentese äußerst verläßlich ist und nur ein geringes Risiko für die Mutter und, soweit bekannt, auch für den Fötus mit sich bringt.)[20]

Zu meiner Überraschung versicherte mir Dr. Case, daß er diesen Patientinnen nichts von dem Test sage. Der französische Genetiker Lejeune hatte bereits zu Beginn der Konferenz das Verfahren aus moralischen Gründen heftig angegriffen, weil es Abtreibung nahelegt oder zur Folge hat, falls der Test anzeigt, daß der Fötus mißgebildet ist und die Eltern seine Geburt nicht wollen. Lejeune, gläubiger Katholik, wollte einen Fötus, auch im Alter von nur wenigen Wochen und noch ungeformte Masse, als lebendes Kind definiert wissen. Er nannte das Verfahren „Mord" und schlug vor, die Wissenschaft solle sich statt dessen auf die Entwicklung von Heilverfahren für mißgebildete Kinder konzentrieren. Alle Ärzte auf der Konferenz waren sich darin einig, daß es solche Heilmethoden derzeit nicht gab und im besten Falle auch erst in sehr ferner Zukunft geben werde.

Dr. Case hingegen war kein Katholik. Er hatte, wie ich bald feststellen konnte, keine Bedenken, was die Sicherheit der Methode anging. (Es ist bekannt, daß zumindest ein Embryo bei dem Test verletzt wurde, ein Auge wurde von der Nadel durchstochen;[21] außerdem sind Abtreibungen im vierten Schwangerschaftsmonat, wie der Test sie häufig zeigt, „spät"; dennoch, wenn beide Eingriffe von fähigen Ärzten ausgeführt werden, beinhalten sie nur ein geringes Risiko.)

Der Grund, der diesen Genetik-Experten (wie auch andere) bewog, seine Patientinnen nicht zu informieren, war, wie er selbst sagte, der Wunsch, keine „falschen Ängste" zu erzeugen. Unzählige Mütter mit gesunden Fötussen würden sich umsonst aufregen, bis sie ihr Testergebnis erfuhren, und manche würden sich weiter sorgen, wenn die Möglichkeit eines mißgebildeten Kindes erst einmal in Erwägung gezogen war — selbst wenn der Test negativ verlief.

"Gut", überlegte ich laut, "ich sehe ein, warum Sie schwangere Frauen nicht unnötig beunruhigen wollen; aber ist nicht angesichts der gravierenden Folgen, etwa im Falle eines mongoloiden Kindes, die Hilfe, die ein einziges Elternpaar erfährt, wenn es ein mongoloides Kind nicht bekommt, die ‚Kosten' wert?"

"Nun", sagte der Genetiker bedächtig, "ich weiß von einer Patientin, die den Rat erhielt, den Test machen zu lassen, und die Selbstmord beging. Ich kann nicht beweisen, daß der Test die Ursache war, aber er könnte es gewesen sein. Ich empfehle ihn nur auf Nachfrage."

Dr. Case's Kommentar erinnerte mich an die Fragen, die dadurch aufgeworfen worden waren, daß Ärzte Patientinnen oder werdenden Eltern Informationen vorenthielten. Durfte man Menschen etwa "ersparen", d. h. sie in dieser Weise schützen? Sind Ärzte berechtigt zu entscheiden, ob Grundinformationen über Dinge von so großer Tragweite für die Eltern und das ungeborene Kind vorzuenthalten sind oder nicht? Gibt es irgendwelche Beweise dafür, daß die Mehrzahl werdender Eltern mit einer solchen Information nicht umgehen kann, oder daß sie Angst erzeugt, die mehr Schaden anrichtet, als sie Qualen vermeiden könnte? Dürfen wir es dem einzelnen Arzt überlassen, diese Entscheidungen allein und ohne Beratung zu treffen?

Die Probleme, die das Recht auf Wissen und Entscheidung darüber, was mit unserem Körper geschieht (oder nicht geschieht), impliziert, sind systematisch und effektiv — wenn auch gelegentlich in recht schrillem Ton — von den Frauenbefreiungsgruppen direkt und in ihren Veröffentlichungen vorgebracht worden.[22] Die Frauen zitieren Berichte, die viele Fälle dokumentieren, in denen Ärzte es unterlassen oder abgelehnt haben, Patientinnen darüber aufzuklären, was mit ihnen geschah oder in welchem Zustand sie sich befanden; sie berichten von Ärzten, die die Wünsche ihrer Patientinnen in Fragen mißachteten, die kein genuin medizinisches Urteil erforderten, von Ärzten, die sich weigerten, mit ihren Patientinnen wie mit Menschen umzugehen.

So berichten viele Frauen, die eine natürliche Geburt wünschten, daß die meisten Gynäkologen sie als Patientinnen gar nicht annehmen wollten oder sie dazu drängten, Medikamente zu gebrauchen, obwohl es keine *medizinische* Indikation gebe, die besage, daß eine natürliche Geburt weniger wünschenswert sei;

möglicherweise sei es sogar genau umgekehrt. Während die Patientinnen diese Probleme sehen könnten, neigten Ärzte — meist männlichen Geschlechts — dazu, Frauen den sinnvollen Umgang mit komplexen Informationen und rationales Denken weitgehend abzusprechen; deshalb, so argumentieren die Feministinnen, gingen Ärzte gern davon aus, Frauen seien „hysterisch" und neigten zu „psychosomatischen" Krankheiten.

Ich fragte mich, ob Case, wie die meisten Ärzte, sich über die Proteste der Frauengruppen in erster Linie ärgerte oder ob er die legitimen Fragen, die sie stellten, anerkannte? Aber ehe ich meine Frage artikulieren konnte, hatten wir unser Ziel, die Métro-Station, erreicht, von wo aus wir uns in den Konferenzsaal zurückverfrachten lassen wollten.

Während der Fahrt konnten wir nicht viel miteinander reden; wenngleich die Metro lange nicht so geräuschvoll ist wie die New Yorker Untergrundbahn, so ist der Krach doch immer groß genug. Aber auf dem kurzen Fußmarsch von der Métro-Station zum Konferenzsaal nahmen wir unser Gespräch noch einmal auf. Case wies darauf hin, daß die Fragen bezüglich des Rechts, Bescheid zu wissen, sich auch im Falle der künstlichen Befruchtung stellten. Die Mutter erfährt die Identität des Spermaspenders nicht. Aber sollte sie nicht etwas über seine Eigenschaften wissen? Viele Ärzte, so wird berichtet, verwenden ihr eigenes Sperma oder das ihrer Studenten.[23] Sollten sie sich zuvor Tests unterziehen, um festzustellen, ob sie genetische Krankheiten in rezessiver Form in sich tragen? Sollten die zukünftigen Eltern diese Resultate erfahren? Sollte ihnen auch gesagt werden, wie oft Sperma derselben Person in derselben Gegend verwendet wird, damit sie Vorkehrungen gegen die Möglichkeit treffen können, daß die zahlreichen Nachkommen des Spermaspenders, biologisch Halbschwestern und Halbbrüder, untereinander heiraten?

Eine neuere Untersuchung zeigt, daß die Folgen solchen unbeabsichtigten Inzests ganz erhebliche sein können:

„Von allen Sexualtabus, die aus Mythologie und Anthropologie bekannt sind, hat das Inzestverbot die stärkste klinische Grundlage, und zwar einfach deshalb, weil Kinder aus solchen Verbindungen, wie wir längst wissen, eine ungewöhnlich hohe Quote an schweren geistigen und physischen Schäden aufweisen. Aber bis jüngst gab es nur sehr wenige, wenn überhaupt irgendwelche wissenschaftlich kontrollierte Untersuchungen über Inzestkinder. Inzwischen jedoch hat eine tschechische Forscherin eine solche Studie fertiggestellt — und die Resultate liefern den dramatischen Beweis, daß unter den Nachkommen inzestuöser Verbindungen das Risiko für Anomalien erschreckend hoch ist.

In Gerichten, Krankenhäusern, Heimen für unverheiratete Mütter und Waisenhäusern hat Dr. Eva Seemanova 161 Kinder untersucht und Protokolle über sie angefertigt, Kinder von Müttern, die sexuelle Beziehungen zu ihren Vätern, Brüdern oder Söhnen hatten. Die gleiche Gruppe von Frauen brachte auch 95 Kinder von Männern zur Welt, mit denen sie nicht verwandt waren; diese Halbbrüder und Halbschwestern der inzestuösen Nachkommen bildeten Seemanovas Kontrollgruppe.

Die Kinder aus inzestuösen Verbindungen, so fand sie heraus, waren in vielen Fällen bereits von Anfang an verloren. 15 wurden tot geboren oder starben im ersten Lebensjahr; in der Kontrollgruppe waren es nur 5 Kinder, die in einem vergleichbaren Zeitraum starben. Unter den Kindern, die Seemanova an der tschechischen Akademie der Wissenschaften untersuchte, litten mehr als 40 % aus der Inzestgruppe an einer Vielzahl von körperlichen und geistigen Schäden, schwere geistige Zurückgebliebenheit, Zwergwuchs, Herz- und Gehirnmißbildungen, Taubstummheit, Darmerweiterungen und Anomalien des Harntrakts eingeschlossen.

Im Gegensatz dazu, so berichtet Seemanova, zeigte keines der Kinder aus nicht-inzestuösen Verbindungen irgendwelche schweren geistigen Schäden, und nur 4,5 % wiesen körperliche Anomalien auf. Seemanova hält weitere Studien über Inzestkinder für erforderlich, ist aber überzeugt, daß ihr Datenmaterial die „unverkennbare Auswirkung von Inzucht auf Kindersterblichkeit, angeborene Mißbildungen und die Intelligenzstufe" klar bestätigt."[24].

So könnten Menschen in einer Kleinstadt oder in einem Stadtviertel, in denen es nur einen Arzt gibt, der sich auf künstliche Befruchtung spezialisiert hat und dabei als Samenspender auf sich selbst zurückgreift, einen recht hohen und sehr bösen Preis zahlen müssen.

All dies soll illustrieren — wenn es weiterer Illustration bedarf —, daß die meisten dieser Entscheidungen — von der Operation, die vorgenommen werden muß, wenn Brustkrebs festgestellt wird, bis zu den Vorsichtsmaßnahmen, deren es beim Spenden von Samen bedarf — augenblicklich fast ausschließlich dem einzelnen praktizierenden Arzt überlassen sind.[25] Das Beste, was Patienten tun können, ist, mehr als einen einzigen Arzt aufzusuchen in der Hoffnung, dabei auf einen zu treffen, der eher als die anderen bereit ist, Informationen und Entscheidungen mit ihnen zu teilen. Das Zögern vieler Ärzte, dies zu tun, ist indes nicht zufällig; und deshalb werden die meisten so lange wenig mitteilsam sein, bis sich ein neuer Konsensus zugunsten von mehr Offenheit gebildet hat. Ohne diesen Konsensus werden diejenigen, die sonst sprechen würden, die Zensur ihrer Kollegen ebenso fürchten wie eventuelle Folgeschäden (wie auch Case sie zu fürchten schien).

Die Gesellschaft muß die Ärzte vor unbilligem Druck schützen, damit sie die Freiheit haben, vernünftige Risiken auf sich zu nehmen (was notwendig und wesentlich ist, wenn neue Verfahren erprobt werden sollen), und sie muß zugleich die Patienten vor Mißbrauch schützen; es dürfte deshalb durchaus sinnvoll sein, Fahrlässigkeitsprozesse auszuschließen, es aber statt dessen zu ermöglichen, daß Privatpersonen Klage gegen Ärzte vor örtlichen Kommissionen für Gesundheit und Ethik einreichen können. Diese würden auf Klagen bestimmt mit mehr Entgegenkommen reagieren, weil Ärzte in ihnen nur eine Minderheitenposition innehätten, außerdem könnten die Kommissionen, wie ich meine, einem Arzt weiteres Praktizieren untersagen. Zugleich würden die Kommissionen Habgier als Motiv für Fahrlässigkeit ausschalten. Mehr noch, es müßte eine Versicherung für Patienten statt für Ärzte geben, die im Falle eines durch eine falsche Behandlung zugefügten Schadens den Betroffenen unterstützte.

Viele Ärzte neigen auch zu autoritärem Verhalten und sind nur sehr zögernd bereit, Angelegenheiten zu erörtern, in denen ihre Patienten mitreden wollen.[26] Lieber klopfen sie dem Patienten oder seinen Eltern auf die Schulter und sagen ihm in patriarchalischer Gönnerhaltung: „Überlassen Sie diese Dinge nur Ihrem guten alten Doktor", oder gar „... Anordnungen treffe ich." Zahlungskräftige Patienten können sich eine bessere Behandlung kaufen, aber Gefängnisinsassen oder Leute aus der Unterschicht sind vollkommen auf die Gnade von in der Regel weißen, männlichen, der Mittel- oder Oberschicht entstammenden Ärzten angewiesen. Wenn sich das ändern soll, müssen Gegenkräfte erzeugt werden, die eine neue Einstellung lancieren und durchsetzen. Die meisten Ärzte werden ihr Bettkanten-Verhalten nicht ändern, zumindest nicht ausreichend, ohne daß sie eine erhebliche Ermunterung dazu durch die Fortschrittlicheren aus ihren eigenen Reihen, die Gesundheitsbehörden, durch moralisch tonangebende Persönlichkeiten und vor allem durch die Öffentlichkeit erfahren. Diese Fragen betreffen aber auch nicht allein das Verhältnis eines einzigen Arztes zu einem einzigen Patienten oder dessen Eltern. Nichts, so wurde mir auf der Tagung klar, macht deutlicher, daß stärkere Kräfte am Werk sind, als die Diskussion über den Aufstieg und nicht stattfindenden Fall der Pille sowie über die Frage, wie gesundheitliche Prioritäten zu setzen sind. Aber das war der nächste Tagesordnungspunkt.

Sechstes Kapitel

Die Pille — für *meine* Tochter nicht

Noch ein Referat war vorgesehen. Die Ehre, es zu halten, fiel Prof. Hilton A. Salhanick zu, einem untersetzten, bebrillten und lebhaften Herrn, der im Programm als Professor für Fortpflanzungsphysiologie und Direktor der Abteilung Bevölkerungswissenschaften an der Universität Harvard, Cambridge, Massachussetts, angekündigt war. Sein Referat war das einzige, das sich mit Geburtenkontrolle befaßte; es begann auf einem sehr hohen akademischen Niveau, um dann in aller Ruhe zwei Bomben platzen zu lassen.

Salhanick berichtete uns zunächst, ganz im Sinne wissenschaftlicher Tradition, von all den Schwierigkeiten, die er bei der Definition seines Gegenstandes gehabt habe. Wie entscheidet man präzise, wann Empfängnis stattfindet? Ist die Politik der Geburtenkontrolle, die wir diskutieren, eine Frage der *Familienplanung* oder der *Gesellschaftsplanung*? In dieser Tonart fuhr er fort, voller Genuß an der sokratischen Übung, wissenschaftliche Vorsicht („Worte haben viele Bedeutungen; diese müssen wir klären, ehe wir jene sinnvoll benutzen können") mit einer mild-sarkastischen Dezidiertheit („die Welt ist nicht, was sie zu sein scheint; alles ist relativ") zu verbinden. Die Tonlage seiner Stimme stand in merkwürdigem Kontrast zu seinem intellektuellen Manierismus; er verlas sein Papier geschmäcklerisch, als serviere er eine große Schüssel voll dampfender und soeben von ihm selbst zubereiteter Spaghetti. Er offerierte drei Kriterien zur Beurteilung der Geburtenkontrolle:

„Keine der gegenwärtig bekannten Methoden der Empfängnisverhütung ist ideal. Die drei wichtigsten Kriterien für ein Kontrazeptivum lauten: Annehmbarkeit, Wirksamkeit und Gefahrlosigkeit. Die Reihenfolge sagt nichts über die Rangordnung, sie kann durchaus wechseln; mir scheint nämlich, je begeisterter der Kritiker von der Geburtenkontrolle im allgemeinen ist, desto mehr Betonung legt er auf Annehmbarkeit und Wirksamkeit, und umso weniger kümmert ihn die Gefahrlosigkeit. Umgekehrt übertreiben diejenigen, die Geburtenkontrolle eher ablehnen, die Gefahren einer bestimmten Methode oft weit über alle Wahrscheinlichkeit hinaus."

Salhanick stellte zunächst Überlegungen dazu an, wie die Annehmbarkeit eines Kontrazeptivums zu messen sei:

„Erstens kann es sein, daß schon die Praxis der Verhütung, von der Methode einmal ganz abgesehen, für manche Menschen einfach nicht annehmbar ist. So verwendeten nach fünf Jahren intensiver Propagierung von Familienplanung über ein Drittel der verheirateten Paare in den Vereinigten Staaten *kein* Verhütungsmittel, und der Anteil derer, die *keine* Verhütungsmittel benutzten, ging nur um 1,2 % zurück."

Ein Diapositiv wurde auf einen großen Schirm an die Wand hinter dem Sprecher geworfen. Daten, die seine Aussage belegten, wurden sichtbar.[1] Zu den Nichtbenutzern zählten solche, die eine Schwangerschaft wollten, solche, die unfruchtbar waren, und etwa ein Drittel aller Nichtbenutzer verließen sich auf ihr Glück.

Salhanick furt fort:

„Die Zahl der Sterilisationen ist enorm gestiegen, ein deutlicher Hinweis darauf, wie wenig annehmbar die vorhandenen Methoden für viele sind. Der entscheidende Beweis dafür, daß sie nicht voll überzeugen können, dürfte jedoch — und zwar für alle Methoden — in der hohen „Absetzquote" zu sehen sein, die bei etwa 25 % im Jahr liegt, bei etwas höheren Quoten im ersten Jahr der Benutzung und etwas niedrigeren danach."

„Annehmbarkeit" wird gewöhnlich als Problem der Benutzer angesehen: „Warum verhalten sie sich nicht entsprechend, wenn sie schon auf Verhütung wert legen?" oder „Können sie denn keine Disziplin aufbringen?" oder „Wenn wir nur die katholische Kirche von ihrer Opposition gegen Geburtenkontrolle abbringen könnten..." Mir war jedoch inzwischen klar geworden, daß es ebensosehr an den Methoden der Geburtenkontrolle liegt wie an den Menschen und daß sie tendenziell ein hohes Maß an Motivation und Bejahung verlangen, statt den bestehenden Verhaltensweisen entgegenzukommen.

Ich war auf diesen ziemlich wichtigen Punkt aufmerksam geworden, als ich 1962 an einer Konferenz des Direktoriums des Population Council von New York teilnahm. Hier, als Mitglied

6. Kapitel: Die Pille — für meine Tochter nicht

einer Beratergruppe, erhielt ich den Auftrag, die Bedingungen zu untersuchen, unter denen Menschen motiviert sein würden, Verhütungsmittel zu benutzen und bewußt kleinere Familien anzustreben. (Das damals verwendete Schlagwort lautete „Wandel der gewünschten Familiengröße".) Wir wurden über die verschiedenen verfügbaren empfängnisverhütenden Methoden instruiert, außerdem sagte man uns, es sei nicht unsere Aufgabe, über die Methoden nachzudenken, sondern über Motivation und Werte. Indes, im Verlauf der Diskussion, die folgte, wurde deutlich, daß die Annehmbarkeit einer Methode sich von ihren technischen Merkmalen gar nicht trennen läßt. Pillen müssen regelmäßig eingenommen werden; die meisten Menschen, insbesondere in unterentwickelten Ländern, reagieren auf solche Direktiven nicht sonderlich positiv. Kondome setzen eine hohe Motivation voraus, und die Verantwortung liegt beim Mann, d. h. beim weniger motivierten Partner. Und so weiter.

Davon auszugehen, Methode und Motivation ließen sich trennen, ist außerdem insofern problematisch, als die Annehmbarkeit (ein motivationaler Faktor) und die beiden anderen Faktoren, Wirksamkeit und Gefahrlosigkeit (technische Faktoren), sich wechselseitig beeinflussen. Das heißt, wenn eine Vorkehrung nicht besonders verläßlich (eine beträchtliche Chance, schwanger zu werden, bleibt) und zugleich auch nicht gefahrlos ist (weil sie z. B. Infektionen verursacht), dann ist es kein Wunder, daß sie nicht besonders beliebt ist.

Vor zehn Jahren galt das intrauterine Pessar (IUP) bei einer Reihe von führenden Experten als die schlechthin ideale Verhütungsmethode. Und in der Tat, unter motivationalen wie normativen Gesichtspunkten ist es sicherlich sehr geeignet. Es wird einmal eingesetzt und bedarf fast keiner weiteren Aufmerksamkeit; es ist immer zur Stelle und funktionsfähig. Und Menschen, deren religiöse Auffassung durch Geburtenkontrolle verletzt wird, können ohne große Mühe verdrängen, daß sie ein intrauterines Pessar tragen. Aber funktioniert es auch? Keineswegs hundertprozentig. Etwa 10 % der Trägerinnen eines IUP stoßen es im Lauf des ersten Jahres nach dem Einsetzen wieder aus, und viele bemerken gar nicht, daß sie es verloren haben. Infektionen verursacht es bei 2 oder 3 % der amerikanischen Benutzerinnen. Zufällige Perforationen des Uterus kommen ebenfalls vor, wenn auch selten.[2]

Zehn Jahre später, jetzt in Paris, war ich höchst überrascht, daß nach all den finanziellen Aufwendungen, dem Interesse und dem Bestreben, das Bevölkerungswachstum in der ganzen Welt zu bremsen, die Technik noch immer kein einfaches, verläßliches Mittel anzubieten hatte. Sowohl unter moralischen als auch unter praktischen Gesichtspunkten sollte man, wie mir scheint, die Vorlieben der Menschen doch erst dann zu verändern suchen, wenn man weiß, wie man den Werten, die sie bereits haben, Rechnung tragen kann. Tatsächlich zeigen verschiedene Untersuchungen, daß die meisten Bevölkerungsprobleme entfielen, wenn die Mehrzahl aller ungewollten Schwangerschaften vermieden würde.[3]

Betrüblicherweise sind, wie Salhanicks weitere Ausführungen anzeigten, die vorhandenen Techniken weder im umfassenden Sinne annehmbar noch hochgradig wirksam oder wirklich gefahrlos. Obwohl Salhanick eine diplomatische und akademische Sprache benutzte, war seine Botschaft absolut unmißverständlich:

„Auch die Wirksamkeit zu bestimmen, ist schwierig. Die ‚biologische Effektivität‘ kann bei einer kleinen Untersuchungsgruppe, die sorgfältig beobachtet und ständig motiviert wird, durchaus hoch sein; bei einer großen, zufälligen Population dagegen kann dieselbe Verhütungsmethode eine niedrige ‚Gebrauchseffektivität‘ haben. Tatsächlich sind wir in Ermanglung prognostischer Verhaltensinformationen auf eine Auswahl unter den Verhütungsmitteln verwiesen und beschränkt, die eher auf Umweltbedingungen und der individuellen Einstellung von Arzt und Patient als auf irgendeiner Form von wissenschaftlich exakter Bestimmung beruht. . .‘

Die Tatsache, daß eine Technik zur Vermeidung unerwünschter Schwangerschaften sehr zuverlässig sein muß, macht die Aufgabe, wirksame Verfahren zu entwickeln, recht anspruchsvoll. So kam eine Studie, die sich mit einer Gruppe von Paaren beschäftigte, zu der Einschätzung, daß bei einer zu 99 % wirksamen Methode – das heißt, bei mehr Schutz, als die besten Techniken ihn bieten – Paare, die zwanzig Jahre verheiratet sind und drei Kinder wollen, diese innerhalb der ersten fünf Jahre haben werden. Während der folgenden 15 Jahre bekommen 28 % dieser Paare ein „Extra"-Kind; 5 % werden mit zweien gesegnet, und einige wenige bekommen doppelt so viele, wie sie sich gewünscht haben.[4]

Salhanick fuhr fort: „Noch ein paar Worte zur ‚Gefahrlosigkeit‘. Im Unterschied zu Leben und Tod sind Gesundheit und

Krankheit Begriffe, die eine beträchtliche Flexibilität aufweisen. Die Verwendung steroidaler Wirkstoffe ist ein wichtiger Punkt in diesem Zusammenhang. Zum ersten Mal in der Geschichte der Empfängsniverhütung kalkulieren wir eine Erkrankungs- und Sterblichkeitsquote bei der Beurteilung eines Verhütungsmittels mit ein. Wir müssen fragen: ‚Bei welcher Mortalitätsrate soll ein Kontrazeptivum für gefährlich erklärt werden?' Wer soll darüber entscheiden? Welche Toleranzspanne zugunsten des gesellschaftlichen Nutzens ist zulässig? Mit welchem Zustand soll verglichen werden — mit dem der Schwangerschaft, mit anderen Verhütungsmitteln, mit der Sterilisation? "

Salhanick durchmaß in ein paar knappen Sätzen ein weites Feld, vermutlich, weil er davon ausging, daß die Anwesenden mit den Daten, die er en passant erwähnte, bereits vertraut waren. Ich wünschte mir jedoch, daß er bei den Zahlen und Ziffern etwas länger verweilt hätte, weil viele der Daten äußerst umstritten waren.

Die Daten, auf die Salhanick sich bezog, betrafen Anti-Baby-Pillen, die steroidale Wirkstoffe zu kontrazeptiven Zwecken verwenden. Jahre nachdem die Pille von Millionen Frauen eingenommen wurde, war sie Gegenstand eines Hagels von kritischen Berichten, die sagten, sie verursache eine Vielzahl unangenehmer bis schlimmer Nebenwirkungen, von leichten Ekelgefühlen bis hin zu Krebs und Blutgerinnseln, die ihrerseits lebensgefährliche Thrombosen hervorrufen könnten. Britische Untersuchungen haben ergeben, daß die jährliche Sterbeziffer infolge von tödlichen Blutgerinnseln bei Frauen, die die Pille nehmen, in der Altersgruppe zwischen 20 und 34 Jahren 1 bis 2 auf 100 000 betrug, und 3 bis 4 auf 100 000 im Alter von 35 bis 44[5]. Die Aussichten, an einem von der Pille verursachten Blutgerinnsel so zu erkranken, daß ein Krankenhausaufenthalt erforderlich wird, betragen für Frauen mit Pille 1 : 2000 und sind damit zehnmal größer als bei vergleichbaren Frauen ohne Pille[6]. Andere Untersuchungen kommen zu ähnlichen Ergebnissen[7].

Eine neue Studie — sie ist im *New England Journal of Medicine* im April 1973 veröffentlich — erfaßte Frauen im Alter zwischen 15 und 44 Jahren aus 91 verschiedenen Großstadtkrankenhäusern. Die Untersuchung ergab, daß unter denen, die die Pille schluckten, das Risiko einer Embolie doppelt so hoch war wie bei den Frauen der Kontrollgruppen, die keine Pille nahmen.

Vergleiche — angestellt in britischen Untersuchungen — zwischen Frauen, die die Pille nehmen und solchen, die sie nicht nehmen, zeigen, daß die Frauen mit Pille *neunmal* so häufig wegen Thrombose-Erkrankungen ins Krankenhaus müssen und siebenmal häufiger an solchen Krankheiten sterben (wiewohl die absoluten Zahlen bei beiden Gruppen von Frauen niedrig sind.)[8] Daten über andere Nebenwirkungen, von Krebs bis zu psychischen Reizzuständen, sind weniger gut belegt und leichter in Zweifel zu ziehen als die über Thrombosenbildung. Obwohl es Anzeichen für eine Korrelation zwischen Pilleneinnahme und Erkrankungen an bestimmten Krebsarten gibt, finden sich auch gegenteilige Belege, die besagen, daß Frauen, die die Pille nehmen, weniger anfällig für Krebs sind.

Diese Daten sind ihrerseits von einigen Wissenschaftlern heruntergespielt worden. Die Entwicklung der Kontroverse zeigt denn auch klar die Nützlichkeit harter Daten anstelle von hypothetischen Modellen und Argumenten in Debatten über die Vorzüge neuer Techniken. Die Pillenkontroverse läßt zugleich sichtbar werden, welche Rolle ein maßgebliches ,,Datengericht" bei der Klärung von Differenzen darüber, was eine wirksame und gefahrlose Technik sei oder nicht sei, spielen könnte.

Da es ein solches Gericht, an das man sich hätte wenden können, nicht gab, stützte ich mich auf ein Buch von zwei häufig zitierten Demographen, Leslie Aldrich-Westoff und Charles F. Westoff. Die Schlüsse, zu denen die beiden Forscher in ihrem *From Now to Zero*[9] kommen, werden durch verschiedene Artikel, die ich in der Zeitschrift *Science* gelesen habe, bekräftigt. Daten über die Nebenwirkungen der Pille, so hören wir, beunruhigen viele Ärzte immerhin so sehr, daß sie ihre Patientinnen über unterschiedlich lange Perioden hinweg von der Pille absetzen, statt sie ihnen fortgesetzt zu geben.[10] Und wenn die Familiengeschichte einer Patientin eine oder mehrere aus einer langen Liste von Krankheiten, wie Diabetes oder Nierenleiden, aufweist, empfehlen die meisten Ärzte den totalen Verzicht auf die Pille.[11] Aber warum wird sie überhaupt verschrieben? Warum wird sie nicht vom Markt genommen?

Zwei Kräfte sorgen dafür, daß die Pille auf dem Markt und im Blutkreislauf von Millionen von Frauen bleibt: Unternehmen, die ein Vermögen an der Pille verdienen, und eine Theorie, die die

Ärzte beruhigt. Was den Markt anlangt, so war die Nahrungs- und Arzneimittelbehörde (FDA) im März 1970 bereits im Begriff, eine ernsthafte Warnung — die alle implizierten Gefahren im Detail nennen sollte[12] — gegen die Verwendung der Pille auszusprechen. Indes, die Arzneimittelhersteller schlugen Krach,[13] und die FDA modifizierte die Warnung. Obwohl den Ärzten ein achthundert Wörter umfassendes Merkblatt zuging, erreichten die Öffentlichkeit nur einige wenige Zeilen davon, und zwar in Form einer Anmerkung auf den Pillenschachteln.[14] Die detaillierte Warnung sollten die Ärzte an ihre Patientinnen verteilen.[15] In meinem Bekanntenkreis hat aber keine Frau jemals ein solches Merkblatt von ihrem Arzt bekommen, und Barbara Seaman, Autorin von *Free and Female*, berichtet, dasselbe gelte für die Frauen, die sie befragt habe. Sie schreibt: „Eineinhalb Jahre später konnte ich noch immer keine *einzige* Frau ausmachen, die die Pille nahm und deren Arzt ihr dieses Markblatt tatsächlich gegeben hatte."[16] Ich habe deshalb in Anhang 1 zu diesem Buch den Entwurf der Erklärung der FDA im Original und ohne Kürzung übernommen.

Der zweite Grund, warum niemand es eilig hat, die Pille vom Markt zu nehmen, liegt darin, daß das Datenmaterial gegen die Pille lückenhaft ist und die Lücken sogar größer sind, als jene in den ersten Berichten über die Gefahren von Zigaretten es waren. Salhanick erklärte die Schwierigkeiten bei solchen Untersuchungen:

„Unglücklicherweise haben wir im Falle der kontrazeptiven Steroide bisher noch keine wissenschaftliche Antwort auf unsere Folgerungen aus anomalen Laborergebnissen. Hinzu kommt der bedrückende Gedanke, daß wir eine adäquate Antwort vermutlich erst bekommen werden, wenn Auswirkungen in großer Zahl sich zeigen. Ich glaube, daß die Möglichkeit einer prospektiven Untersuchung längst vorbei ist. Der Mangel an finanziellen Mitteln, die Mobilität der Bevölkerung in Ländern, die über entsprechende finanzielle Mittel verfügen, die Schwierigkeiten bei der Feststellung von Krankheitsursachen, die Vielfalt und Verschiedenheit zur Zeit gebräuchlicher Medikamente sowie die geringe Verbreitung der Krankheiten, die von Belang sind, verhindern eine genaue prospektive Untersuchung. Von großer Bedeutung dürfte schließlich sein, daß die ethischen Überlegungen darüber, was zu tun ist — z. B. die kontinuierliche Behandlung einer großen Population über einen langen Zeitraum hinweg durch ein unparteiisches, pflichtbewußtes Team — so aussehen, daß die angemessenen und maßgeblichen Experimente vermutlich überhaupt nicht angestellt werden können."

In dürren Worten ausgedrückt, sagte Salhanick, die Pille bleibe solange ein „Experiment", bis eine große Zahl von Frauen sie während eines sehr langen Zeitraums eingenommen habe. Das Dilemma besteht nun darin, daß es kaum angeht, die Pille so vielen Menschen zu verschreiben, ehe sie sicher, d. h. gefahrlos ist; andererseits kann man aber überhaupt nur herausfinden, ob sie tatsächlich unschädlich *ist*, wenn viele sie nehmen — und selbst dann noch läßt sich schwer etwas sagen.

Schließlich haben wir es nur mit ein paar wenigen Todesfällen auf hunderttausend Benutzerinnen zu tun, was sich nicht nach viel anhört, solange nicht die eigene Frau, Geliebte oder Tochter daran stirbt, und solange man nicht in Rechnung stellt, daß heute viele Millionen die Pille regelmäßig schlucken und die Zahl der Todesfälle steigt. Gibt es denn keine andere Möglichkeit, genauer zu bestimmen, wie schlimm die Pille ist?

Zumindest sollten wir dafür sorgen, daß die Frauen besser informiert werden, damit sie entscheiden können, ob ihnen die Pille das Risiko wert ist. Tatsächlich lassen mich alle Berichte, die ich gelesen habe, zu dem Schluß kommen, daß die Frauen keineswegs ausreichend informiert sind. Neben der Lobby der Pillenhersteller und den „Löchern" im Datenmaterial gibt es noch einen dritten Faktor in dieser Problematik: die vorhandenen Daten gegen die Pille werden mit Hilfe einer Beschwichtigungstheorie „heruntergespielt". Viele Ärzte glauben an diese Theorie und reichen sie an die beunruhigten Frauen weiter, die Fragen über die Pille an sie richten. Ein Blick auf die Theorie verdeutlicht, warum es so außerordentlich nützlich wäre, solche Fragen systematisch von einem Kontrollorgan untersuchen zu lassen, statt einen Zustand zu dulden, in dem Politiker, Gesetzgeber und Ärzte sich auf solche Konstrukte stützen.

Als ich meine Notizen nach der Pariser Tagung durchging und zu dem Entschluß kam, sie durch dieses Buch mit der Öffentlichkeit zu teilen, hatte ich das Gefühl, daß viele Frauen — alle, die mit diesen Fragen umgehen — ganz sicherlich mehr über die Zweifel wissen möchten, die in mir aufsteigen, wenn ich die theoretischen Argumente dafür höre, warum die Pille die „beste" verfügbare Technik sei (wie die Westoffs und andere es ausdrücken).[17] Aus diesem Grund nenne ich hier die wichtigsten Argumente, die für die Pille angeführt werden, sowie die Fragen, die diesen Argumenten notwendig folgen.

Wie viele andere argumentieren die Westoffs für die Pille wie folgt:

„Nehmen wir an, die 8 bis 9 Millionen Frauen, die derzeit die Pille nehmen, würden sie absetzen. Wie sähe in einem normalen Jahr, nachdem die Situation sich stabilisiert hat, die Veränderung im Sterblichkeitsrisiko aus? Speziell, wie würden sich die Verminderung des Thrombose-Embolie-Risikos aufgrund der Pille und die Zunahme der Sterblichkeit infolge höherer Schwangerschaftsquoten durch den Gebrauch anderer, weniger wirksamer Methoden miteinander verrechnen?"[18]

Vielleicht haben Sie die kleine Voraussetzung bemerkt, von der die Westoffs bei der Konstruktion ihrer hypothetischen Situation ausgehen — daß nämlich Frauen, die die Pille absetzen, schwanger werden, weil sie, so die Implikation, zu weniger zuverlässigen Methoden greifen oder gar nichts tun. Diese Annahme harrt noch der Erläuterung. Aber folgen wir den Westoffs:

„Nehmen wir an, alle Frauen in unserem Beispiel versuchen, eine Schwangerschaft zu vermeiden. Dann brauchen wir zunächst einen Schätzwert darüber, welche Verhütungsmethoden an die Stelle der Pille treten. Es gibt einige Untersuchungen, die ausweisen, welche Methoden von Paaren vor oder nach der Pille angewendet wurden und zu welchen Methoden sie greifen würden, wenn sie gezwungen wären, die Pille abzusetzen. Auf der Basis dieser Studien wurde eine Verteilung errechnet, nach der jeweils etwa 16 % der Paare die folgenden Methoden wählten: intrauterines Pessar, Diaphragma, Kondom, Schaum und gar nichts; 8 % vertrauten auf die Rhythmusmethode; 3 % praktizierten Koitus interruptus, und die restlichen 9 % griffen zu anderen Mitteln.

Der nächste Schritt bestand in der Errechnung der Zahl von Schwangerschaften, die sich bei den 8,5 Millionen Frauen einstellen würden, die sich an diese Methoden hielten, im Vergleich zur Zahl der Schwangeren bei fortgesetzter Einnahme der Pille. Die Versagerquoten der einzelnen Methoden basieren auf der 1965 durchgeführten National Fertility Study. Die Rechnung ergab, daß es zu geschätzten 2,46 Millionen Schwangerschaften bei den 8,5 Millionen Frauen im Lauf eines Jahres verglichen mit 340 000 bei jenen mit Pille käme. ...

Der letzte Schritt bestand darin, die Todesfälle nach Thrombose-Erkrankungen infolge von Pilleneinnahme sowie die Zahl der Todesfälle, die durch

Abtreibungen und ihre Folgen verursacht würden, zu zählen. Die entsprechende Rechnung ergibt, daß mit 324 Todesfällen bei jenen 8,5 Millionen Frauen mit Pille und mit 1179 Todesfällen für dieselbe Zahl bei Anwendung anderer Verhütungsmethoden zu rechnen wäre. Das Risiko zu sterben wäre ohne Pille demnach 3,5 mal so hoch."[19]

Diese Theorie — natürlich weiß niemand wirklich, was Millionen tun würden, gäbe es die Pille auf einmal nicht mehr — beruhigt den Gesetzgeber und die staatlichen Gesundheitsbehörden und wird in einer verkürzten Version vielen Frauen weitervermittelt, die ihren Arzt über Presseberichte gegen die Pille fragen. „Sie ist sicherer als eine Geburt", lautet oftmals die Antwort des Arztes.

Ob diese Darstellung einen beruhigt oder nicht, hängt fast gänzlich davon ab, ob man die zugrundeliegenden Annahmen akzeptiert. Die Stärke der Westoffschen Theorie besteht darin, daß sie nicht willkürlich ist, sondern sich tatsächlich auf Daten stützt. Daten darüber, was einige Frauen taten, als sie mit der Pille aufhörten. Wenn Millionen die Pille absetzten, so lautet die These, würden sie das tun, was das kleine untersuchte Sample tat — soll heißen, sie würden nichts, aber auch gar nichts aus deren Fehlern lernen. Genau wie jene 16 % unter den untersuchten ehemaligen Pillenverbraucherinnen würden auch in Zukunft Millionen kein anderes Hilfsmittel verwenden usw.

Wenn man stattdessen von einer aktiven öffentlichen Aufklärungskampagne ausgeht, die ehemalige Pillenbenutzerinnen an die verläßlicheren Techniken heranführt — z. B. das Diaphragma —, dann werden sich die Zahlen *gegen* die Pille rapide ändern. Das gleiche gilt für ernsthafte Bemühungen mit dem Ziel, die Frauen zu lehren, mit den pillenlosen Techniken sorgfältiger und zuverlässiger umzugehen.

Weiter geht die Westoff-Theorie davon aus, daß auch eine umfassende allgemeine Erkenntnis der Gefahren der Pille bis hin zu ihrer völligen Entfernung vom Markt keinerlei Auswirkung auf Umfang und Nachdruck der Forderung nach einer neuen, gefahrloseren und in hohem Maße zuverlässigen Verhütungstechnik haben würde. Daß dies nicht zutrifft, läßt sich an der Tatsache ablesen, daß selbst jetzt, da ein geringeres Interesse an der Frage besteht, als wenn die Pille verboten wäre, die Suche nach neuen Mitteln intensiviert wird, wenngleich sie ohne Zweifel noch erheblich verstärkt werden könnte.

Lassen Sie mich kurz illustrieren, wie leicht es ist, mit ganz anderen Ziffern und Schlüssen aufzuwarten. Wenn wir uns auf Frauen von 35 Jahren und älter konzentrieren und annehmen, sie würden mit der Pille aufhören, auf lokale Kontrazeption, wie Kondom oder Diaphragma, umsteigen, und keine Abtreibungen vornehmen lassen, dann kämen 2,5 Todesfälle auf 100 000 Frauen. Würden diese Frauen lokale Empfängnisverhütung mit Schwangerschaftsunterbrechungen koppeln, dann wären es nur 0,4 Todesfälle.[20] Dieses Ergebnis steht 3 bis 4 Todesfällen bei Pillenschutz gegenüber.[21]

Die Frage, ob die Propagierung der Pille eingeschränkt, verboten oder fortgesetzt werden soll oder nicht, ist zu wichtig, um aufgrund einer augenblicklichen Stimmung oder in einer unverbindlichen Diskussion entschieden zu werden. Salhanicks Referat weckte in mir wieder den Wunsch nach einem maßgeblichen öffentlichen Gremium, dem ich meine Argumente gegen die Pille und meinen Vorschlag, für größeres Zutrauen zum Diaphragma und höhere Investitionen zur Entwicklung neuer Verhütungstechniken zu sorgen, unterbreiten konnte. Die FDA, wenngleich strenger und genauer als die Arzneimittelkontrolleure in den meisten anderen Ländern, ist nicht stark genug, und was noch schlimmer ist, sie ist keine allgemeine Autorität. Der FDA, die ihre Entscheidungen in bürokratischer Abgeschiedenheit, oft schüchtern und zaghaft und ohne öffentliche Anhörungen oder Debatten trifft, fehlt für ihre Beschlüsse die Unterstützung durch die Öffentlichkeit. Aber genau diese Unterstützung braucht sie, wenn sie sich wirksam durchsetzen soll gegen Firmen und Konzerne, die nach Profit streben.

Schließlich, so schien mir, ging es hier wieder einmal um das Recht des Bürgers, Bescheid zu wissen. Was immer Regierung, Wissenschaftler oder Ärzte über die Gefahren eines exzessiven Bevölkerungswachstums und die Risiken, die zu seiner Beschränkung sie einzugehen bereit sind, denken mögen, zukünftige Eltern müssen die Wahrheit, und zwar die ganze Wahrheit, erfahren. Die Regierung mag ihre Entscheidungen beeinflussen wollen, indem sie die nachteiligen Folgen großer Familien für das Land und die Betroffenen hervorhebt, das Urteil zukünftiger Eltern darf sie jedoch nicht dadurch trüben, daß sie ihnen Informationen über die Gefahren der Pille oder anderer Verhütungsmittel vorenthält.

Ärzte sollten den Frauen die volle Wahrheit sagen. Sie können ihnen weiterhin sagen, daß die Pille die zuverlässigste Methode ist, aber sie sollten hinzufügen, daß die Wahrscheinlichkeit einer lebensgefährlichen Erkrankung und schlimmer Nebenfolgen bei der Pille größer ist als bei verschiedenen anderen Verhütungsmethoden. Lassen wir die, deren Leben und Gesundheit betroffen sind, selbst entscheiden, ob sie eine zuverlässigere Methode (die Pille) oder eine gesündere (das Diaphragma) vorziehen, ob sie größere Zuverlässigkeit wollen (auf die Gefahr hin, durch die Pille zu sterben), oder, falls das Diaphragma einmal versagt, lieber ein Kind bekommen, das sie vielleicht nicht wollen (auf die Gefahr, an der Entbindung zu sterben).

Wenn die Ärzte der Meinung sind, das Ausmaß dieser Risiken sei sehr niedrig, dann sollten sie das natürlich sagen. Aber allzu häufig ist es allein die autoritäre, paternalistische Anmaßung des Arztes, auf der die Entscheidung des Patienten beruht; denn, um es noch einmal zu wiederholen, Informationen über Erkrankungen und über Sterblichkeitsziffern gibt es im Sprechzimmer offensichtlich nicht oft, wie meine informelle Befragung von Freunden und Bekannten rasch aufdeckte.

Nehmen wir ein konkretes Beispiel, was getan werden könnte: Zwei Ärzte, Autoren einer vielgelesenen Broschüre mit Ratschlägen zur medizinischen Selbsthilfe, sagen: „Viel (vielleicht zu viel) ist über die Gefahren der Antibaby-Pille gesagt und geschrieben worden. Wir möchten versuchen, ein gewisses Sicherheitsgefühl zu vermitteln. Die Gefahren der Pille sind geringer als die der Schwangerschaft...."[22]

Was sie meiner Meinung nach sagen sollten, ist: Wenn Sie lieber ein kleines Risiko auf sich nehmen wollen, um absolut sicherzugehen, daß Sie nicht schwanger werden, dann nehmen Sie besser die Pille; wenn Sie im Augenblick nicht schwanger werden wollen, es Ihnen aber auch nicht allzuviel ausmacht, wenn Sie doch schwanger werden, dann könnten Sie irgendein anderes Verhütungsmittel verwenden, z. B. das Diaphragma. Abgesehen von einer nötigen Unterscheidung zwischen den Frauen, die *sehr* auf Vermeidung einer Schwangerschaft bedacht sind, und solchen, die das nicht sind, sollten Ärzte auch zwischen ihren jungen und ihren Patientinnen im mittleren Alter unterscheiden; sie sollten nicht mechanisch all ihren Patientinnen den gleichen Rat erteilen.

Für ältere Frauen sind die Risiken der Pille doppelt so hoch wie für jüngere, während die Gefahr einer Schwangerschaft niedriger ist, allein schon deshalb, weil sie weniger häufig Geschlechtsverkehr haben. Weiter scheinen verheiratete Frauen mit College-Ausbildung im Umgang mit Diaphragmen zuverlässiger zu sein als unverheiratete oder weniger gebildete.[23] Vor allem aber gerät das Diaphragma nicht mit dem weiblichen Hormonhaushalt in Konflikt und ist bei richtiger Anwendung auch durchaus verläßlich, wenngleich anscheinend nicht im gleichen Maß wie die Pille.

Ein Arzt, der für die Pille ist, las diese Seiten, ehe sie in Druck gingen; er erklärte mir, die Gefahren von Blutgerinnseln könnten verringert werden, wenn die Frauen sich alle sechs oder besser noch alle drei Monate untersuchen ließen, und wenn man ihnen sagen würde, daß sie sich sofort ins Krankenhaus begeben sollen, wenn ihre Beine anschwellen, ein allgemeines Symptom für nachfolgende Komplikationen. Diese unpraktische und kostspielige „Lösung" verstärkte nur meinen Entschluß, die Pille allen mir nahestehenden Menschen nicht zu empfehlen. Ich machte mir deshalb eine Notiz, daß ich nach meiner Rückkehr in die Vereinigten Staaten einen Weg suchen wollte, die Diskussion über diese Dinge neu zu entfachen; sie hatte 1970—1971 bereits das Interesse der Öffentlichkeit erregt, war aber versandet, ehe man zu irgendwelchen Schlüssen gelangt war.

Aber zurück zur Konferenz: Salhanick erörterte die komplexen ethischen Fragen, die aus den konträren Wünschen von Familien, die vielleicht Kinder wollen, und einer Gesellschaft, die der Meinung ist, daß es bereits zuviele gibt, erwachsen. Dann wandte er sich wieder der Pille zu, um die generellen Probleme zu beleuchten. Ohne je seinen nahezu jovialen Ton aufzugeben, ließ er eine zweite Bombe platzen:

„Unsere Erfahrung mit den steroidalen Verhütungsmitteln zeigt, daß die meisten ernsthaften Nebenwirkungen unerwartet auftraten. Selbst Daten über Dosisreaktionen in Sachen Verhütung waren nicht zureichend ausgewertet, und bis heute kennt man keine Möglichkeit, individuell zu dosieren. Legt man also irgendeine vernünftige Art von statistischer Verteilungskurve für Frauen, die steroidale Verhütungsmittel benutzen, zugrunde, so muß mit ziemlicher Sicherheit ein großer Prozentsatz von ihnen mehr einnehmen als für eine wirksame Verhütung notwendig wäre."

Frauen, die Pillen mit hohem Östrogengehalt nehmen, sind, wie zu hören ist, einem größeren Risiko ausgesetzt als diejenigen, die Pillen mit niedrigerer Dosierung schlucken. Die FDA propagiert die Verwendung geringerer Dosen.[24] Einer Studie zufolge ging die Sterblichkeitsziffer bei reduziertem Östrogengehalt der Pille um die Hälfte, d. h. von 3 auf 1,5 pro 100 000 zurück.[25] Eine andere Quelle gibt an, daß stark östrogenhaltige Pillen (100 bis 150 Mikrogramm) viermal so häufig zu Krankheiten führen wie niedrig dosierte Östrogenpillen (50 Mikrogramm).[26] England kontrolliert die wirtschaftlichen Kräfte wirksamer und strenger als die Vereinigten Staaten und läßt nur Pillen mit niedrigen Östrogengaben (unter 50 Mikrogramm Östrogen) auf dem Markt zu.[27]

Später fragte ich Salhanick, warum jemand überhaupt eine Pille mit hoher Dosierung verkaufe. Er erklärte: „Zunächst wollten die Arzneimittelhersteller in allererster Linie sicherstellen, daß keine Befruchtung zustandekommen kann, die Thrombosegefahr und andere mögliche gefährliche Auswirkungen antizipierten sie nicht. Von der Regel abweichende Blutungen bei niedrigen Gaben hingegen waren ihnen bekannt. Deshalb zogen sie es vor, sich lieber zugunsten des Antifruchtbarkeitseffekts zu irren. Inzwischen senken sie langsam die Dosierungen."[28]

Meine nächste Frage kam spontan: „Warum langsam? "

„Die Gründe dafür sind komplex: Schwierigkeiten bei der Beurteilung der Präparate, die Billigung der FDA muß eingeholt werden, Änderungen in den Rezeptgewohnheiten der Ärzte sind nötig, und nicht zuletzt sperren sich auch die Verbraucherinnen gegen Neuerungen."

Das alles schien durchaus zutreffend. Daneben spielte aber zweifellos auch das Streben nach Gewinn eine Rolle. Das Pillengeschäft ist ein großes Geschäft und ein Konkurrenzgeschäft obendrein. Besteht die Alternative in ein paar Blutgerinnseln mehr (bei hoher Dosierung) oder einigen zusätzlichen Schwangerschaften (bei niedriger Dosierung), dürfte sich vermutlich keine Firma für die zweite Möglichkeit entscheiden, um möglicherweise als Hersteller unzuverlässiger Pillen bekannt zu werden. Tatsächlich gibt es eine neue „Minipille", die kein Östrogen und wenig Progestogen enthält — ungefähr ein Drittel der in der normalen Pille enthaltenen Menge oder sogar noch weniger —, jedoch liegt das Schwangerschaftsrisiko bei 3 % im Vergleich zu weniger als 1 %

bei der Pille.[29] Die FDA gibt zu bedenken, daß das Datenmaterial bisher nicht ausreicht, um die „Minipille" bei der Bildung von Blutgerinnseln als Ursache auszuschließen. Es scheint, daß ein geringer Prozentsatz des Progestogens in der Pille im Körper in Östrogen umgewandelt wird, in jenes Hormon also, das krankheitserregend wirken kann.[30]

Es gab noch einen Punkt, den Salhanick nicht erwähnte: die Auswirkungen einer Überdosierung sind viel weniger sichtbar und nachweisbar als eine Schwangerschaft. Blutgerinnsel *konnten* auch auf andere Weise entstehen, wurde aber jemand schwanger, war klar, wo die Schuld dafür lag.

Die größte Überraschung jedoch brachten Salhanicks Ausführungen über Abtreibung:

„Abtreibung als Methode der Geburtenkontrolle wirft singuläre ethische und emotionale Probleme auf. Ich habe versucht zu zeigen, daß entscheidende Unterschiede zwischen der Abtreibung im Individualfall, in dem offensichtlich unlösbare persönliche Probleme vorliegen, und Abtreibung als staatlicher Politik bestehen. Die ethischen Debatten, die sich in vielen Fällen um die wissenschaftlich gar nicht zu beantwortende Frage drehen, wann Leben beginnt, lassen sich in drei Problemkreise unterteilen. Die erste Frage, die sich stellt, betrifft die Vernichtung von Leben. Je näher der Zeitpunkt der Abtreibung an dem der Empfängnis liegt, umso geringer ist die sozial-ethische Belastung. Umgekehrt, je näher der Abbruch der Schwangerschaft an die Geburt heranrückt, umso schwerwiegender sind die Implikationen.

Die zweite wichtige Frage gilt dem allgemeinen Verfall der Ehrfurcht vor dem Leben in unserer Gesellschaft. Offensichtlich sind diejenigen, die eine Abtreibungspolitik begünstigen, der Meinung, daß die Vorteile einer liberalen Abtreibungspolitik für die Lebenden wichtiger sind als die Interessen derer, die abgetrieben werden sollen; während die Gegner dieser Position das Leben als absoluten Wert ansehen, der mit allen Mitteln und ohne Rücksicht auf die entstehenden Kosten über alles andere zu stellen ist. Drittens, und das scheint mir der wichtigste Punkt, erfährt durch vorgenommene Abtreibungen das Leben unschuldiger Menschen eine Beeinträchtigung — soll heißen, Frauen, die sich einer Abtreibung unterziehen, haben häufiger Frühgeburten als andere, und vorzeitig geborene Kinder weisen bekanntlich öfter Anomalien auf als ausgetragene. Es ist deshalb eine Frage von großer ethischer Bedeutung, ob wir dafür sorgen, daß wir Menschen in die Welt setzen, denen nichts von ihrem vollen Potential genommen ist."

Ich merkte, daß Salhanick ganz nebenbei eine Bombe hatte fallen lassen — wie ein Fußgänger, der im Vorbeigehen ein Kilo Nitro durch das Fenster einer Waffenkammer wirft. Die meisten Frauen, so scheint es, wissen nicht, daß Abtreibungen sich nachteilig auf zukünftige Schwangerschaften auswirken. Im Gegenteil, sie sehen darin ein Ammenmärchen, das widerlegt ist, zumindest wenn die Abtreibung von einem qualifizierten Arzt vorgenommen wird. Ich war von Salhanicks Feststellung so überrascht, daß ich nach meiner Rückkehr nach New York zuerst mein Forschungsteam, alles Leute mit College-Abschluß, befragte. Niemand hatte je von diesem Anti-Abtreibungs-Befund gehört. Als ich zufällig Dr. Christopher Tietze, eine der Koryphäen auf diesem Gebiet, auf einer Cocktail-Party in Westside traf, fragte ich ihn. Es stellte sich heraus, daß Prof. Salhanick die Befunde in seinen sorgfältig abgewogenen Worten nicht übertrieben, sondern ganz im Gegenteil heruntergespielt hatte. „Eine Vielzahl von englischen, japanischen und ungarischen Untersuchungen zeigen, daß Frauen mit Abtreibungen eher Frühgeburten haben als andere",[31] sagte Dr. Tietze. „Und vorzeitig geborene Babies sind krankheitsanfälliger und ihr Leben ist gefährdeter als das anderer Babies."

Am nächsten Tag besorgte ich mir die englische Untersuchung (mein Japanisch und Ungarisch lassen sehr zu wünschen übrig) und fand in der *Lancet* vom 10. Juni 1972 — einer maßgebenden englischen medizinischen Zeitschrift — einen Bericht, in dem klipp und klar zu lesen war: „Ein Anstieg der Häufigkeit von Fehlgeburten im zweiten Schwangerschaftsdrittel ums Zehnfache wurde bei Schwangerschaften nachgewiesen, die der vaginalen Beendigung einer vorangegangenen Schwangerschaft folgten." Ums *Zehnfache*! Die Studie verwies auf einen anderen Report, der dieses Ergebnis bestätigte.[32] Ganz eindeutig unterschätzte die Öffentlichkeit die mit einer Abtreibung verbundenen Gefahren.

Ich fragte Dr. Tietze, warum die verschiedenen Anti-Abtreibungs-Initiativen dieses Ergebnis nicht publizierten.

„Vermutlich, weil sie eher aus moralischen als aus medizinischen Gründen gegen Abtreibung sind", antwortete er.

Das schien mir eine plausible, aber zugleich auch eine traurige

Erklärung zu sein. Die Fürsprecher der Abtreibung neigen dazu, sich selbst als Humanisten und Liberale und ihre Gegner als religiöse Fanatiker zu sehen, ohne Gespür für das Wohl des einzelnen und das der Gesellschaft. Indes, diese neue Erkenntnis macht deutlich, daß bei der Geburtenregelung die Betonung auf andere Mittel als auf Abtreibung gelegt werden muß. Dies ist ein Fall, wo im Streit zwischen Befürwortern und Gegnern der Abtreibung eine bedeutsame Tatsache außer acht gelassen wurde. Auch an diesem Punkt tauchte für mich wieder die Notwendigkeit eines neutralen kompetenten Organs auf, das den neuen Befund unter die Lupe nahm und, falls er weiter verifiziert wurde, darauf achtete, daß die Öffentlichkeit über Abtreibung entsprechend aufgeklärt wurde, besonders heute, wo sie auf Verlangen zur Verfügung steht. Abtreibung sollte andere Mittel der Geburtenkontrolle unterstützen, aber nicht an ihre Stelle treten.

Die Diskussion, die sich an Salhanicks Referat anschloß, schien mir ziemlich diffus. Ein afrikanischer Vertreter fragte nach dem idealen Bevölkerungsumfang für sein Land. Salhanick antwortete höflich, daß er keine Möglichkeit sehe, diese Frage zu beantworten. Jemand meinte, wenn Salhanick bereit sei, einige Annahmen zu machen, könne er eine Antwort geben. Ich war ziemlich müde und überlegte, ob ich mich nicht hinausstehlen und zuhause anrufen konnte. Ich spreche gern mit meiner Frau und meinen Söhnen, wenn ich von zuhause weg bin, zumindest alle paar Tage. Aber gerade als ich versuchte, mir klar zu werden, wieviel Uhr es in New York war, drang von Ferne eine Frage an mein Ohr, die mich verblüffte. Gellhorn, der präsidierte, fragte nach meiner Auffassung; und ich war wieder am Geschehen beteiligt.

Siebtes Kapitel

Eine Prioritätenfrage

Gerechtigkeit in der Gesundheitsversorgung

Während der gesamten Konferenz war die Diskussion fast ausschließlich auf die Round-Table-Experten beschränkt gewesen, die an der Stirnseite des Saales saßen. Die Botschafter und Vertreter internationaler wissenschaftlicher Organisationen saßen hinten und baten selten ums Wort. Nun aber meldete sich ein afrikanischer Vertreter, der zu weit von mir entfernt war, als daß ich sein Namensschild hätte lesen können, und sagte: „Wenn ich auf eine Frage zurückkommen darf, die mir schon eine ganze Weile durch den Kopf geht, dann möchte ich gerne erfahren, wieviel es kostet, um ein einziges Kind in Prof. Fliedners Luftblase zu retten? Wieviele afrikanische Kinder könnten wir vor einfachen, längst bekannten Krankheiten mit diesem Geld bewahren?"

Die Frage des Afrikaners fand ihr unmittelbares Echo bei einem weißen, linksgerichteten Vertreter einer internationalen Organisation, der den politischen Aufklärer Iwan Illich zitierte. Illich hatte geschrieben: „Lateinamerikanische Ärzte erhalten ihre Ausbildung am Krankenhaus für spezielle Chirurgie in New York, eine Ausbildung, die sie später nur auf einige wenige anwenden, während die Amöbenruhr in den Slums, wo 90 % der Bevölkerung leben, nach wie vor endemisch ist."[1] Und noch einmal Illich: „Jeder Dollar, der in Lateinamerika für Ärzte und Krankenhäuser ausgegeben wird, kostet hundert Leben ... Würden diese Dollars für die Beschaffung von gesundem Trinkwasser ausgegeben, könnten viele Hunderte Menschenleben gerettet werden."[2]

Dieser Standpunkt war mir schon vorher begegnet. Das American Friends Service Committee hat in einem Bericht geschrieben: „Eine einzige Herzverpflanzung kostet zwischen 20 000 und 50 000 Dollar. Wieviele Menschen könnten dafür Augengläser, Hörgeräte oder Zahnersatz bekommen?"[3] Die gleiche Frage stellte auch Dr. René Dubos, Bakteriologe und naturwissenschaftlicher Humanist an der Rockefeller-Universität in New York City, als er sagte: „Warum diese Aufregung einiger hundert Organtransplantationen wegen, wenn in New York jeden Tag 30 000 Kinder der Gefahr dauerhafter Schädigungen durch Bleivergiftung ausgesetzt sind und niemand etwas dagegen unternimmt?"[4]

Gellhorn, immer noch auf dem Stuhl des Vorsitzenden, sagte: „Ich frage mich, warum Prof. Etzioni sich zu diesem Problem noch nicht geäußert hat."

Ich biß an: „Der Hauptgrund, weshalb ich zögere, mich an der Diskussion zu beteiligen, liegt darin, daß es sich um ein Thema handelt, das größere Aufmerksamkeit verdient, als wir sie ihm heute zollen können. Ich möchte nur kurz einige der Schwierigkeiten benennen, die in dieser Frage stecken.

Ganz sicherlich ist eine Basis für das Interesse an den gesellschaftlichen Dimensionen medizinischer Praxis gegeben", erklärte ich. „Gemeinsam mit meinen Kollegen am Center for Policy Research habe ich selbst eine Untersuchung über 200 Ärzte in New York City durchgeführt. Die Studie, die sich mit dem Bewußtsein befaßt, das die Ärzteschaft von der Kostenfrage hat, zeigt, daß die meisten Ärzte sich relativ wenig Gedanken über die Kosten machen, die die Behandlung ihrer Patienten verursacht, und zwar umso weniger, wenn eine Versicherung da ist, und am allerwenigsten, wenn die Kosten dem Staat in Rechnung gestellt werden können. Die meisten Ärzte nehmen eine moralische Position ein: da sie schließlich mit der Gesundheit ihrer einzelnen Patienten betraut seien, dürften andere Überlegungen gar nicht erst ins Spiel kommen. Selbst in Bereichen, in denen das Allgemeininteresse unmittelbar das von Gesundheit ist, wie bei der Meldung venerischer Krankheiten an die Behörden, ziehen viele Ärzte nicht mit. Drei von vier ärztlich behandelten Gonorrhöen werden nicht gemeldet, so wenig wie alle Syphiliserkrankungen — hier sind es gar nur 10 %.[5] Und wenn es ums reine Geld geht, verschwindet die allgemeine Perspektive praktisch total.

Wenn wir uns jetzt mit der Frage der Verteilung von Geldmitteln befassen, dann stehen wir vor einer ganzen Reihe von Problemen", fuhr ich fort. „Wir reden über die Verteilung medizinischer Ressourcen auf verschiedene Bereiche — z. B. Grundlagenforschung versus wichtige Heilverfahren —, dabei gäbe es eine sehr einfache Standardantwort: Die meisten Forschungsprogramme ließen sich mühelos finanzieren, wenn wir in unserem Waffenarsenal auch nur einen Zerstörer, einen einzigen, weniger hätten. Wenn wir also über Finanzierung sprechen, dann dürfen wir nicht nur nach der Verteilung von Mitteln *innerhalb* der Medizin fragen, sondern zwischen Medizin und anderen öffentlichen Diensten. Und selbst wenn sich an den Verteidigungsausgaben nichts ändert, so geben wir auch 11 Milliarden Dollar im Jahr für Zigaretten aus. Zweifellos, so kann man einwenden, ließen sich solche Summen auch sinnvoller anlegen.

Darüber hinaus wird das Thema, wenn es um die Verteilung von Geldmitteln geht, rasch sehr unangenehm. Unangenehm deshalb, weil die Verteilungsmodi einer Gesellschaft keine zufälligen sind; sie sind integraler Bestandteil der gesamtgesellschaftlichen Struktur. So erhalten in den meisten Gesellschaften die Reicheren auch eine bessere medizinische Versorgung, als der breite Mittelstand und die Arbeiterklasse sie erfahren. Und das ist nicht nur ein kleines Versehen, das ohne weiteres korrigiert werden könnte. Das gleiche gilt für die Unterschiede zwischen Oberschicht und Mittelstand. Wenn die Leute sagen, ‚wir wollen umverteilen‘, dann sprechen sie von sehr weitreichenden gesellschaftlichen Veränderungen. Deshalb haben selbst staatliche Gesundheitsversorgungen, wie sie in Israel, England oder Schweden bestehen, nichts daran geändert, daß es für *Geld* die beste medizinische Versorgung gibt. Und um z. B. in den Vereinigten Staaten auch nur soviel Gleichheit herzustellen wie im Gesundheitswesen dieser Länder existiert, müssen sich öffentliche Meinung, Werte und Machtrelationen drastisch ändern. Sie lassen sich aber nicht leicht ändern. Gegen die simple allgemeine Krankenversicherung sträuben die Vereinigten Staaten sich seit mehr als 30 Jahren; und das, obwohl es sie in vielen anderen Ländern längst gibt.

Denken wir an eine weitere Schwierigkeit, wichtiger noch als die eben dargelegte. Die Mittel, die am spärlichsten fließen und die man auch nicht per Federstrich steigern kann, sind qualifizierte medizinische Arbeitskräfte. Die Legislative eines Landes kann eine Million Dollar von einer ‚Priorität‘ (z. B. Verteidigung) auf eine andere (z. B. Gesundheitswesen) verschieben, und die Regierung kann eine weitere Milliarde drucken lassen, um eine bestimmte Dienstleistung zu kaufen.

Was knapp ist und auch *nicht* auf diese Weise vermehrt werden *kann*, ist die Art von Ärzten, die wir hier sitzen haben — die fähigen, forschungsorientierten Ärzte, die es nur in sehr geringer Anzahl gibt. Zunächst bedarf es zu ihrer ‚Produktion' einer fünfzehnjährigen Ausbildung sowie eines erheblichen Talents. Das bedeutet, wenn ein Arzt beschließt, sich mit der Krankheit X und nicht mit der Krankheit Y zu befassen, dann sind es nicht nur die an ihn zu vergebenden finanziellen Mittel, die wir in Betracht zu ziehen haben, sondern auch der Arzt selbst, der sich hinzugibt — eine viel knappere Ressource.

Man könnte also sagen, O.K., soll er heute an einem esoterischen Thema arbeiten, vielleicht können morgen durch seine Erkenntnisse viele Menschen, die an vielen unterschiedlichen Krankheiten leiden, geheilt werden.' Sicher steckt ein Moment von Wahrheit in dieser Einstellung, ebenso gilt aber auch, daß die Erkenntnisse des Arzt-Forschers, der sich mit einer seltenen Krankheit und nicht mit einem chemischen Grundstoff oder einem anderen Grundlagenthema befaßt, sich kaum unmittelbar auf andere Krankheiten anwenden lassen. Und wir kennen, zumindest ungefähr, die Häufigkeit vieler verschiedener Krankheiten. Wir haben Statistiken, aus denen hervorgeht, welche Krankheiten zum Tode führen, wieviele Tage Krankenhausaufenthalt jeweils erforderlich sind, und an wievielen Tagen der Betroffene in seinen Aktivitäten in anderer Weise beeinträchtigt ist. In den Vereinigten Staaten z. B. rangieren Herzkrankheiten an erster und Krebs an zweiter Stelle unter den tödlichen Krankheiten, während Erkrankungen der Gallenblase auf Platz 11 stehen.[6] An Hypertonie sterben 13 500 schwarze Amerikaner pro Jahr, die Sichelzellanämie überleben 340 nicht.[7] Die häufig auftretenden Krankheiten mögen vielleicht weniger interessant sein, oder man kommt ihnen auch schwerer bei; aber wenn Millionen davon befallen werden, sollte ihnen dann nicht doch Priorität eingeräumt werden? Wenn Sie sagen, ‚Aber sicher, natürlich', dann müssen Sie auch fragen: Kann man dem Arzt vorschreiben, welche Krankheit er erforschen soll? Ärzte wählen sich in der Regel ‚ihre' Krankheit aus, weil sie ein Forschungsinteresse damit verbinden. Wie, wenn überhaupt, kann man ihre intellekutelle Neugier steuern und verwalten?"

Ich schloß mit dem Hinweis, dies sei nicht der Zeitpunkt, alle diese Fragen zu beantworten. „Alles, was ich hier deutlich machen möchte, ist, daß die Frage der Verteilung von Finanzmitteln wirklich eine wichtige und eine sehr komplexe ist."

In der nun folgenden Pause reagierte Dr. Alexander Bearn, Direktor der medizinischen Abteilung am Cornell University Medical College, ziemlich verärgert, als ich wissen wollte, ob Eltern, wenn feststeht, daß ein Fötus mißgebildet ist, *gefragt* werden sollten, ob sie selbst für das Kind zu sorgen gedächten, gefragt deshalb, weil viele Eltern, die mongoloide Kinder haben, diese einfach dem Staat aufladen.

„Sie rücken ihnen immer stärker auf den Pelz mit Ihren Fragen", sagte mir Madame Herzog auf dem Flur. Ich wußte nicht genau, ob sie mir aus meinen hartnäckigen Fragen einen Vorwurf machte, ob sie leicht entsetzt oder völlig ambivalent war. Ich glaubte, recht höflich gewesen zu sein; schließlich hätte ich ganz andere Dinge sagen können. Ich hätte zum Beispiel sagen können, daß diese Ärzte ihr Talent und unser Geld vergeudeten. Aber bald wurde deutlich, daß ich mit meiner Frage, ob Ärzte sich von irgendetwas anderem als ihrem eigenen Licht leiten lassen sollten, auf viel mehr Füße getreten war, als ich rundherum gezählt hatte. Der UNESCO-Vertreter, der zwei Tage zuvor enthusiastisch um meine Mitarbeit gebeten hatte, ging mit einem formellen Nicken an mir vorbei. Meine beiden Lunch-Gefährten vom Vortag wurden zunehmend kühler. Lamy schien sehr beschäftigt, als ich ihm auf dem Weg aus der Halle begegnete, und Klein setzte allem die Spitze auf, indem er sagte: „Sie sind vielleicht einer!" Ich ging weiteren „Komplimenten" aus dem Weg, indem ich mich an meinen Platz begab, ehe die Konferenz fortgesetzt wurde. Ich nutzte die Zeit, um das Papier von Dr. Henry Miller zu Ende zu lesen, das mit einem für die heutige Diskussion sachdienlichen Kommentar schloß, er konzentrierte sich nämlich auf das Problem begrenzter Ressourcen:

„Ein ernstes Problem ergibt sich dort, wo die Ressourcen knapp sind; das ist aber eine Situation, mit der die Ärzte schon immer haben leben müssen. Und während wir alle bekümmert sind über unser Unvermögen, alle jungen Menschen, die an chronischen Nierenerkrankungen leiden, mit Dialysen und Transplantationen zu versorgen, und während der Arzt alles tun muß, um die Gesellschaft dazu zu bringen, der Not seiner Patienten abzuhelfen, muß er – wenn er keinen anderen Ausweg hat – das Menschenmögliche versuchen, und zwar eben mit den Mitteln, die ihm zur Verfügung stehen. Das gleiche gilt bei der Auswahl von Fällen für teure oder komplizierte Behandlungen. Die geeignetste Person, diese Entscheidung zu treffen, ist der Arzt, der die Verantwortung für den Fall trägt. Er wird sich in der Regel in erster Linie von den klinischen Aussichten auf Erfolg leiten lassen, es wäre jedoch eitel, so zu tun, als spielten Fragen der gesellschaftlichen Nützlichkeit und des Alters weder explizit noch implizit bei seiner Entscheidung eine Rolle. Zu fordern, sie dürften dabei nicht mitspielen, hieße den gesunden Menschenverstand leugnen."

Diese Zeilen enthalten eine progressive Feststellung bezüglich der *politischen* Verantwortung des Arztes, der die Gesellschaft zu größerer Unterstützung mobilisieren sollte, statt den status quo als zufriedenstellend hinzunehmen. Der Schluß, den Miller zieht, enthält aber auch eine Bekräftigung jener traditionellen Auffassung, die besagt, der einzelne Praktiker wisse am besten Bescheid und solle deshalb auch die letzten Entscheidungen treffen, und er enthält das Eingeständnis, daß in die Entscheidung auch andere Erwägungen als das Wohlergehen des einzelnen Patienten eingehen.

Selbstverständlich erkennen die meisten Ärzte ihre politische Verantwortung trotzdem nicht, geschweige denn, daß sie danach handelten. So ist von ihnen nahezu nichts zu hören und zu sehen, wenn es um umweltbedingte Ursachen von Erkrankungen (bspw. Umweltverschmutzung), um Verbraucherprobleme (bspw. Heraushalten von Zusätzen aus Nahrungsmitteln, bei denen der Verdacht besteht, sie seien krebserregend), um mehr Sicherheit am Arbeitsplatz (bspw. gegen den Gebrauch von Asbest im Baugewerbe) oder um andere öffentliche Angelegenheiten, wie insbesondere um jene geht, die ihnen besonders am Herzen liegen sollte – die Gesundheitsvorsorge. Denn gerade hier ließe sich viel gewinnen – und zwar ehe jemand krank wird.

Die meisten Ärzte tendieren dazu, eigenmächtige Entscheidungen in Fragen zu fällen, bei denen ihre Patienten oder deren Familie unbedingt miteinbezogen werden müßten (etwa bei der Abwägung des Risikos für einen Patienten, infolge eines schweren chirurgischen Eingriffs für den Rest seines Lebens nur noch dahinzuvegetieren, oder bei der Überlegung, welche radioaktive oder medikamentöse Behandlung ein Patient erhalten solle, um die Wahrscheinlichkeit des Wiederaufflackerns seiner Krebserkrankung zu verringern). Es gibt aber keinen Grund, weshalb die Vorstellung des einzelnen Arztes von gesellschaftlicher Nützlichkeit über die der Gesellschaft selbst dominieren sollte. Ich möchte vielmehr argwöhnen, daß für einige Ärzte ein Filmstar wertvoller ist als ein Professor, ein „Brotverdiener" wervoller als eine kinderlose Hausfrau und ein Weißer aus dem Mittelstand, d. h. einer ihresgleichen, wertvoller als die meisten anderen Menschen. Und genau deshalb muß die Gesellschaft ihre Präferenzen formulieren, so wie es Kommissionen tun, die darüber entscheiden, wer eine Nierendialyse erhält. Leider geschieht das praktisch nirgendwo sonst, wo Entscheidungen über die Vergabe von Mitteln der Gesundheitsfürsorge zu treffen sind.

Mehr noch, Miller beschreibt selbst, was tatsächlich passiert — die Auffassung des einzelnen Arztes dominiert bei der Entscheidung nicht nur unter medizinischen, sondern *auch* unter anderen Gesichtspunkten. Er trifft die Ideologie des Arztberufes in diesem Punkt ganz ausgezeichnet:

„Man hofft, die Einstellung der Gesellschaft zur Medizin werde bewirken, daß mehr Mittel für eine Ausweitung moderner nutzbringender Behandlungsmethoden auf so viele, die ihrer bedürfen, wie möglich, bereitgestellt werden, und man hofft weiter, daß ein verbessertes Meinungsklima, sowohl öffentlich wie fachspezifisch, die Urteilsfähigkeit schärfen und dazu führen wird, daß heroische Behandlungen unter hoffnungslosen oder unangemessenen Umständen nicht mehr so häufig vorkommen. Allmählich wachsende Erfahrung mit den Implikationen einer entwickelten Technologie in der Therapie muß die Praxis einfach beeinflussen. Dennoch ist es fraglich, ob Ärzte und Chirurgen, die momentan Schwerkranke betreuen, der Auswirkung ihrer Aktivität auf Wirtschaft und Gesellschaft, und zwar auf lange Sicht, viel Aufmerksamkeit schenken, übrigens eine Auswirkung mit Multiplikatoreffekt. Zum Glück für den Patienten läßt der fachliche Impetus dem Arzt — und das gilt auch im Falle eines gelähmten Kindes oder einer verkalkten alten Dame — nur eine Möglichkeit, nämlich mit den ihm zur Verfügung stehenden Mitteln das Bestmögliche für seinen Patienten zu versuchen. Als potentielle Patienten, so meine ich, sollten wir nichts tun, was diese traditionelle Einstellung schwächen könnte, und während wir die vielen Probleme diskutieren und reflektieren müssen, die sich aus dem Fortschritt der wissenschaftlichen Technologie in der medizinischen Therapie ergeben, sollten wir darauf hoffen, daß die letzte Entscheidung über den einzelnen Patienten weiterhin nach klinischen und nicht nach sozialen oder epidemiologischen Kriterien gefällt wird."

Liest man das, so kann man auf den ersten Blick kaum etwas

anderes sagen als „Ja, wirklich, auch wenn ich eine verkalkte alte Dame wäre, möchte ich immer noch Vorrang haben". Beim zweiten Hinsehen jedoch sagt man sich, „Wenn nur ein Herz zu Transplantationszwecken zur Verfügung stünde, sollte es dann mir oder einem jungen Menschen gegeben werden? Könnte ich dann immer noch absolute Priorität beanspruchen oder erwarten?" Selbst wenn Sie sagen, „Nun, erwarten Sie nicht von mir, daß ich mich nobel verhalte, wenn es um Leben und Tod geht; ich stehe mir selbst (oder mein Kind steht mir) immer noch am nächsten", selbst dann muß die Antwort lauten: „Genau das ist der Grund, warum solche Entscheidungen am besten nicht vom Standpunkt der betroffenen Individuen *oder* ihrer Vertreter *oder* des behandelnden praktischen Arztes aus getroffen werden, sondern unter einer breiteren Perspektive." Gesellschaftliche Rücksichten sollten über Instanzen wie die Legislative (die zu bestimmen hätte, ob mehr Mittel auf die Behandlung von Kindern oder von alten Leuten, auf die Krebsforschung oder die Chirurgie der Geschlechtsumwandlung usw. verwendet werden sollen) und über Kommissionen, bestehend aus Ärzten, Theologen und gewählten Bürgern, ins Spiel gebracht werden. Solche Kommissionen müßten entscheiden, wer über den Zugang zu knappen Mitteln bestimmt, und sie müßten sich in ihrer Entscheidung auf die Werte der Gesellschaft und auf die öffentliche Diskussion stützen, nicht auf individuelle Vorlieben.

Die Fragen, die sowohl im Plenum wie in Millers Papier bezüglich der gesundheitlichen Prioritäten aufgeworfen wurden, haben demnach weitreichende Implikationen. Tatsächlich fragen sie nach der Totalität der gesellschaftlichen Struktur, nach dem Stellenwert des Gesundheitswesens darin und danach, sowohl die Gesellschaft als auch ihre Gepflogenheiten auf dem Gesundheitssektor dahingehend geändert werden können, daß sie unseren Werten stärker entsprechen.

Noch einmal griff die Konferenz ein Thema auf, das ein hohes Maß an Reflexion, wissenschaftlicher Arbeit und Aktivität erforderte. Ich möchte zwar hier nicht näher darauf eingehen, mag die Karre aber auch nicht einfach laufen lassen. Zumindest die Richtung, in die wir nach meiner Meinung voranschreiten sollten, muß aufgezeigt werden.

Obwohl ich mir durchaus bewußt bin, daß das amerikanische

Gesundheitswesen mitsamt seinen Prioritäten eher die besondere soziale, wirtschaftliche und politische Struktur der Vereinigten Staaten von heute widerspiegelt (wie dies auch in anderen Ländern der Fall ist), als daß eine sehr rationale, gerechte und systematische Gesundheitspolitik sich darin ausdrückte, sehe ich es trotzdem nicht so, wie es derzeit in einer Flut von radikalen Publikationen beschrieben wird. Diese Schriften greifen das amerikanische Gesundheits-„Imperium" als ein weiteres Beispiel für ein imperialistisches, kapitalistisches und bürokratisches Regime an, das von einer fest im Sattel sitzenden Elite gesteuert wird, die die Massen systematisch ausbeutet und den wenigen oben nützt. Ich finde, diese Bücher sind schwer zu lesen, weil sie eine verrückte Mischung aus begründeter Kritik und unverantwortlichen Verallgemeinerungen beinhalten; sie sind schnell bei der Hand mit der Unterstellung von Motiven und brauchen lange, bis sie die Zwänge der Realität erkennen. Es lohnt sich deshalb, Edward Kennedys Buch zu diesem Thema mit besonderer Aufmerksamkeit zu lesen.[8] Schließlich ist er US-Senator und ein ernsthafter Kandidat für die Präsidentschaft, und sein Buch kann sich auf beträchtliches Forschungsmaterial sowie auf Daten aus langen Senatsanhörungen stützen.

Kennedy zitiert die bekannte Untersuchung von Dr. Ray E. Trussell, die feststellte, daß in den untersuchten Fällen eine von fünf Klinikeinweisungen unnötig war, zwanzig von sechzig Gebärmutterentfernungen nicht hätten sein müssen, während bei sechs weiteren erhebliche Zweifel bestanden; einer von fünf Klinikpatienten wurde schlecht versorgt, und ein weiterer erfuhr eine nur mäßige Behandlung.[9] Dr. Lowell E. Bellin, der die zahnmedizinische Versorgung untersuchte, berichtet, daß 9 % der Behandlungen sehr schlecht waren, 9 % glatter Betrug und 25 % eindeutige „Überbehandlung" (soll heißen unnötig).[10]

Und das alles ist ein großes Geschäft. Kennedy schreibt:

„Amerikas Krankenversicherungsindustrie mit einem Volumen von 17 Milliarden Dollar im Jahr nimmt sich enorme Gehälter, Provisionen und Gewinne aus den Prämien, die wir zahlen, und tut wenig oder nichts, um die Forderungen von Ärzten und Krankenhäusern zu kontrollieren oder sie zu besseren Gesundheitsleistungen für die Bevölkerung anzuspornen."

Kennedy beschreibt ein System von Händlern, nicht von Heilenden; er schließt:

„Ich bin entsetzt, feststellen zu müssen, daß wir in Amerika ein Gesundheitswesen hervorgebracht haben, das so gleichgültig gegen menschliches Leid, so bedacht auf hohe Einkommen und Gewinne und so desinteressiert an den Bedürfnissen und Nöten unserer Mitbürger sein kann. Amerikanischen Familien, gleich welcher Einkommensstufe, wird eine Gesundheitsversorgung von zweifelhafter Qualität zu inflatorischen Preisen an Orten, zu Zeiten und in einer Manier angeboten, die weit mehr auf Bequemlichkeit und Gewinnstreben von Arzt und Klinik als auf die Erfordernisse des Patienten zugeschnitten sind. Unser System macht insbesondere jene Amerikaner zu ihren Opfern, deren Alter, Gesundheitszustand und niedriges Einkommen sie kaum noch befähigt, sich ihren Zutritt zur Gesundheitsversorgung zu erkämpfen."[11]

Man kann gar nicht anders als zu dem Schluß kommen, daß unser Gesundheitswesen mehr als verquer sein muß, wenn es einen so liberalen Mann wie Kennedy zu einer so radikalen Stellungnahme veranlaßt. Auch wenn man sich über die Kommerzialisierung von Autobahnen und Ferien nicht allzusehr aufregt, dann bleibt es doch Tatsache, daß wir dort, wo es unmittelbar um unsere Existenz geht, erwarten, daß Ungerechtigkeit in den Hintergrund tritt. Wenn unsere Grundrechte auf Leben und Gesundheit ganz offensichtlich vernachlässigt werden, können nur die Gefühllosen indifferent und ruhig bleiben.

Ganz bestimmt konnte auch meine zukünftige Lieblingskommission — selbst wenn sie ein breites Spektrum von Förderern hatte und grundsätzliche Gesundheitsreformen und Veränderungen in den gesellschaftlichen Prioritäten anstrebte — viele dieser Probleme nicht beseitigen. Aber sie konnte als Triebfeder bei der Aufklärung und Mobilisierung der öffentlichen Meinung in diesen Dingen wirken. Sie konnte Alternativen prüfen und auf medizinische Systeme hinweisen, die humaner, gerechter und flexibler sind. Vor allem konnte sie das symbolisieren, was wir dringend brauchen: *eine stärkere Hervorhebung von systematischen und allgemein zugänglichen Informationen über unser Gesundheitswesen, Mobilisierung der notwendigen gesellschaftlichen Kräfte zur Durchsetzung der Vorrangigkeit menschlicher Bedürfnisse vor den Interessen derer, die die entsprechenden Dienste anbieten — handle es sich nun um Industrien, praktische Ärzte oder um Wissenschaftler —, und schließlich Entwicklung eines vernünftigen, egalitären und menschlichen Gesundheitswesens.*

In der gegenwärtigen Gesellschaft gibt es oft so viele Probleme auf so vielen Gebieten (die Genetik ist nur eines, Prioritäten der Therapie ein anderes), daß wir wie paralysiert sind. Es brauchte eine Generation, um veraltete Gesetze über die Abtreibung zu überwinden. Die Daten über das nicht süchtig machende und vermutlich harmlose Marihuana haben wir immer noch nicht verdaut. Selbst die Verabschiedung eines Zusatzartikels zur Verfassung, der den Frauen gleiche Rechte garantiert, zieht sich hin. Da unsere Gesellschaft ständig neue Herausforderungen erfährt — durch die Technologie und eine beeinträchtigte Umwelt ebenso wie durch neu sich bildende gesellschaftliche Gruppen —, müssen wir lernen, mehr Entscheidungen rascher, klüger und gerechter zu treffen. Andernfalls werden wir uns hoffnungslos eingeklemmt sehen.

Die Kommission wäre ein guter Anfang, ein legitimer Punkt, um den wir eine größere gesellschaftliche Verantwortlichkeit und Reaktionsfähigkeit mobilisieren könnten (kein Allheilmittel, das ist mir klar, aber irgendwo müssen wir anfangen). Das Interesse an der neuen Genetik, die Entscheidungen über die Steuerung von Leben, Tod und Züchtung scheinen mir gute Kristallisationspunkte zu sein.

Eine nationale oder internationale Kommission muß begleitet oder gefolgt sein von Tausenden von örtlichen Kommissionen, oder sie müssen ihr vorausgehen. Jede Gemeinde braucht ein Kontrollorgan, das den Praktikern in allen Fragen vom Experiment mit Menschen bis zur Entscheidung, wer welches Organ erhält, von Prioritäten bezüglich der menschlichen Gesundheit bis zur Freiheit, in Würde zu sterben, zur Seite steht — und sie gleichzeitig überwacht. Solche lokalen Kommissionen werden nicht nur gebraucht, weil den nationalen und internationalen Richtlinien in Tausenden von örtlichen Einzelentscheidungen Genüge zu tun ist, sondern auch, weil sie die beste Möglichkeit darstellen, eine Vielzahl von Menschen im ganzen Land an der Diskussion über diese Dinge zu beteiligen — und sie damit sachkundig und aktiv zu machen. Man kann ihnen nicht länger exklusiv, monopolistisch und hermetisch kommen.

Die Kommission wird konzipiert

Während der Schlußsitzung beugte Hamburger sich über eine Sitzreihe hinweg zu mir herüber, um mich zu fragen, ob ich nicht eine Resolution formulieren wolle, die, wenn möglich vom Runden Tisch unterstützt, die Errichtung einer internationalen Kommission zur weiteren Erforschung der ethischen Probleme forderte, die wir während unseres Treffens berührt hatten. Er fügte hinzu, daß er sie ins Französische übersetzen und mittragen wolle.

Ich notierte auf einem Block:

„Die CIOMS-Round-Table-Konferenz, die in Paris im UNESCO-Gebäude vom 4. bis 6. September 1972 tagte, befaßte sich mit den sozialen und ethischen Implikationen des Fortschritts auf verschiedenen Gebieten von Biologie und Medizin. Die Konferenz empfiehlt, daß CIOMS* und WHO** die Möglichkeit der Schaffung einer internationalen Kommission zur Erforschung und Untersuchung der moralischen und gesellschaftlichen Probleme erkunden, die durch aktuelle und zukünftige Entwicklungen in Biologie und Medizin sich ergeben.

Einer solchen Kommission müßten Biologen, Mediziner und Sozialwissenschaftler, Humanisten, Vertreter des religiösen Lebens sowie der Wissenschaftspolitik angehören, und sie müßte sich auf einen Forschungsstab stützen können."

Ich wußte, daß die Konferenz keine Macht besaß, etwas „zu beschließen"; der Versuch, einen Beschluß herbeizuführen, wäre deshalb sinnlos — wenn nicht geradezu entmotivierend — gewesen. Deshalb schrieb ich „die Konferenz empfiehlt". Ich schob den Zettel Hamburger hinüber, er nickte zustimmend.

Während der nächsten Pause fragte ich Gellhorn, ob die Resolution berücksichtigt werden könne. Er las sie, sagte, sie gefalle ihm, und schlug vor, ich möge sie einbringen. Ich sagte, ich wolle es gerne erwägen, sei aber der Meinung, die Resolution habe größere Chancen, wenn ein anderer sie einbringe. Obwohl ich mich sehr gefreut hätte, wenn die Resolution nach mir benannt worden wäre, wußte ich doch, daß die Dinge, um die es dabei ging, so wichtig waren, daß ich das Risiko, sie zu gefährden, indem ich sie selbst einbrachte, gar nicht eingehen durfte. Ich war einer der

---

* Council for International Organizations of Medical Sciences.
** World Health Organization — Welt-Gesundheitsorganisation.

wenigen Nicht-Ärzte hier, und meine Stiche gegen die ärztliche Empfindlichkeit hatten mich nicht gerade zum Liebling der Tagung gemacht. Hamburger hatte sich ähnlich offen geäußert, er schien auch durchaus bereit, die Resolution mitzutragen, aber war er der richtige, sie einzubringen? Als die Konferenz die Arbeit wiederaufnahm, frage ich also Gellhorn, ob er nicht die Resolution „für uns alle" einbringen wolle. Klug, wie er ist, ließ er sie zunächst von einem Mitarbeiter redigieren und bat anschließend den Leiter der Abteilung Wissenschaftspolitik bei der UNESCO, sie durchzugehen, ehe er, Gellhorn, sie der Versammlung vorlege.

Als die revidierte Resolution zurückkam, hatte die „internationale Kommission" einen Zusatz erfahren, sie war jetzt eine „nichtstaatliche" internationale Kommission, offensichtlich, um den Ärzten jede Furcht vor möglichen gesetzgeberischen Versuchen, ihre Rechte einzuschränken, zu nehmen und die auf der Konferenz vertretenen Regierungen zu überzeugen, daß wir nicht ein Stückchen Weltregierung schaffen wollten.

Ein weiterer Abschnitt wurde zur Beruhigung der Austins hinzugefügt, jener Vertreter der „die-Wissenschaft-darf-auf-keinen-Fall-eingeschränkt-werden"-Position: „Das Problem, vor dem die Konferenzteilnehmer standen, kreiste um die mögliche falsche Anwendung von Ergebnissen aus dem Bereich der biologischen Grundlagenforschung und um die Verantwortung des Forschers gegenüber der Gesellschaft."

In der Anwendung, so wurde impliziert, liege das Problem.

Die Resolution wurde kopiert und an alle verteilt. Und nun begann eine gemeinsame Redaktion des Textes. Es gab zahlreiche Veränderungen des Wortlauts. Die meisten Vorschläge, die aus dem Plenum kamen, waren geringfügiger Natur. So einigte man sich darauf, der Aufzählung der vorgeschlagenen Kommissionsmitglieder die Formulierung „als Minimalbesetzung" anzufügen, so daß niemand sich ausgeschlossen fühlen konnte; andernfalls müsse bereits in diesem Stadium eine volle Liste aller möglichen Teilnehmer aufgestellt werden.

Ich beschloß, mich gegen keine dieser Änderungen zu sperren. Ich hatte zwar das Gefühl, daß der Paragraph für die Austins die Gefahren mancher Ergebnisse der Grundlagenforschung nicht so recht zum Ausdruck brachte, der Wortlaut war mir aber schwammig genug, um mich nicht weiter aufzuregen. Zumindest schloß er die Grundlagenforschung als Quelle von Mißständen nicht ausdrücklich aus. Mehr noch, ich merkte, daß auf dieser Stufe der genaue Wortlaut keine Rolle spielte; wichtig war in erster Linie, daß die Resolution durchkam. Sie hatte einen weiten Weg vor sich, ehe die verschiedenen internationalen und nationalen Autoritäten sie akzeptieren, Geldmittel zur Verfügung stellen und ihren Inhalt verwirklichen würden. Wenn sie diesen Prozeß erfolgreich durchstehen wollte, würde sich ihre Form zwischendurch immer wieder ändern müssen. Es war deshalb verfrüht, über Phraseologie zu streiten. Gellhorn hob ziemlich bald hervor, daß die Resolution nur eine Empfehlung sei, und bat dann mit einem Ausdruck, der sehr nach Unterstützung der Resolution klang, um das Votum. Bei der Endauszählung gab es keine Gegenstimmen und nur eine Enthaltung. Der Text der Resolution, wie er schließlich verabschiedet wurde, lautete:

COUNCIL FOR INTERNATIONAL ORGANIZATIONS
OF MEDICAL SCIENCES

CONSEIL DES ORGANISATIONS INTERNATIONALES
DES SCIENCES MEDICALES

KONFERENZ ZUM THEMA: „Der jüngste Fortschritt in Biologie und Medizin — seine sozialen und ethischen Implikationen"

Paris, 4.–6. September 1972

RESOLUTION

Die CIOMS-Round-Table-Konferenz, die in Paris im UNESCO-Gebäude vom 4. bis 6. September 1972 tagte, befaßte sich mit den sozialen und ethischen Implikationen des Fortschritts auf verschiedenen Gebieten von Biologie und Medizin.

Die Konferenzteilnehmer, unter denen Biologen und Mediziner ebenso vertreten waren wie Sozialwissenschaftler, Philosophen und Theologen, untersuchten den Fortschritt in der Biologie, seine Anwendung in der Medizin und die Entwicklung moderner Verfahren und Techniken, die sich aus besagtem Fortschritt ergeben.

Das Problem, vor dem die Konferenzteilnehmer standen, kreiste um die mögliche falsche Anwendung von Ergebnissen aus dem Bereich der biologischen Grundlagenforschung sowie um die Verantwortung des Forschers gegenüber der Gesellschaft.

Es wurde festgestellt, daß es gegenwärtig keine Instanz gibt, die einzelne Praktiker, Regierungen und andere politische Organe darin unterstützen könnte, zu Entscheidungen zu gelangen, die auf einer vollen Kenntnis der faktischen Gegebenheiten sowie der moralischen, sozialen und ethischen Implikationen ihrer Entscheidungen beruhen, und daß keine befriedigenden Kriterien vorhanden sind, anhand deren man zu solchen Entscheidungen kommen könnte.

Angesichts dieser Sachlage empfiehlt die Konferenz, daß:
1. CIOMS und ihre Mutterorganisationen, UNESCO und WHO, in Verbindung mit anderen nationalen und internationalen Organen, die sich mit diesem Gegenstand befassen, die Möglichkeiten der Errichtung einer internationalen nichtstaatlichen Kommission zur Erforschung und Untersuchung der moralischen und gesellschaftlichen Probleme erkunden, die durch aktuelle und zukünftige Entwicklungen in Biologie und Medizin entstehen und bereits entstanden sind;
2. einem solchen Organ als Minimalbesetzung Biologen, Mediziner und Sozialwissenschaftler, Humanisten, Vertreter des religiösen Lebens und der Wissenschaftspolitik angehören;
3. dieses Gremium die Möglichkeit erhält, die Anwendungsweisen von biologischen und medizinischen Entdeckungen und ihre Auswirkung auf die Gesellschaft wissenschaftlich zu untersuchen.

Das ist natürlich nur ein erster Schritt, und es wird Zeit, Mühe und Geld kosten, die Resolution in eine lebendige und energische Kommission mit Initiativfunktion umzuwandeln. Andererseits wird die Kommission höllisch viel Zeit brauchen, um zu ihren Entscheidungen zu gelangen, denn es gibt kaum komplexere Probleme als die, mit denen sie es zu tun bekommt. Und weil die Kommission die Richtlinien, die sie vorlegt, nur befürworten, nicht aber zu Gesetzen erheben kann, wird sich ihr Einfluß auf die nationale Politik und den einzelnen Praktiker notgedrungen nur ganz allmählich bemerkbar machen.

Dennoch war ich und bin ich nach wie vor davon überzeugt, daß es keine andere Möglichkeit gibt. Wir nehmen die Natur in unsere Hände. Fragen, einst für uns durch Kräfte entschieden, die wir weder begriffen noch beherrschten, werden zu Fragen menschlicher Entscheidung. Die Fortschritte in der Genetik, die bereits verfügbaren ebenso wie die heraufkommenden, lassen uns keine Wahl. Wir sind es, die heute entscheiden müssen. So ist es seit der Amniozentese kein Urteilsspruch der Natur mehr, daß eine bestimmte Mutter ein mongoloides Kind bekommt. Wenn man heute geboren wird, ist dies das Ergebnis einer Entscheidung, die ein Arzt (Wurde der Test gemacht? Wußte die Mutter Bescheid? War eine Gelegenheit abzutreiben vorhanden?) und — hoffentlich — die Eltern gefällt haben. Ähnliche Entscheidungen sind mit anderen neuen Verfahren (von der Befruchtung in vitro bis zum Karyogramm) sowie durch die Wiederanwendung von älteren (insbesondere der künstlichen Befruchtung) möglich geworden.

Wenn wir aber gezwungen sind zu entscheiden, dann lautet die nächste Frage, wie sich die jeweilige Macht der einzelnen Beteiligten auf diese Entscheidung auswirkt. Wer trifft die letzten Entscheidungen, wer berät, stimmt zu oder ordnet an? Die Eltern? Der Arzt? Das Gesetz? Sollte es eine Art FDA (Food and Drug Administration) für medizinische Verfahren geben — die neue ärztliche Instrumente und Behandlungsmethoden überwachen würde —, wie es sie heute zur Kontrolle von Nahrungs- und Arzneimittelherstellern gibt? Oder kann man sich auf den einzelnen Arzt und kollegiale Kontrollen stützen, wenn Tausende von Fällen über Jahre hinweg systematisch im Auge zu behalten und auszuwerten sind — wie es zur endgültigen Beurteilung eines neuen medizinischen Verfahrens oftmals erforderlich ist? Wie immer man diese Fragen beantworten mag, die neuen Entscheidungen, die wir zu treffen haben, sind so kompliziert und weitreichend in ihren Konsequenzen, daß alle Parteien davon profitieren werden, wenn die für die zu erwartenden Konsequenzen relevanten Daten von einer oder mehreren Kommissionen systematisch untersucht und die ethischen, sozialen und persönlichen Alternativen analysiert werden. Entscheidungen, die am Ende eines solchen Prozesses stehen, *müssen* einfach besser sein als jene, die unter dem Druck ängstlicher Eltern, des vollen Terminkalenders eines Arztes oder der ad-hoc-Möglichkeiten von politisch agierenden Gesetzgebern zustandekommen. Zugegeben, ein Ethik-Ausschuß wird die vielen Fragen, die ich hier zu umreißen versucht habe, nicht ein für allemal lösen, aber er kann den Umgang mit ihnen etwas leichter machen.

Auf dem Flug nach Hause fragte ich mich, ob ich, nach allem, was ich gehört hatte, es wagen würde, noch ein Kind zu wollen. Wie konnte überhaupt jemand es wagen? Ich dachte, wie froh ich sein konnte, Doktor der Philosophie und nicht Doktor der Medizin zu sein oder gar ein genetischer Berater, der mit solch schicksalhaften Entscheidungen jonglieren mußte. Mehr als je zuvor war ich überzeugt, daß diese Fragen viel zu wichtig waren, um allein ins Ermessen der Ärzte und ihrer mangelhaft oder falsch informierten Patienten gestellt zu sein. Wenn der Krieg zu wichtig ist, um Berufssoldaten überlassen zu werden,[11] dann dürfen wir Entscheidungen, die unser Leben unmittelbar betreffen, ganz bestimmt nicht an andere delegieren, die häufig noch nicht einmal unsere informierte Zustimmung haben und bestenfalls nur an unser individuelles Wohlergehen, nicht aber an unser kollektives Leben denken, das schließlich die Welt prägt, in der wir alle leben oder sterben müssen.

Nachschrift:
Der weite Weg zum sozialen Wandel

Mehr als eine Resolution

Wer sich mit sozialen Reformen und sozialem Wandel befaßt, muß aufpassen, daß er die Formulierung einer verlockenden Idee nicht mit dem Beginn von wirklichem Wandel verwechselt. Ideen gibt es viele; effektive Reformen sind selten und erfordern intensive, ausdauernde Arbeit. Eine auf einer Konferenz verabschiedete Resolution kann zwar der Anfang von sozialem Wandel sein; Ideen und Resolutionen werden aber nur dann anhaltend wirken, wenn ihre Befürworter voll dahinterstehen, für weitere Unterstützung sorgen und der Opposition entgegentreten, die sich nahezu unweigerlich einstellt.

Ehe aus der Pariser Resolution eine weltweite und mächtige Kommission werden konnte, die an der Spitze einer Hierarchie von nationalen und lokalen Kommissionen stand, mußten die Weltgesundheitsorganisation und die UNESCO in Aktion treten. Leider sind beide Organisationen weder ideenreich, noch innovativ oder gar flink. Damit eine amerikanische Kommission ins Leben gerufen werden konnte, mußte erst das Repräsentantenhaus sein placet dem des Senats hinzufügen, und das war zu dieser Zeit – Spätsommer 1972 – einfach nicht in Sicht. Das Repräsentantenhaus, so hörte man, war mit anderen Dingen beschäftigt. Aber auch wenn das Gesetz durchkam, durften die Bemühungen nicht enden. Jahrelange Arbeit würde nötig sein, um den Mitarbeiterstab für die Kommission zusammenzustellen, Programme auszuarbeiten, örtliche Kommissionen einzusetzen und Kontrollsysteme zu entwickeln. Die Schaffung eines wirksameren und reaktionsfähigeren gesellschaftlichen Steuerungsmechanismus, dessen Vorläufer das gesundheitsethische Überwachungssystem bestenfalls sein konnte, erfordert ständige Anstrengung, zudem ist es eine Aufgabe, deren Ende nicht abzusehen ist. Dennoch schien mir die Errichtung der Kommission ein guter Anfang zu sein; und ich versuchte nach meiner Rückkehr aus Paris herauszufinden, ob meine Kollegen und ich die Dinge in Bewegung bringen konnten.

Eine sichere Möglichkeit, etwas in Gang zu setzen, besteht darin, ein öffentliches Interesse an und das Verlangen nach den notwendigen Veränderungen zu wecken. Aber wie jeder, der versucht hat, die Öffentlichkeit zu mobilisieren, weiß, ist es gar nicht so einfach, den allgemeinen Geräuschpegel zu übertönen und gehört zu werden. Presse, Radio und Fernsehen zeigten zwar großes Interesse an den Entdeckungen auf dem Gebiet von Genetik und Medizin — etwa an Retortenbabies —, ein Interesse an der Notwendigkeit, die neuen Techniken zu überwachen, fehlte dagegen fast völlig. Allein die Zeitschrift *Science* druckte die Pariser Resolution ab, und als die Mondale-Vorlage, die die Einsetzung einer amerikanischen Kommission anstrebte, kurz darauf unter den Tisch fiel, nahm nicht einmal die *New York Times* davon Notiz.

Aber auch die Pariser Resolution — und das war viel entmutigender — wurde beiseitegelegt, und zwar von denen, die sie eigentlich hätten durchsetzen sollen. Dr. Gellhorn, wieder in seine Pflichten als Dekan der University of Pennsylvania Medical School eingespannt, schrieb in einem Brief:

„Der Exekutivausschuß der CIOMS hat auf seiner ersten Sitzung nach der Round-Table-Konferenz die Resolution zur Schaffung eines interfakultativen Beratungsorgans erwogen. Aber sowohl WHO wie UNESCO schrecken vor der direkten finanziellen Unterstützung eines solchen Vorhabens zurück, und zwar wegen der international heiklen Probleme, die ein solches Gremium möglicherweise untersuchen würde. Die entsprechenden Abteilungen der Vereinten Nationen würden die Diskussionsergebnisse einer solchen ‚Kommission' sehr gerne haben, möchten aber nicht als Gründer oder direkte Geldgeber auftreten."

Dieses Ergebnis war zwar keine große Überraschung, aber enttäuschend war es trotzdem. Gellhorn betonte dann, daß es vielleicht doch besser sei, anstelle einer ständigen Kommission Diskussionsgruppen zu den angesprochenen Fragen einzurichten. Er lag natürlich absolut richtig mit seiner Einschätzung, daß es viel leichter sein würde, viele kleine und kurze Konferenzen einzuberufen als ein ständiges Gremium zu etablieren, aber von solchen Konferenzen konnte kaum erwartet werden, daß sie entscheidenden weltweiten oder nationalen Einfluß ausübten; es war auch kaum anzunehmen, daß sie in der Lage sein würden, eine größere öffentliche Diskussion zu initiieren oder politische Alternativen mit dem nötigen Gewicht vorzutragen.

Weder verlangten die Massenmedien lautstark nach Regelungen auf diesem Gebiet, noch setzte der Kongreß eine amerikanische Kommission ein, und die internationalen Organisationen waren passiv, denn sie hatten Angst davor, eine weltweite Instanz ins Leben zu rufen. Mir kam der Gedanke, daß vielleicht die Zusicherung finanzieller Unterstützung etwas bewirken konnte; ließen sich Gelder beschaffen – etwa von einer Stiftung –, mit denen eine Kommission finanziert werden konnte, dann entdeckten die internationalen Organisationen, die in Geldnöten steckten, möglicherweise plötzlich doch einen Weg, mit einer Kommission für Gesundheit und Ethik zusammenzuarbeiten (auch wenn sie selbst dann ohne Zweifel immer noch versuchen würden, sie auf Armeslänge von sich zu halten).

Ich schrieb an große und an kleinere Stiftungen und bat um ihre Unterstützung. Einige teilten mir mit, ihre Interessen lägen auf anderen Gebieten. Andere versicherten mir, sie unterstützten bereits die Arbeit einzelner Forscher in diesem Bereich. Die Ford- und Rockefeller-Stiftungen wollten die Sache weiter erkunden, im Laufe verschiedener Diskussionen wurde jedoch klar, daß sie zwar vielleicht einige „Arbeitskreise" unterstützen würden, aber keine ständige nationale oder weltweite Kommission für Gesundheitsethik.

Obwohl ich nach wie vor der Auffassung war, daß solche Arbeitskreise die dringend benötigte Kommission nicht ersetzen konnten, erkannte ich doch den Wert von Gruppen, in denen Forscher, Ärzte, Beamte, Theologen und Geisteswissenschaftler gemeinsam spezielle Richtlinien für spezielle Gebiete ausarbeiten konnten (z. B. für die Anwendung der Amniozentese). Solche Arbeitskreise konnten als Überbrückung dienen, bis *ständige und staatlich institutionalisierte* Kommissionen errichtet werden konnten. Vielleicht konnten gerade ihre Bemühungen der Notwendigkeit von ständiger fachkundiger und öffentlicher Beratung eine breitere Anerkennung verschaffen. Während ich diese Zeilen schreibe, hat allerdings noch keine Stiftung eine endgültige Entscheidung darüber getroffen, ob sie solche Arbeitskreise unterstützen will.

Inzwischen ist am 18. Oktober 1972 die 92. Sitzungsperiode des Kongresses zu Ende gegangen, ohne daß der Ausschuß des Repräsentantenhauses Gelegenheit hatte, den Gesetzesantrag zu prüfen und ans Plenum weiterzuleiten. Damit ist die Mondale-Vorlage automatisch, wenngleich vielleicht auch nur vorübergehend, vom Tisch; sie hatte eine auf zwei Jahre befristete Forschungskommission des Kongresses in Sachen Gesundheitsethik gefordert. Nach der Geschäftsordnung des Kongresses verfällt ein Antrag mit Ende der Sitzungsperiode, falls nur der Senat, nicht aber das Haus zustimmt — selbst wenn, wie in diesem Fall, der Senat die Vorlage einstimmig unterstützt hat. Die Vorlage kann allerdings in der folgenden Sitzungsperiode des Kongresses erneut eingebracht werden, wenn der Senat sie wiederum unterstützt.

Der Mangel an Interesse auf Seiten von Medien, internationalen Organisationen, Stiftungen und Repräsentantenhaus bei der Behandlung der Mondale-Vorlage war ziemlich entmutigend. Ich war kurz versucht, mein öffentliches Engagement auf eins der anderen politischen Probleme zu konzentrieren, die mir am Herzen liegen. Dann stieß ich auf verschiedene gute Beispiele dafür, was Kommissionen für Gesundheit und Ethik alles tun könnten, und meine Überzeugung, daß wir Instrumente für eine wirksamere und verantwortungsvolle gesellschaftliche Lenkung bitter nötig haben, war wieder gefestigt, wie dürftig das öffentliche Bewußtsein und die politische Unterstützung in dieser Hinsicht gegenwärtig auch sein mochten. Diese Vorläufer der Kommission sind in Umfang, Unterstützung, Geldmitteln und Personal begrenzt; ihre Beiträge verdeutlichen damit einerseits die Notwendigkeit einer selbständigen, repräsentativen, finanziell und personell angemessen ausgestatteten Kommission, andererseits aber auch den Wert von begrenzten Aktivitäten, solange es ein entsprechendes Gremium eben nicht gibt.

Der Hastings-Report über Massenuntersuchungen

Auf den Bericht in *Science* hin rief mich Peter Steinfels an, er war ständiger Mitarbeiter des *Common Weal*, der katholischen Intellektuellen-Zeitschrift, und wollte mehr über die Pariser Konferenz wissen. Heute arbeitet er am Institute of Society, Ethic and Life

Sciences, das auch unter dem Namen „Hastings-Institute" bekannt ist (es ist in Hastings, New York, zuhause). Steinfels, er ist jung, hat einen Bart und sieht asketisch aus, kam in Begleitung eines anderen jungen Mannes ohne Krawatte und mit wilden Locken, des Direktors des Hastings-Instituts, Daniel Callahan, ebenfalls katholischer Intellektueller.

Nachdem wir über die Pariser Konferenz und die zahlreichen Aufsätze von Mitarbeitern des Hastings-Instituts zum Thema Gesundheitsethik gesprochen hatten, wandte sich die Diskussion einem Projekt zu, das die erwünschte Frucht bereits abgeworfen hatte: Verfahrensrichtlinien. Das Institut hatte einen Bericht über die ethischen und sozialen Probleme veröffentlicht, die durch Massenuntersuchungen zur Erkennung genetischer Krankheiten entstanden (siehe Anhang 8). Callahan, der den größten Teil des Gesprächs bestritt, erklärte, „die Gruppe, die die Richtlinien für Massenuntersuchungen formulierte, stand der Idee insgesamt eher ablehnend gegenüber, bejahte aber einen vorsichtigen und sorgfältigen Versuch."

Der Bericht liefert ein ganzes Bündel von Kriterien zur Beurteilung von Untersuchungsprogrammen, Kriterien, die alle sehr vernünftig und einleuchtend aussehen, die aber trotzdem von denjenigen immer wieder außer acht gelassen wurden, die Programme für Massenuntersuchungen aufstellten, ehe der Bericht vorlag, und die — aus Gründen, auf die ich noch zurückkomme — auch nach seiner Veröffentlichung weiterhin außer acht lassen werden.

Die wichtigste Richtschnur in dem Report lautet: es darf kein Programm aufgestellt werden, ehe nicht adäquate Testverfahren vorhanden sind, „um Probleme, wie sie anfänglich bei der PKU-Untersuchung auftraten, zu vermeiden." (Bei diesen Tests wurden viele Kinder fälschlich als krank identifiziert, und manche, die an der Krankheit litten, für gesund erklärt.)

Das Sichelzell-Testprogramm, jüngst in größter Eile und ohne sorgfältige Überprüfung durch irgendeine Kommission eingeführt, hält den Hastings-Kriterien absolut nicht stand. Das Programm testet entweder Schulkinder in einem Alter, in dem die Krankheit häufig bereits ausgebrochen ist, oder Neugeborene, zu einem Zeitpunkt also, da es schwierig ist, die Krankheit festzustellen. Untersuchungen von Paaren, die ein Kind wollen, wären viel sinnvoller, wenngleich solche Programme schwieriger durchzuführen sind als

Schulprogramme, zu denen man die Kinder nach Belieben antreten lassen kann.

Neben ungefährlichen Tests forderte die Hastings-Gruppe auch die Beachtung *des Risikos einer möglichen psychologischen oder sozialen Schädigung*. Die Frage lautet: Wie schädlich ist das „Abstempeln" von Menschen? Durch Massenuntersuchungen werden die Menschen als Träger von kranken Genen abgestempelt, was ihren sozialen Status und ihre Einschätzung von sich selbst durchaus nachteilig beeinflussen kann. Sozialwissenschaftler schätzen die Bedeutung, die sie den Umständen zumessen, nach denen die Menschen sich selbst beurteilen und nach denen sie von anderen beurteilt werden (z. B. wer gilt als „Krimineller" und wer als „gesetzestreuer" Bürger?) durchaus unterschiedlich ein. Indes, die sozialwissenschaftlichen Daten lassen keinen Zweifel daran, daß zumindest auf einigen Gebieten ein Abstempeln recht schwerwiegende Konsequenzen hat.

Ein oft zitierter Beleg für die Folgen einer Etikettierung ist die von Dr. Robert Rosenthal in Harvard durchgeführte Untersuchung. Er bat einen Kurs von Psychologiestudenten, Ratten durch ein Labyrinth zu schicken. Alle Ratten gehörten derselben gewöhnlichen „Wald- und-Wiesen-Spezies" an, dem Kurs wurde jedoch gesagt, die Hälfte der Ratten stamme aus einer besonderen, raschlernenden Zucht. Diejenigen, denen die „klügere" Sorte anvertraut wurde, brachten ihren Tieren ein freundlicheres und sanfteres Verhalten entgegen als die Kursteilnehmer, die mit den sogenannten „Langsamlernern" arbeiteten. Mehr noch, die als „klug" bezeichneten Ratten erhielten einen mittleren Koeffizienten von 2.32 korrekten Reaktionen im Labyrinth, während die „dummen" nur auf 1.54 kamen.[1] Als das Experiment in einer Schule mit Lehrern gemacht wurde, denen man gesagt hatte, einige Kinder seien besonders befähigt, ihre Leistungen zu steigern, schnitten diese Schüler im Schnitt um 3.8 Punkte besser ab als die vergleichbare Kontrollgruppe.[2] Andere Untersuchungen erbrachten ähnliche Resultate.

Was das zur Debatte stehende Problem anlangt, so können kaum Zweifel daran bestehen, daß kleine Kinder, denen gesagt wird, sie hätten einen XYY-Chromosomenstruktur (tritt bei einer von tausend männlichen Geburten ein), die häufig mit einer Disposition zu stark abweichendem Verhalten verbunden sei,[3] leicht dazu neigen, sich als mit einem kriminellen Schicksal behaftet zu sehen. Überdies, wenn man Eltern sagt, ihr Kind sei XYY-Chromosomenträger, dann kann es durchaus passieren, daß sie in ganz normalen, positiven Schritten des Kindes Äußerungen seines kriminellen Potentials sehen, womit sie ihm unversehens — ganz gleich, welchen Einfluß seine Gene ausüben — eine aggressive und schließlich kriminelle Charakterstruktur und Lebensweise aufnötigen.

Abgesehen von Eltern, Lehrern und Selbstbild dürfte eine solche Abstempelung wahrscheinlich die Haltung von praktisch jedermann beeinflussen, der die genetischen Testwerte eines Menschen kennt. Das ist heute keine hypothetische Überlegung mehr. Die ungünstigen Folgen, die die Hastings-Gruppe gleichsam vorankündigte, machen sich bereits bemerkbar. 1971 verabschiedete der Staat Massachusetts in Reaktion auf die Forderungen von schwarzen Wortführern und ihren weißen Mitstreitern ein Gesetz, das vorschreibt, daß alle Schulkinder auf das Sichelzellsyndrom getestet werden, ein unter schwarzen Kindern relativ häufig anzutreffendes (vorhanden bei einem von 500 Kindern),[4] in anderen Gruppen jedoch sehr seltenes Merkmal. Ein Dutzend Staaten schlossen sich eilig an. Das Merkmal selbst ist harmlos, wenn aber beide Eltern es haben, dann besteht eine Wahrscheinlichkeit von 1 : 4, daß ihr Kind die schreckliche Krankheit bekommt (am Anfang verursacht sie Schmerzen, später zerstört sie wichtige Organe, wie Leber und Niere).[5]

Die Testergebnisse sind zum Teil benutzt worden, um die Träger der Krankheit als Anstellungsrisiko[6] für Arbeitgeber und Aufnahmerisiko für Lebensversicherungen[7] zu kennzeichnen. In jüngster Zeit begannen viele Schwarze sich zu fragen, ob die negativen Folgen des Tests seine Vorteile nicht überwiegen, insbesondere insofern, als es bislang kein Heilmittel für die Krankheit gibt.

Ähnliche Fragen sind zu stellen bezüglich anderer genetischer Tests, die zunehmend angewendet, propagiert oder entwickelt werden. Untersuchungsprogramme für Träger des die Tay-Sachssche Krankheit bedingenden Gens wurden unter der jüdischen Bevölkerung von Baltimore im Jahre 1971 gestartet. Ein Überprüfungstest für die Cooleysche Anämie, verbreitet eher unter Menschen mittelmeerländischer Abstammung, wird derzeit entwickelt. Ein neuer genetischer Test, der die Anfälligkeit des Menschen für das Lungenemphysem, eine Degeneration der Lunge, feststellt, kommt demnächst auf den Markt.[8] An Tests zur Erkennung von Dysautonomie (eine Krankheit, die hauptsächlich Ostjuden befällt) und zystischer Fibrose (eins von tausend kaukasischen Babies, die in den Vereinigten Staaten geboren werden, ist betroffen)[9] wird mit Hochdruck gearbeitet. Dutzende anderer Tests werden folgen. Wenn sie mehr Nutzen als Schaden bringen sollen, muß es eine Instanz geben, die die Programme überprüft, ehe sie realisiert werden. Die Hastings-Kriterien, formuliert von einer privaten Gruppe, verfügen nicht über Rückhalt und Durchsetzungskraft, wie Kriterien sie haben könnten, die von einer öffentlichen Autorität aufgestellt sind.

Der Hastings-Report macht zudem deutlich, daß solche neuen Programme unbedingt von *sorgfältig geplanten und durchgeführten allgemeinen Informationsprogrammen* begleitet sein müssen. Die Erfahrung zeigt, daß die Öffentlichkeit, aber auch manche Ärzte, das Sichelzell*merkmal*[10] (wie gesagt, für sich genommen durchaus harmlos) mit der Krankheit der Sichelzell*anämie* verwechseln, die nur auftritt, wenn *beide* Eltern das Merkmal aufweisen, und auch dann nur bei annähernd einer von vier Geburten.

Der Hastings-Report gibt auch andere Kriterien zur Bewertung oder Erarbeitung genetischer Massentests an die Hand, wie z. B.: gleicher Zugang, Abwesenheit von Zwang und informierte Zustimmung. (Weitere Einzelheiten siehe Anhang 8). Auch hier zeigt der Bericht, daß diese Empfehlungen höchst selten befolgt werden.

Der Hastings-Report (weitere Forschungsberichte befinden sich im Stadium der Formulierung) ist keineswegs umfassend. So geht er beispielsweise nicht auf die Frage ein, „Wie ungefährlich ist ungefährlich?" — eine wichtige Überlegung bei neuen Tests — oder, „Wie kann Gefahrlosigkeit festgestellt werden, ehe ein Test massenhaft angewandt wird?" Da der Report außerdem hauptsächlich auf Beratungen und Gesprächen basiert, enthält er unter dem Gesichtspunkt von Forschung und Empirie nicht viel zur Untermauerung seiner Anregungen und Empfehlungen. Trotzdem ist er von immensem Wert, und sei es auch nur, weil er für alle, die bereit sind hinzuhören, eine detaillierte Liste darüber bereithält, was bedacht werden muß, ehe solche Programme initiiert werden.

Der Hauptgrund für den schwachen Erfolg der Bemühungen des Hastings-Instituts liegt nicht in der Hastings-Gruppe selbst, sondern im Fehlen einer amtlichen Autorität in Washington. Eine private Gruppe kann die notwendige nationale Sichtbarkeit und Durchsetzungskraft vermutlich einfach nicht haben. Wenn die gleichen Anstrengungen von einer nationalen Kommission aus führenden Autoritäten der beteiligten Gebiete, gewählten Vertretern der Gesellschaft, die sich auf ihren Status als Kongreßabgeordnete berufen können, und einem Personalstab unternommen würden, dann dürfte mit einem viel stärkeren positiven Echo zu rechnen sein. Natürlich müßten, selbst wenn es zur Bildung einer solchen nationalen Kommission käme, die privaten Initiativen ihre Beratungen fortsetzen. Diese Fragen müssen nämlich auf möglichst breiter Basis diskutiert werden, weil ein kontinuierlicher Dialog vieler unterschiedlicher Standpunkte wichtig für die Entwicklung der Grundlagen einer neuen Ethik und neuer politischer Leitlinien ist. Ein nationales Gremium würde ein dringend benötigter Kristallisationspunkt für solche privaten Beratungen sein, könnte und sollte aber keinesfalls an ihre Stelle treten.

Die „Bill of Rights" des Patienten

Eine andere Entwicklung zeigt, wie das Land in Ermanglung eines institutionalisierten Kontrollorgans durchaus mit partiellem Erfolg versucht hat, dem Erfordernis nachzukommen, die Politik im Gesundheitswesen und in der Genetik zu kritisieren und zu beeinflussen. Der Amerikanische Krankenhausverband verteilte — erstmals im November 1972 und noch einmal im Januar 1973 — eine „Bill of Rights" des Patienten an seine 7000 Mitgliedskrankenhäuser. Diese Grundsatzerklärung war von einem Ausschuß formuliert worden, den das Kuratorium des Amerikanischen Krankenhausverbandes zu diesem Zweck eingesetzt hatte, und wurde von seinen regionalen Beratungsgremien, bestehend aus Fachleuten für Krankenhausverwaltung, diskutiert. Auch Verbrauchervertreter waren an der Arbeit des Ausschusses beteiligt. Das 12-Punkte-Protokoll der Erklärung (den vollen Wortlaut siehe Anhang 3) läßt sich wie folgt zusammenfassen:

„1. Der Patient hat Anspruch auf sorgfältige und respektvolle Behandlung.
2. Der Patient hat Anspruch auf umfassende und fortlaufende Information über Diagnose, Behandlung und Prognose durch den behandelnden Arzt, und zwar in Begriffen, deren Verständnis vom Patienten billigerweise erwartet werden darf.
3. Der Patient hat Anspruch darauf, vom behandelnden Arzt ausreichend informiert zu werden, um vor der Einleitung einer bestimmten Maßnahme und/oder einer Heilbehandlung seine informierte Zustimmung geben zu können.
4. Der Patient hat das Recht, eine Behandlung in dem vom Gesetz zugelassenen Rahmen abzulehnen und über die medizinischen Folgen seines Tuns aufgeklärt zu werden.
5. Der Patient hat Anspruch darauf, daß seine Privatsphäre in dem für ihn vorgesehenen Behandlungsplan jede mögliche Rücksicht erfährt.
6. Der Patient kann verlangen, daß alle Mitteilungen und Berichte, die seine Behandlung betreffen, vertraulich behandelt werden.
7. Der Patient kann verlangen, daß ein Krankenhaus im Rahmen der gegebenen Möglichkeiten seiner Bitte um Hilfeleistung in angemessener Weise nachkommt.
8. Der Patient hat Anspruch darauf, über jede Verbindung seines Krankenhauses zu anderen Gesundheits- und Ausbildungseinrichtungen informiert zu werden, sofern seine Behandlung davon betroffen ist.
9. Der Patient hat Anspruch auf Beratung, falls das Krankenhaus Versuche mit Menschen plant oder durchführt, die auch seine Pflege oder Behandlung berühren.
10. Der Patient kann eine der Krankheit angemessene Kontinuität der Behandlung verlangen.
11. Der Patient hat Anspruch auf Überprüfung und Erläuterung seiner Rechnung, unabhängig davon, wer letztlich bezahlt.
12. Der Patient hat Anspruch darauf, die Krankenhausbestimmungen zu erfahren, die für sein Verhalten als Patient gelten."

Einige Krankenhäuser machten sich die Grundsatzerklärung zu eigen, und wenigstens zwei (das Beth-Israel-Hospital in Boston und das Martin-Luther-King-Health Center in New York) legen heute ihren Patienten ihre eigene Version davon vor; die meisten indes reagierten nicht darauf. Und trotzdem ist diese Satzung ganz gewiß wertvoll. Denn sowohl technische wie soziale Entwicklungen haben die bisherige Krankenhausstruktur praktisch veralten lassen, und es besteht ein ausgesprochen großes Bedürfnis nach einer Neudefinition des Verhältnisses zwischen Patient und Institution.

Daß diejenigen, die Krankenhäuser verwalten, die Initiative bei der Erarbeitung dieser Grundsatzerklärung ergriffen, überrascht insofern kaum, als es kein allgemeingesellschaftliches, kein staatliches Organ gibt, das solche Aufgaben übernehmen könnte. Indes, es muß auch gesagt werden, daß der Satzung, zustandegekommen ohne öffentliche Anhörungen, wie ein Kongreßausschuß sie durchgeführt hätte, eben die breite Diskussion und das Engagement der Allgemeinheit fehlen; und so ist es kein Wunder, daß sie leicht zu übergehen ist. Zudem wird die Tatsache, daß sie von einem Gremium formuliert wurde, in dem hauptsächlich Leute saßen, die etwas zu sagen haben, die kämpferischen „Verbraucher"-Gruppen kaum überzeugen. (Tatsächlich ging Dr. Willard Gaylin so weit zu sagen, das Dokument „perpetuiert gerade den Paternalismus, der Mißbrauch begünstigt.")[11] Ein breiteres repräsentatives Gremium hätte der Charta mit Sicherheit mehr Autorität verliehen.

Wie die meisten Papiere, die in erster Linie verfaßt sind, um einem Gefühl Ausdruck zu geben und eine Position zu bekräftigen („wir sollten den Rechten der Patienten mehr Aufmerksamkeit widmen"), hält die Charta sich recht lange bei allgemeinen Feststellungen und relativ kurz bei Spezifika auf, dabei sind es gerade die letzteren, die wichtig sind, soll sie weithin Anwendung finden. So wird z. B. die Feststellung „der Patient hat das Recht, eine Behandlung abzulehnen..." eingeschränkt durch den Zusatz „in dem vom Gesetz zugelassenen Rahmen", als gebe das Gesetz eine klare Richtlinie vor. Und wenn die Patienten tatsächlich das Recht haben, z. B. zu verlangen, daß lebensverlängernde Apparate abgeschaltet werden, dann müssen sie bei Bewußtsein sein, wenn sie sich dafür aussprechen; in diesem Falle käme aber ihr Handeln einem Selbstmord gleich. Wenn andererseits der Patient das Bewußtsein für immer verloren haben muß, ehe die Maschinen abgeschaltet werden dürfen, dann ist ihm das Recht, Hilfeleistung abzulehnen, auch nicht gegeben. Wer übt dieses Recht dann aus? Ein Arzt? Zwei oder drei Ärzte? In Rücksprache mit den nächsten Angehörigen oder ohne sie? Unter welchen medizinischen Voraussetzungen?

Die Medizinische Gesellschaft des Staates New York schlug vor, zusätzlich den „unwiderlegbaren Beweis, daß der biologische Tod unvermeidlich ist",[12] zu verlangen, aber dieser Beweis kann gegeben sein, lange bevor ein Mensch das Bewußtsein verliert. Weiter wollte die Gesellschaft die Formulierung hinzugefügt sehen,

„es ist die Entscheidung des Patienten und/oder seiner nächsten Angehörigen mit Zustimmung des Hausarztes."[13] Aber was ist, wenn es einen Hausarzt nicht gibt? Und sollte nicht mindestens ein fremder Arzt, der nicht ganz so unmittelbar beteiligt ist, konsultiert werden? Zweifellos läßt die „Bill of Rights" des Patienten diese und viele andere Fragen unbeantwortet.

Wenn die Autoren der Charta sich mit den Möglichkeiten ihrer Verwirklichung eingehender beschäftigt hätten, dann wäre ihnen die Notwendigkeit örtlicher Kommissionen für Gesundheit und Ethik zur Überprüfung von Entscheidungen z. B. darüber, Leben „abzuschalten", viel stärker bewußt geworden, ebenso wie die Notwendigkeit nationaler und internationaler Kommissionen zur Erarbeitung von Richtlinien sowie eines Forschungsstabs, der die neuesten Ergebnisse von Heilmaßnahmen untersuchte, um für zukünftige Überlegungen daraus zu lernen. (Es gibt Kontrollausschüsse innerhalb von Krankenhäusern, aber sie bestehen mit wenigen Ausnahmen ausschließlich aus Ärzten, und zwar nur aus Ärzten des jeweiligen Krankenhauses. Diese Exklusivität ist dazu angetan, ihrer kritischen Kraft Grenzen zu setzen).

Dieses Dokument mag als Beispiel für viele andere, der „Bill of Rights" des Patienten sehr ähnliche Erklärungen stehen, die, obwohl gutgemeint und ermutigend, nicht genügend „durchgearbeitet" und mit den zu ihrer erfolgreichen Verwirklichung nötigen Instanzen (z. B. örtliche Überprüfungskommissionen) gekoppelt sind.

Abtreibungsbestimmungen

Ein weiteres Beispiel für die Notwendigkeit einer stärkeren Rückendeckung durch staatliche Entscheidungen auf dem Gebiet von Gesundheit und Ethik erlebten wir am 22. Januar 1973, als der Oberste Gerichtshof der Vereinigten Staaten alle bundesstaatlichen Gesetze außer Kraft setzte, die einer Frau das Recht auf Abtreibung in den ersten drei Schwangerschaftsmonaten verweigern oder es einschränken. Heute ist die Entscheidung, was geschehen soll, der Frau und ihrem Arzt überlassen. In den letzten sechs Schwangerschaftsmonaten kann die Abtreibung unter dem Aspekt der Erhaltung der mütterlichen Gesundheit durch die einzelnen Bundesstaaten „geregelt" werden (d. h. sie können das Vornehmen von Abtreibungen auf dafür qualifizierte Einrichtungen beschränken). Erst in den letzten zehn Wochen der Schwangerschaft, wenn der Embryo im Fall seiner Geburt die Chance hat, zu überleben („lebensfähig" ist), kann ein Staat die Abtreibung verbieten. Damit setzte der Gerichtshof die Gesetze außer Kraft, die für Abtreibungen in den meisten Staaten der Union strenge Beschränkungen vorsahen.

Dieses willkommene Gesetz machte eine Angelegenheit, die bislang der staatlichen Kontrolle unterlag, zu einer individuellen Entscheidung. Und es bürdete die Aufgabe, sich Gedanken zu machen und die Eltern über die mit einer Abtreibung verbundenen Risiken aufzuklären, die heute ungefähr 1,6 Millionen amerikanische Frauen jedes Jahr eingehen, anderen als den staatlichen Instanzen auf.[14] Diese Risiken sind aber beileibe nicht gering. Zwar gilt eine Abtreibung, die ein versierter Arzt in den ersten zwölf Schwangerschaftswochen vornimmt, als gefahrloser als eine Mandelentfernung oder Entbindung (die Sterblichkeitsziffer im Falle von Abtreibung beträgt 2 auf 100 000 Patientinnen, bei der Mandelentfernung 17 und bei Schwangerschaft, Entbindung und in der Nachgeburtsphase 20),[15] bei einer Abtreibung im zweiten Schwangerschaftsdrittel[16] sind Komplikationen — wie bei Brody[17] nachzulesen — jedoch drei bis viermal so wahrscheinlich.

Es ist nicht Aufgabe des Obersten Gerichtshofs, nach einer gesetzlichen Regelung wie der über Abtreibung, nun auch die notwendige öffentliche Aufklärungskampagne zu führen — etwa mit dem Rat, wer keine Kontrazeptiva oder wenig verläßliche Mittel verwende, solle sich zur Geburtenkontrolle nicht auf Abtreibung verlassen, oder mit der Mahnung, eine erforderliche Abtreibung keinesfalls hinauszuschieben. Das, so könnte man sagen, ist Aufgabe des HEW (Health, Education and Welfare — Ministerium für Gesundheit, Erziehung und Sozialwesen). Dennoch könnte eine öffentliche Autorität schon einiges tun, damit die Dinge, die das Gericht unausgeführt läßt, auch tatsächlich von den dafür vorgesehenen Exekutivorganen, und zwar mit dem wünschenswerten Nachdruck und in entsprechendem Umfang in Angriff genommen werden.

Sodann steckt in der Regelung auch ein praktisches Problem. Indem es den Staat aus der Verantwortung für Abtreibungen während der ersten zwölf Schwangerschaftswochen entläßt, gestattet das Oberste Gericht zugleich de facto *jedem* beliebigen Arzt, nicht nur dem Gynäkologen, Abtreibungen vorzunehmen. Verschiedene führende Ärzte, darunter auch Dr. Morton A. Schiffer und Dr. Bernard Nathanson[18] gaben zu verstehen, es wäre besser gewesen, die Abtreibungspraxis zu beschränken auf a) qualifizierte Ärzte und b) Krankenhäuser und Kliniken, die entsprechend ausgestattet sind und über geschultes Personal verfügen.

Das Problem dabei ist nicht, ob die Ärzte recht haben oder das Gericht, sondern daß es kein systematisches Verfahren gibt, das regulär die Vorlage von wichtigen medizinischen Daten und Überlegungen zu diesem oder einem anderen Punkt vor Gericht vorsieht, ehe dieses entscheidet. Das Gericht toleriert Experten als „Freunde des Gerichts", aber diese Strategie ist eher zufällig als systematisch; zudem neigt sie dazu, Privatpersonen, freie Verbände oder Bürgerinitiativen anzuziehen und nur in den seltensten Fällen institutionelle „Denktanks" mit ihren Datenbanken und ihrem Forschungsstab. Das Gericht ist in diesen Dingen einfach veraltet; wie der Kongreß folgt es Verfahrensweisen, die schon vor fünfzig Jahren galten, also vor der Wissensexplosion (als einer oder ein paar wenige Experten mehr wußten, als man über ein bestimmtes Gebiet wissen mußte) und vor dem Computer mit seinem Gedächtnis und seinen Analysatoren.

Medizinische Kontrollorgane

Ein weiterer äußerst wichtiger Anstoß kam aus einer ganz anderen Richtung. Im Oktober 1972 verabschiedete der Kongreß eine Gesetzesvorlage, die als „H. R. 1" bekannt wurde – ein großes Paket von Nachtragsgesetzen zum Gesetz für soziale Sicherheit. Die zahlreichen Paragraphen der Vorlage machten 940 Seiten aus, und unter ihnen befindet sich auch der in der Öffentlichkeit kaum bekannte Paragraph 249 f. Der Nachtrag fordert die Schaffung von „Kontrollorganen zur Einhaltung fachlicher Normen". Der Grundgedanke dabei ist, Krankenhäuser und andere Gesundheitseinrichtungen der externen Überprüfung nicht nur in der Frage der rechtmäßigen Verwendung von Geldmitteln zu unterziehen – die typische Rechenschaftspflicht, die von jedem erwartet und verlangt wird, der mit öffentlichen Geldern umgeht –, sondern auch in fachlichen, d. h. in medizinischen Dingen. Das Hauptmotiv scheint die Reduzierung der Zahl von Armen und Alten zu sein, die von Ärzten in Krankenhäuser eingewiesen werden und für deren Pflege der Steuerzahler aufkommen muß. (Das Nachtragsgesetz verlangt vor der Aufnahme ins Krankenhaus eine Überprüfung des einzelnen Falles auf Dringlichkeit durch die zu gründenden Kontrollorgane.) Gleichzeitig eröffnet diese Einrichtung prinzipiell die Möglichkeit einer externen und vielleicht sogar staatlichen Überprüfung dessen, was Ärzte machen.

Das Gesetz legt nicht klar fest, wer diese externen Überprüfungsinstanzen stellen soll. Die Grundidee ist jedoch, daß Ärzte Ärzte überwachen. Aber selbst das bedeutet eine erhebliche Neuerung, weil viele Ärzte der Meinung sind, daß sie keiner Aufsicht bedürfen, und wenn schon eine stattfinden soll, sie von ihresgleichen auszuüben sei – soll heißen, von Personen, die den gleichen Status haben, in der Regel dem gleichen Krankenhaus oder dem örtlichen Ärzteverband angehören und einander – wie der Hochadel – häufig stark verpflichtet sind. In Wirklichkeit ist Kontrolle durch Standesgenossen oft überraschend streng. Aber brauchen wir nicht mehr?

Die ab 1. Januar 1976 überall in den Vereinigten Staaten zu schaffenden und auf die Erfüllung der fachlichen Normen dringenden Kontrollorgane gehen einen Schritt weiter, indem sie nach „Outsidern" verlangen, die die „Insider" überwachen und als eine Art medizinischer Revisoren fungieren. Wenn diese Qutsider aber von den örtlichen Ärzteverbänden ausgewählt werden, dann kann es geschehen, daß sie von den zu Überprüfenden nicht so unabhängig sind, wie sie es sein sollten.

Vor allem scheint es wünschenswert, daß in diesen Kontrollorganen nicht nur Ärzte, sondern auch Gemeindevertreter und „Spezialisten" in gesellschaftlichen und ethischen Fragen sitzen, um sicherzustellen, daß „Verbraucherprobleme", gesellschaftliche und moralische Fragen genauso berücksichtigt werden und allen eigennützigen Tendenzen der Ärzte entgegengewirkt wird.

Die Kontrollorgane stellen sozusagen einen wichtigen Punkt dar, an dem ein Eindringen in die hermetische Berufsgruppe möglich ist, denn im Unterschied zu kommunalen Beratungsorganen im Umkreis von Krankenhäusern oder zu riesigen Gesundheitsämtern — beide sehr willkommen — werden diese Kontrollinstanzen in der Lage sein, den Hauptstrom der Steuermittel, die in Gesundheitseinrichtungen fließen, zu kontrollieren, was ihnen zugleich einen viel größeren Einfluß sichert.

Die Mondale-Vorlage — wiederaufgenommen und weitergeführt

Als die 93. Sitzungsperiode des Kongresses im Frühjahr 1973 begann, brachte Senator Mondale seine Gesetzesvorlage erneut ein, nun unter dem Titel „Senatsresolution Nr. 71". Der Senat schien geneigt, sie wiederum zu billigen, aber niemand konnte voraussagen, wie das Repräsentantenhaus reagieren würde.

Ebenfalls im Frühjahr 1973 hielt Senator Edward Kennedy ausgedehnte Anhörungen zu einem Problem ab, mit dem sich, hätte sie bereits existiert, ohne Zweifel jene vielzitierte Kommission für Gesundheit und Ethik befaßt hätte: es ging um die Bedingungen, unter denen Experimente mit Menschen toleriert werden können. Wiederum waren die Zeitungen voll von blutrünstigen Geschichten über diesen oder jenen Moralverstoß, aber wiederum widmeten sie den allgemeineren Fragen, wie eine Reglementierung praktisch durchzuführen sei, nur wenig Aufmerksamkeit.

Im Lauf des Hearings jedoch waren Fortschritte zu verzeichnen — zwei Kollegen forderten die Einsetzung einer fortschrittlicheren und auch mächtigeren Kommission für Gesundheit und Ethik, als die Mondale-Vorlage sie vorsah. Dr. Bernard Barber erklärte, er unterstütze „... die Einrichtung einer Nationalen Kommission für biomedizinische Forschungsethik. Als Mitglieder dieser Kommission würde ich gerne nicht nur Mitglieder der medizinischen Forschungsrichtung sehen, die natürlich unabdingbar sind, sondern auch Persönlichkeiten, die dieser Berufsgruppe nicht angehören und die Öffentlichkeit vertreten. Diese „Outsider" dürfen weder Durchschnittsbürger noch Menschen sein, die einer absoluten Moral anhängen; vielmehr sollten sie *informierte Außenstehende* sein — Rechtsanwälte oder Sozialwissenschaftler, die über ausreichende Sachkenntnis verfügen, um mit der Tatsache vertraut zu sein, daß medizinische Forschungsethik auch eine soziale und nicht nur eine medizinische Angelegenheit ist. ... Die Kommission könnte Ziele definieren, notwendige Kontrollinstitutionen und -mechanismen etablieren und für die erforderliche Überwachung von Normen und Praktiken sorgen, wie sie voll dem entsprechen, was die Ärzteschaft zu Recht schätzt und die Öffentlichkeit zunehmend und ebenfalls zu Recht fordert."[19]

Dr. Jay Katz, Assistenzprofessor für Recht und Psychiatrie in Yale, schlug vor, ein ständiges Gremium einzusetzen, das die gesamte aus Bundesmitteln finanzierte Forschung, die menschliche Versuchsobjekte impliziere, reglementiere. Ein solches Gremium, so sagte Katz, müsse staatsunabhängig sein, weil viele Experimente, die der Überwachung bedürften, von staatseigenen Laboratorien durchgeführt würden. Der Präsident solle das Gremium ernennen und „seine Mitglieder sollten aus vielen Disziplinen kommen, Vertreter der breiten Öffentlichkeit eingeschlossen". Das Gremium solle „Exekutivgewalt" haben, d. h., es solle die politische Linie formulieren und für die notwendigen Anordnungen und Techniken zu ihrer Durchsetzung sorgen.[20]

Man beachte, daß das Interesse in den Kennedy-Hearings sich auf jene relativ wenigen Personen konzentrierte, die Versuchspersonen bei Experimenten sind. Nun habe ich aber das Gefühl, daß wir alle „Versuchspersonen" sind — die Millionen, die die Pille nehmen, die Millionen, die keine genetische Beratung erhalten, die Millionen, die Nahrungsmittelzusätzen ausgesetzt sind, die möglicherweise Krebs erzeugen, etc. etc.. Wir müssen einen wirksameren Überprüfungsmechanismus für alle krankheitserzeugenden und krankheitsverhindernden Kräfte in unserem Leben entwickeln. Der Blick auf den Menschen im Labor sollte der treibende Keil sein und keine versöhnliche Geste, die Aufschub vor einer dringend benötigten bundesweiten und nicht nur aufs Labor begrenzten Untersuchung gewährt.

Wir alle müssen darauf achten, daß die Reformen hier nicht enden. Die Bemühungen um wirksame und empfindliche Überprüfungsmechanismen können nicht von ein paar Senatoren und Professoren getragen werden. Ihre Zukunft hängt davon ab, ob Bürger informiert und auf die Regelfunktionen aufmerksam gemacht werden — und zwar über die zur Genüge verbreiteten Geschichten von „menschlichem Interesse" hinaus — und ob die allgemeine Öffentlichkeit, von Bürgerinitiativen angeleitet, sich des Problems in der gleichen Weise annimmt, wie sie sich der Probleme des Friedens in Vietnam, der Bürgerrechte und der Eindämmung der Umweltverschmutzung angenommen hat.

Initiative ist an verschiedenen Fronten geboten. Auf der nationalen Ebene muß der Kongreß dazu gedrängt werden, eine ständige Nationale Kommission für Gesundheit und Ethik einzurichten, die sich aus Angehörigen vieler Fachrichtungen, nicht nur der Medizin, sowie aus Vertretern der Öffentlichkeit zusammensetzt und von einem Forschungsstab unterstützt wird.

Auf lokaler Ebene braucht jeder Staat, jede Großstadt und jede Kleinstadt einen örtlichen Ausschuß für Gesundheit und Ethik, der die ansässigen Krankenhäuser und Kliniken und ihre Mediziner und Forscher überwacht.

Auf individueller Ebene schließlich müssen sich die Bürger und ihre Sprecher über die neuen medizinischen und genetischen Entwicklungen und die durch ihre Auswirkungen auf Gesundheit und Krankheit, Leben und Tod entstandenen Probleme besser informieren. Das Volk muß die Bewachung der Wachen übernehmen. Die Fachleute dürfen nicht länger nur von ihrem eigenen Licht und dem ihrer Berufs- und Standesgenossen geleitet werden.

Abgesehen von der Aufgabe, die sie als Staatsbürger zu erfüllen haben, sollten die einzelnen auch zu ihrem ureigensten Schutz und zum Schutz derer, die ihnen lieb und teuer sind, sich besser über diese Dinge informieren. Sonst werden sie ganz sicherlich weder in den vollen Genuß der neuen Entwicklungen kommen noch den zahlreichen Gefahren entgehen.

Schließlich kann das Land nur zum Wohle seiner Bürger verwaltet und regiert werden, wenn diese mehr darüber wissen, wie die Gesellschaft so geleitet werden kann, daß sie ihren Bedürfnissen entspricht, und wenn sie, bewehrt mit diesem neuen Wissen, selbst aktiv werden, statt dem Interesse oder den Vorurteilen der wenigen zu folgen. Stimmabgabe alle paar Jahre ist einfach nicht mehr genug, um sich eine Regierung zu sichern, die auf das Volk eingeht und sich wirklich um unsere Zukunft kümmert. Eine informierte und aktive Bürgerschaft, die mit nationalen und kommunalen Regierungen sowie mit der Administration von Gesundheitseinrichtungen kämpft und verhandelt, ist zu einer Voraussetzung nicht nur für eine gesunde Demokratie, sondern auch für einen gesunden Körper, ein normales Kind und sogar für das Leben selbst geworden.

Anhang 1

Die Warnung der Food and Drug Administration (FDA)*
vor der Anti-Baby-Pille
(Vollständiger Wortlaut)

Was Sie über die Anti-Baby-Pille wissen müssen
(Orale Verhütungsmittel)

Sämtliche oralen Verhütungspillen sind äußerst wirksam bei der Verhinderung von Schwangerschaften, wenn sie den bewährten Anweisungen entsprechend eingenommen werden. Ihr Arzt kennt Ihre Krankengeschichte und hat Sie sorgfältig untersucht. Er hat die Risiken oraler Kontrazeptiva mit Ihnen besprochen und entschieden, daß Sie das Mittel ohne Schaden für Ihre Gesundheit nehmen können.

Dieses Merkblatt erinnert und mahnt Sie an das, was Ihr Arzt Ihnen gesagt hat. Bewahren Sie es griffbereit auf und sprechen Sie mit Ihrem Arzt, wenn Sie glauben, eins der hier beschriebenen Symptome an sich zu erkennen.

Vorsicht bei „Blutgerinnseln"

Es besteht ein erwiesener Zusammenhang zwischen thrombo-embolischen Erkrankungen und der Verwendung oraler Kontrazeptiva. Das Risiko dieser Komplikation ist für Frauen, die die Pille nehmen, sechsmal höher als für Frauen, die sie nicht nehmen. Die Mehrzahl thrombo-embolischer Erkrankungen sind nicht lebensgefährlich. Die geschätzte Mortalitätsrate infolge von Blutgerinnseln bei Frauen, die die Pille *nicht* nehmen, beträgt 1 : 200 000 im Jahr, bei Frauen, die die Pille nehmen, beläuft sie sich auf 6 : 200 000. Frauen, die Thrombosen in den Beinen, der Lunge oder im Gehirn haben oder hatten, sollten das Medikament nicht nehmen. Bei starken Schmerzen in den Beinen oder in der Brust, bei Bluthusten und bei plötzlichen ungewohnt starken

---

* Nahrungs- und Arzneimittelbehörde.

Kopfschmerzen oder Sehstörungen sollten Sie die Pille sofort absetzen und Ihren Arzt aufsuchen.

Wer die Anti-Baby-Pille nicht nehmen sollte

Außer den Frauen mit thrombo-embolischen Erkrankungen (auch in der Anamnese) sollten auch diejenigen keine oralen Kontrazeptiva verwenden, die schwere Leberfunktionsstörungen, Brustkrebs oder bestimmte andere Arten von Krebs und ungeklärte Genitalblutungen haben.

Besondere Probleme

Wenn Sie an Herz- oder Nierenerkrankungen, Asthma, Bluthochdruck, Zuckerkrankheit, Epilepsie, einer gutartigen Geschwulst der Gebärmutter, migräneartigen Kopfschmerzen oder Depressionen leiden — hat Ihnen Ihr Arzt gesagt, daß bei Ihnen während der Einnahme von Anti-Baby-Pillen besondere ärztliche Kontrolle angezeigt ist. Selbst wenn Sie keine besonderen Probleme haben, wird er Sie regelmäßig sehen wollen, um Ihren Blutdruck zu messen, Ihre Brüste zu untersuchen und einige andere Tests vorzunehmen.

Wenn Sie die Pille, wie angegeben, einnehmen, sollte Ihre Blutung alle vier Wochen einsetzen. Bleibt sie einmal aus, und Sie sind sicher, daß Sie die Pille nach Anweisung genommen haben, dann setzen Sie die Tabletteneinnahme nach Plan fort. Haben Sie die Pille nicht nach Anweisung eingenommen, und die Periode bleibt aus, beenden Sie die Tabletteneinnahme und wenden sich an Ihren Arzt. Sollte Ihre Blutung über einen Zeitraum von zwei Zyklen hinweg nicht eintreten, suchen Sie Ihren Arzt auf, auch wenn Sie die Pille vorschriftsmäßig eingenommen haben. Wenn Sie die Tabletteneinnahme beenden, können Ihre Blutungen einige Zeit unregelmäßig sein. In dieser Phase kann es für Sie schwierig sein, schwanger zu werden.

Wenn Sie ein Kind bekommen haben, das Sie stillen, dann sollten Sie wissen, daß bei gleichzeitiger Einnahme der Pille Hormone in die Milch gelangen. Außerdem kann die Pille einen

Rückgang des Milchflusses bewirken. Sprechen Sie nach einer Geburt erst mit Ihrem Arzt, ehe Sie mit der Einnahme von empfängnisverhütenden Tabletten beginnen.

Womit ist zu rechnen

Orale Kontrazeptiva rufen in der Regel gewisse Reaktionen hervor, die in den ersten Wochen nach Beginn der Einnahme häufiger sind. Es kann zu Zwischen- oder Schmierblutungen und zu Veränderungen im Rhythmus Ihrer Periode kommen. Ihre Brüste sind empfindlich, sehen größer aus und sekretieren leicht. Einige Frauen nehmen an Gewicht zu, andere nehmen ab. Auch Nausea und Erbrechen sind möglich, und zuweilen kommt es zu Verfärbungen der Haut.

Andere Reaktionen auf orale Kontrazeptiva

Neben Thrombosen gibt es weitere schwerwiegende durch die Pille hervorgerufene Reaktionen. Dazu gehören Depressionen, Schwellungen, Hautausschlag, gelbsüchtige oder gelbe Pigmente in den Augen, Blutdruckanstieg und Anstieg des Zuckerspiegels im Blut ähnlich wie bei der Zuckerkrankheit.

Mögliche Reaktionen

Frauen, die die Pille nehmen, berichten über Kopfschmerzen, Nervosität, Schwindelgefühle, Müdigkeit und Rückenschmerzen. Auch Veränderungen in Appetit und Sexualtrieb, Schmerzen beim Wasserlassen, stärkere Körperbehaarung, Haarausfall, Nervosität und Reizbarkeit vor der Periode sind beobachtet worden. Diese Reaktionen können direkt mit der Pille zusammenhängen, müssen aber nicht.

Anmerkung zur Frage von Krebs

Wissenschaftler wissen, daß die Hormone in der Pille (Östrogen und Progesteron) bei Tieren Krebs hervorgerufen haben, es gibt aber keine Beweise dafür, daß die Pille auch beim Menschen Krebs erzeugt. Weil Ihr Arzt das weiß, wird er Sie regelmäßig untersuchen wollen.

Vergessen Sie nicht —

während Sie die Pille einnehmen —, umgehend Ihren Arzt aufzusuchen, wenn Sie irgendeine ungewöhnliche Veränderung Ihres Gesundheitszustandes wahrnehmen. Achten Sie auf regelmäßige Kontrolluntersuchungen und lassen Sie sich vom Arzt die Zustimmung zu jedem neuen Rezept geben.

Anhang 2

Praktische Hinweise für werdende Eltern von Dr. Virginia Apgar*

1. Wenn jemand glaubt, daß ein naher Verwandter an einer erblichen Krankheit leidet, sollte er unbedingt die Möglichkeit genetischer Beratung wahrnehmen.
2. Das ideale Alter für eine Frau, Kinder zu bekommen, liegt zwischen 20 und 35 Jahren. Sofern möglich, ist es das beste, eine Frau beginnt nicht vor 18 und hört vor 40 auf, Kinder zu gebären.
3. Ein Mann sollte seine Kinder zeugen, ehe er das Alter von 45 erreicht.
4. Zwischen dem Ende einer Schwangerschaft und dem Beginn der nächsten sollte ein Abstand von mindestens zwei Jahren liegen.
5. Vom dritten Kind an steigt bei jedem weiteren das Risiko, daß es tot, mißgebildet oder zu früh zur Welt kommt.
6. Wenn ein Paar ein Kind plant, sollte es in Abständen von nicht mehr als 24 Stunden einige Tage vor und während des errechneten Ovulationstermins Geschlechtsverkehr haben.
7. Jede Schwangere braucht eine gute pränatale Versorgung, die von einem Arzt überwacht wird, der über den neuesten Stand der Forschung auf dem Gebiet der Teratologie und der Fötologie Bescheid weiß und dafür sorgt, daß das Baby in einer modernen und guten Klinik zur Welt kommen kann.
8. Keine Frau sollte schwanger werden, ehe sie nicht sicher weiß, daß sie Röteln gehabt hat oder erfolgreich dagegen immunisiert ist.
9. Frauen sollten von Anfang der Schwangerschaft an alles tun, um bei guter Gesundheit zu bleiben und sich keinen ansteckenden Krankheiten auszusetzen.

* Diese Hinweise, zusammen mit einer ausführlichen Darlegung, finden sich in: Virginia Apgar und Joan Beck, *Is My Baby All Right?* (New York, Trident Press, 1972) S. 435—452.

10. Frauen sollten die ganze Schwangerschaft hindurch auf halbgares Fleisch verzichten und, um Toxoplasmoseinfektionen aus dem Weg zu gehen, den Umgang mit Katzen meiden.
11. Schwangere Frauen oder Frauen, die glauben, daß sie vielleicht schwanger sind, sollten, wenn es nicht absolut notwendig ist, keinerlei Medikamente zu sich nehmen — und im Notfall auch nur auf Verordnung eines Arztes, der von der Schwangerschaft Kenntnis hat.
12. Sofern eine Frau schwanger ist oder auch nur den leisesten Verdacht hat, sie könnte schwanger sein, dürfen keinerlei Röntgenuntersuchungen oder -bestrahlungen vorgenommen werden.
13. Frauen sollten während der Schwangerschaft nicht rauchen.
14. Die Ernährung von Schwangeren sollte reich an Proteinen, Vitaminen und Mineralien sein und eine angemessene Kalorienmenge umfassen.
15. Eine werdende Mutter, die Rh-negativ ist, sollte sicherstellen, daß ihr Arzt die notwendigen Schritte unternimmt, um ihr ungeborenes Baby sowie spätere Kinder vor einer Rh-Erkrankung zu schützen.
16. Alle Vorsichtsmaßregeln, die verhindern, daß es zu einer Frühgeburt kommt, sollten beachtet werden.
17. Eine gute geburtshilfliche Versorgung in einer gut ausgestatteten Klinik kann die Gefahren der Geburt weitgehend reduzieren.

Anhang 3

Die „Bill of Rights" des Patienten*

(Vom Kuratorium des Amerikanischen Krankenhausverbandes am 17. November 1972 bestätigt und von den Delegierten des Verbandes am 6. Februar 1973 angenommen.)

Der Amerikanische Krankenhausverband legt eine „Bill of Rights" des Patienten vor in der Erwartung, daß die Beachtung dieser Rechte zu einer erfolgreicheren Behandlung des Patienten und zur größeren Zufriedenheit von Patient, Arzt und Krankenhausverwaltung beitragen wird. Weiter präsentiert der Verband diese Rechte in der Hoffnung, das Krankenhaus werde sie im Interesse seiner Patienten als integralen Bestandteil des Heilungsprozesses betrachten und unterstützen. Man weiß heute, daß ein persönliches Verhältnis zwischen Arzt und Patient für eine sinnvolle medizinische Versorgung von entscheidender Bedeutung ist. Das traditionelle Arzt-Patient-Verhältnis erhält eine neue Dimension, wenn die Behandlung innerhalb einer organisationellen Struktur erfolgt. Gerichtsentscheidungen haben festgestellt, daß auch die Institution selbst Verantwortung für den Patienten trägt. In Anerkennung dieser Sachlage sind die folgenden Rechte aufgestellt worden:

1. Der Patient hat Anspruch auf sorgfältige und respektvolle Behandlung.
2. Der Patient hat Anspruch auf umfassende und beständige Information über Diagnose, Behandlung und Prognose durch den behandelnden Arzt, und zwar in Begriffen, deren Verständnis vom Patienten billigerweise erwartet werden darf. Wenn es medizinisch nicht ratsam ist, dem Patienten diese Informationen direkt zu geben, dann sollten sie einem Angehörigen oder nahen Bekannten des Patienten zugänglich gemacht werden. Der Patient hat Anspruch darauf, den für die

---

* Nachdruck mit Genehmigung der American Hospital Association.

Koordination seiner Behandlung verantwortlichen Arzt mit Namen zu kennen.
3. Der Patient hat Anspruch darauf, vom behandelnden Arzt ausreichend informiert zu werden, um vor der Einleitung einer bestimmten Maßnahme und/oder einer Heilbehandlung seine informierte Zustimmung geben zu können. Von Notfällen abgesehen, sollte diese Aufklärung zum Zwecke informierter Zustimmung die Information über die spezielle Maßnahme und/oder die Art der Behandlung sowie die darin enthaltenen medizinisch bedeutsamen Risiken und die vermutliche Dauer der Unpäßlichkeit einschließen, aber nicht notwendig darauf beschränkt sein. Falls medizinisch signifikante Alternativen für eine Behandlung existieren oder der Patient selbst um Auskunft über mögliche Behandlungsweisen bittet, müssen ihm die entsprechenden Informationen gegeben werden. Der Patient hat auch das Recht, den Namen desjenigen zu erfahren, der für die in Aussicht genommenen Schritte und/oder die Behandlung verantwortlich ist.
4. Der Patient hat das Recht, eine Behandlung in dem vom Gesetz zugelassenen Rahmen abzulehnen und über die medizinischen Folgen seines Tuns aufgeklärt zu werden.
5. Der Patient hat Anspruch darauf, daß seine Privatsphäre in dem für ihn vorgesehenen Behandlungsplan jede mögliche Rücksicht erfährt. Falldiskussion, Beratung, Untersuchung und Behandlung sind vertraulich und müssen diskret vorgenommen werden. Alle, die nicht direkt an seiner Behandlung beteiligt sind, müssen den Patienten um Zustimmung für ihre Anwesenheit bitten.
6. Der Patient kann verlangen, daß alle Mitteilungen und Berichte, die seine Behandlung betreffen, vertraulich behandelt werden.
7. Der Patient kann verlangen, daß ein Krankenhaus im Rahmen der gegebenen Möglichkeiten seiner Bitte um Hilfeleistung in angemessener Weise nachkommt. Das Krankenhaus ist zur Untersuchung, Hilfeleistung und/oder Überweisung an eine andere Institution der Dringlichkeit des Falles entsprechend verpflichtet. Wenn medizinisch vertretbar, kann ein Patient in eine andere Krankenanstalt erst verbracht werden, nachdem er über die Notwendigkeit einer solchen Verlegung und ihre

Alternativen umfassend informiert und aufgeklärt wurde. Das Krankenhaus, in das der Patient verlegt wird, muß vor der Überführung seine Bereitschaft zur Aufnahme des Patienten erklären.

8. Der Patient hat Anspruch darauf, über jede Verbindung seines Krankenhauses zu anderen Gesundheits- und Ausbildungseinrichtungen informiert zu werden, sofern seine Behandlung davon betroffen ist. Der Patient hat weiter Anspruch darauf, von allen beruflichen Beziehungen in Kenntnis gesetzt zu werden, die möglicherweise zwischen Personen bestehen, die ihn behandeln, und zwar unter Nennung von Namen.

9. Der Patient hat Anspruch auf Beratung, falls das Krankenhaus Versuche mit Menschen plant oder durchführt, die auch seine Pflege oder Behandlung berühren. Der Patient hat das Recht, seine Teilnahme an solchen Forschungsprojekten zu verweigern.

10. Der Patient kann eine der Krankheit angemessene Kontinuität der Behandlung verlangen. Er hat das Recht, im voraus zu erfahren, welche Sprechzeiten und Ärzte zur Verfügung stehen und wo. Der Patient kann erwarten, daß das Krankenhaus ihm die Möglichkeit gibt, sich über seinen Arzt oder dessen Vertreter über die zur Weiterbehandlung nach seiner Entlassung erforderlichen Schritte zu informieren.

11. Der Patient hat Anspruch auf Überprüfung und Erläuterung seiner Rechnung, unabhängig davon, wer letztlich bezahlt.

12. Der Patient hat Anspruch darauf, die Krankenhausbestimmungen zu erfahren, die für sein Verhalten als Patient gelten.

Auch ein Katalog von Rechten kann dem Patienten die Art von Behandlung nicht garantieren, die zu erwarten er das Recht hat. Ein Krankenhaus hat viele Aufgaben zu erfüllen, Verhinderung und Behandlung von Krankheiten, Ausbildung von medizinischem Personal und Betreuung von Patienten sowie Durchführung klinischer Forschung. Bei all diesen Aktivitäten müssen das Wohl des Patienten und vor allem die Anerkennung seiner menschlichen Würde absolut im Vordergrund stehen. Gelingt es, diese Anerkennung voll zu leisten, dann ist eine erfolgreiche Verteidigung der Rechte des Patienten gesichert.

Anhang 4

Erklärung zur Frage des Todes
(Erklärung von Sydney)*

(Angenommen auf dem 22. Medizinischen Weltkongreß in Sydney, Australien, August 1968)

1. Den Zeitpunkt des Todes festzustellen, ist in den meisten Ländern gesetzlich verankerte Aufgabe des Arztes und sollte es auch bleiben. Im Normalfall wird der Arzt ohne besondere Hilfe in der Lage sein, anhand der klassischen und allen Medizinern geläufigen Kriterien zu entscheiden, ob ein Mensch tot ist.
2. Zwei moderne medizinische Praktiken machen es jedoch notwendig, sich mit der Frage der Todeszeit eingehender zu befassen: zum einen die Möglichkeit, mit künstlichen Mitteln die Blutzirkulation durch Anreicherung mit Sauerstoff in Gewebeteilen des Körpers aufrechtzuerhalten, die möglicherweise einen irreparablen Schaden erlitten haben, und zum andern die Verwendung von Leichenorganen, wie Herz oder Nieren zu Transplantationen.
3. Eine Schwierigkeit ergibt sich daraus, daß der Tod auf der Zellebene ein allmählicher Prozeß ist, in dem das Zellgewebe in seiner Fähigkeit, Sauerstoffmangel auszuhalten, variiert. Das klinische Interesse gilt aber nicht der Erhaltung isolierter Zellen, sondern dem Schicksal eines Menschen. Hierbei ist der Zeitpunkt des Todes *der verschiedenen Zellen und Organe* weniger wichtig als die Gewißheit, daß der Prozeß sich mit keinerlei Wiederbelebungstechnik mehr umkehren läßt.
4. Die Feststellung des Todes wird auf dem klinischen Urteil beruhen, ergänzt, *wenn nötig*, durch eine Reihe diagnostischer Hilfsmittel, unter denen der Elektroenzephalograph derzeit das nützlichste ist. Allerdings gibt es beim gegenwärtigen Stand der

---

* Nachdruck mit Genehmigung der World Medical Association, Inc.

Medizin weder einen einzelnen technisch voll befriedigenden Prüfstein, noch kann irgendein technisches Verfahren das Gesamturteil des Arztes ersetzen. *Wenn es um Organverpflanzung geht, dann sollte die Entscheidung, ob Exitus vorliegt, von zwei und mehr Ärzten getroffen werden, und die Ärzte, die den Zeitpunkt des Todes bestimmen, sollten in keinerlei Weise unmittelbar mit der Ausführung der Transplantation befaßt sein.*

5. Die Festlegung des Zeitpunkts, zu dem ein Mensch tot ist, macht es ethisch zulässig, das Bemühen um Wiederbelebung einzustellen, und, sofern die Gesetze eines Landes es gestatten, Organe aus der Leiche zu entnehmen, vorausgesetzt, die geltenden gesetzlichen Bestimmungen, die die Einwilligung voraussetzen, sind erfüllt.

Anhang 5

Orientierungshilfen für Ärzte bei der Klinischen Forschung (Erklärung von Helsinki)*

(Angenommen vom 18. Medizinischen Weltkongreß 1964 in Helsinki, Finnland)

Einleitung

Aufgabe und Pflicht des Arztes ist es, die Gesundheit der Menschen zu schützen. Sein Wissen und Gewissen stehen im Dienste der Erfüllung dieses Auftrages.

Die Genfer Erklärung des Weltärzteverbandes verpflichtet den Arzt mit den Worten: „Die Gesundheit meines Patienten wird für mich stets an oberster Stelle stehen", und den internationalen medizinischen Moralkodex zitierend, „Handlungen und Ratschläge, die die physische oder psychische Widerstandskraft eines Menschen schwächen können, dürfen nur zu seinem Vorteil erfolgen."

Weil es wichtig und notwendig ist, die Ergebnisse aus Laborversuchen auf Menschen anzuwenden, um die wissenschaftliche Erkenntnis weiterzutreiben und der leidenden Menschheit zu helfen, hat der Weltärzteverband folgende Empfehlungen als Richtschnur für den einzelnen Arzt bei der klinischen Forschung ausgearbeitet. Es muß betont werden, daß die hier aufgestellten Normen nur eine allgemeine Richtlinie für Ärzte in aller Welt sind. Die strafrechtliche, zivile und ethische Verantwortlichkeit des Arztes im Rahmen der Gesetze seines jeweiligen Landes entfällt dadurch keinesfalls.

Auf dem Gebiet der klinischen Forschung muß grundsätzlich zwischen Forschung mit dem Ziel der Therapie für den Patienten und Forschung unterschieden werden, bei der es in allererster

---

* Nachdruck mit Genehmigung der World Medical Association, Inc.

Linie um die reine Wissenschaft geht und der therapeutische Wert für die Versuchsperson keine Rolle spielt.

I. Grundprinzipien

1. Klinische Forschung muß den moralischen und wissenschaftlichen Prinzipien entsprechen, die medizinische Forschung insgesamt rechtfertigen, und sollte auf Labor- und Tierversuchen oder anderen wissenschaftlich erwiesenen Tatsachen basieren.
2. Klinische Forschung sollte nur von wissenschaftlich qualifizierten Personen und unter der Leitung eines qualifizierten Mediziners betrieben werden.
3. Klinische Forschung ist nur dann legitim, wenn die Bedeutung des Ziels in einem vernünftigen Verhältnis zu dem für die Versuchsperson enthaltenen Risiko steht.
4. Jedem klinischen Forschungsprojekt sollte die gewissenhafte Einschätzung der enthaltenen Risiken im Verhältnis zum absehbaren Nutzen für die Versuchsperson oder andere Menschen vorausgehen.
5. Besondere Vorsicht sollte der Arzt üben, der klinische Forschung betreibt, bei der die Möglichkeit besteht, daß die Persönlichkeitsstruktur der Versuchsperson durch Medikamente oder experimentelle Verfahren verändert wird.

II. Klinische Forschung in Verbindung mit fachärztlicher Behandlung

1. Bei der Behandlung eines Kranken muß der Arzt das Recht haben, eine neue therapeutische Maßnahme zu ergreifen, wenn sie seiner Beurteilung nach zu der Hoffnung Anlaß gibt, ein Leben könne damit gerettet, die Gesundheit eines Menschen wiederhergestellt oder Leiden könne gelindert werden. Wenn irgend möglich sollte der Arzt − unter Berücksichtigung der Psychologie von Patienten − die freiwillig erteilte Zustimmung des Patienten einholen, nachdem er ihn umfassend aufgeklärt hat. Im Falle der Geschäftsunfähigkeit sollte

die Einwilligung auch vom gesetzlichen Vormund eingeholt werden; im Falle von physischer Unfähigkeit ersetzt die Erlaubnis des gesetzlichen Vormundes die des Patienten.
2. Der Arzt kann klinische Forschung mit fachärztlicher Behandlung verbinden, der Erwerb von neuem medizinischen Wissen steht dabei nur in dem Maß im Vordergrund, in dem die klinische Forschung durch ihren therapeutischen Wert für den Patienten gerechtfertigt ist.

III. Nicht-therapeutische klinische Forschung

1. Bei der rein wissenschaftlichen Verwendung von klinischer Forschung, die sich in ihren Versuchen auf Menschen stützt, ist der Arzt verpflichtet, in erster Linie Beschützer von Leben und Gesundheit der Person zu bleiben, an der klinische Forschung betrieben wird.
2. Art, Zweck und Risiko von klinischer Forschung müssen der Versuchsperson vom Arzt erklärt werden.
3a. Klinische Forschung am Menschen darf nicht ohne dessen freiwillig gegebene Einwilligung nach umfassender Aufklärung betrieben werden; ist der Betreffende nicht rechtsfähig, muß die Zustimmung seines gesetzlichen Vormunds eingeholt werden.
3b. Das Objekt klinischer Forschung sollte in einer geistigen, körperlichen und rechtlichen Verfassung sein, die es ihm erlaubt, sein Recht auf Entscheidung voll wahrzunehmen.
3c. Die Einwilligung sollte in der Regel schriftlich erfolgen. Allerdings bleibt die Verantwortung für die klinische Forschung immer beim Forscher; auch nach gegebener Einwilligung geht sie nicht auf die Versuchsperson über.
4a. Der Forscher hat das Recht eines jeden Menschen auf Wahrung seiner persönlichen Integrität zu respektieren, insbesondere dann, wenn die Versuchsperson in einem Abhängigkeitsverhältnis zum Forscher steht.
4b. Während des Fortgangs von klinischer Forschungsarbeit sollten die Versuchsperson oder ihr Vormund jederzeit ungehindert ihre Einwilligung zur Fortsetzung der Untersuchung zurückziehen können.

Der Forscher oder das Forschungsteam sollten die Arbeit abbrechen, wenn sie ihrer Einschätzung nach bei einer Fortsetzung der Versuchsperson schaden könnte.

Anmerkung des Autors: Eine viel detailliertere Stellungnahme zu diesem Problemkomplex ist beim amerikanischen Ministerium für Gesundheit, Erziehung und Sozialwesen erhältlich: „The Institutional Guide to DHEW Policy on Protection of Human Subjects" (Washington, D. C.: U. S. Government Printing Office, 1971). Vgl. auch Jay Katz, (Hrsg.), *Experimentation with Human Beings* (New York: Russell Sage Foundation, 1972).

Anhang 6

Eine nationale Beratungskommission für Fragen der Gesundheit, Wissenschaft und Gesellschaft (Die Mondale-Vorlage)

(Entwurf einer Gesetzesvorlage zur Einsetzung eines Kongressausschusses, eingebracht im 92. Kongreß von Senator Walter Mondale, Minnesota, und einer Gruppe weiterer Senatoren, die zwar einstimmig vom Senat, nicht aber vom Repräsentantenhaus verabschiedet wurde. Die Vorlage ist im 93. Kongreß erneut eingebracht worden).

Der Ausschuß für Arbeit und Soziales, an den die Resolution weitergeleitet wurde, damit er eine Untersuchung und Einschätzung der ethischen, sozialen und rechtlichen Implikationen des Fortschritts in der biomedizinischen Forschung und Technologie erarbeite, nimmt nach seiner Befassung mit der Resolution positiv dazu Stellung, indem er eine leicht veränderte Fassung vorlegt und empfiehlt, die Resolution so zu verabschieden.

Neufassung durch den Ausschuß

Die Neufassung lautet wie folgt:
Diese gemeinsame Resolution trägt den Titel ,,Resolution für eine Nationale Beratungskommission für Fragen der Gesundheit, Wissenschaft und Gesellschaft".

Schaffung einer Kommission

Paragraph 2: Hiermit wird eine Nationale Beratungskommission für Fragen der Gesundheit, Wissenschaft und Gesellschaft eingerichtet (im folgenden die ,,Kommission" genannt).

Mitglieder

Paragraph 3: a) Die Kommission besteht aus fünfzehn Mitgliedern, die vom Präsidenten ernannt werden. Sie setzen sich zusammen aus Persönlichkeiten des öffentlichen Lebens und aus Vertretern der Bereiche Medizin, Recht, Theologie, Biologie, Physik, Sozialwissenschaften, Philosophie, Geisteswissenschaften sowie der Gesundheitsbehörde, der Regierung und des Staats.

b) Vakanzen in der Kommission schränken ihre Befugnisse nicht ein.

c) Der Präsident bestimmt eines der Mitglieder zum Vorsitzenden der Kommission und ein weiteres zu seinem Vertreter.

d) Bei Anwesenheit von acht Mitgliedern ist die Kommission beschlußfähig.

Aufgaben der Kommission

a) Die Kommission führt eine umfassende Untersuchung über die ethischen, sozialen und rechtlichen Implikationen des Fortschritts in Biomedizin und Technik durch, die, ohne darauf beschränkt zu sein, einschließt:

1. Analyse und Beurteilung der erfolgten, der gegenwärtig erfolgenden und der projektierten wissenschaftlichen und technischen Neuerungen in den biomedizinischen Wissenschaften;
2. Analyse und Beurteilung der Implikationen solcher Neuerungen für den einzelnen und die Gesellschaft;
3. Analyse und Beurteilung von Gesetzen, Normen und Prinzipien, die die Verwendung der Technik in der medizinischen Praxis regeln;
4. Analyse und Beurteilung des öffentlichen Verständnisses dieser Implikationen mit Hilfe von Seminaren, öffentlichen Anhörungen und anderen geeigneten Mitteln; und
5. Analyse und Beurteilung der Implikationen von Erkenntnissen, zu denen die Kommission bezüglich des biomedizinischen Fortschritts und der Einstellung der Allgemeinheit dazu gelangt, für die Rechtsordnung.

b) Die Kommission nutzt optimal und extensiv die Forschungsarbeit aller auf diesem Gebiet tätigen öffentlichen und privaten Einrichtungen.

c) Die Kommission übermittelt dem Präsidenten und dem Kongreß einen oder mehrere Zwischenberichte und spätestens zwei Jahre nach ihrem ersten Zusammentreten einen Schlußbericht, in dem Ergebnisse, Schlüsse und Empfehlungen der Kommission sorgfältig dargelegt und begründet sind — Handlungsanweisungen für öffentliche und private Organe sowie für den einzelnen Bürger, sofern ratsam, eingeschlossen.

Befugnisse der Kommission

Paragraph 5: a) Die Kommission oder jeder von der Kommission autorisierte Unterausschuß oder dessen Mitglieder können zur Ausführung der Bestimmungen dieser gemeinsamen Resolution solche Anhörungen abhalten, Aussagen entgegennehmen, und an Orten und zu Zeitpunkten tagen und arbeiten, die die Kommission für richtig hält. Jedes von der Kommission autorisierte Mitglied kann Zeugen, die vor der Kommission oder vor einem Unterausschuß oder vor seinen Mitgliedern erscheinen, Eide und eidesstattliche Erklärungen abnehmen.

b) Sämtliche Abteilungen, Behörden und Mitarbeiter der Regierungsexekutive, unabhängige Instanzen eingeschlossen, sind berechtigt und gehalten, innerhalb des gesetzlich erlaubten Rahmens der Kommission auf Anfrage ihres Vorsitzenden oder seines Vertreters die von ihr zur Ausübung ihrer Funktionen im Sinne der gemeinsamen Resolution als notwendig erachteten Informationen zu erteilen.

c) Im Rahmen der von der Kommission aufgestellten Vorschriften und Regelungen hat der Vorsitzende das Recht —
1. die Vergütung eines Verwaltungsdirektors sowie von zusätzlichem, von ihm als erforderlich angesehenem Personal ohne Berücksichtigung der nach Abschnitt 5 des amerikanischen Gesetzbuches ansonsten für Ernennungen in entsprechenden Ämtern geltenden gesetzlichen Bestimmungen festzusetzen, allerdings nur bis zu einer Höhe, die den Maximaltarif für

GS—18 (General Schedule) der allgemeinen Einkommenstabelle (Absatz 5332) nicht überschreitet und
2. zeitweilige und kurzfristige Einstellungen in dem Umfang vorzunehmen, der in Paragraph 3109 Abschnitt 5 des amerikanischen Gesetzbuches festgelegt ist und zwar zu Tagessätzen, die im Einzelfall den Höchstsatz für GS—18 der Einkommenstabelle nicht überschreiten dürfen.

d) Die Kommission hat das Recht, Verträge mit Bundes- und Staatsbehörden, mit Privatfirmen, -einrichtungen und -personen zu Forschungs- oder Umfragezwecken, zur Erstellung von Berichten und anderer Aktivitäten wegen abzuschließen, sofern dies zur Erfüllung ihrer Aufgaben notwendig ist.

Finanzielle Entschädigung

Paragraph 6: Die Mitglieder der Kommission (sofern sie nicht Beamte oder Angestellte der Bundesregierung sind) werden für jeden Tag, den sie in Ausübung ihrer Pflichten als Mitglieder der Kommission tätig sind, gemäß den entsprechenden in der Verwaltung üblichen Tarifen bezahlt. Mitglieder der Kommission, die Regierungsbeamte oder Angestellte sind, erhalten für ihre Dienste in der Kommission keine zusätzliche Vergütung. Alle Mitglieder der Kommission haben Anspruch auf Erstattung von Reisespesen und anderen notwendigen Aufwendungen im Rahmen ihrer Tätigkeit als Kommissionsmitglieder.

Finanzierung

Paragraph 7. Zur Verwirklichung dieser gemeinsamen Resolution können, falls erforderlich, Summen bis zur Höhe von jährlich 1 000 000 Dollar für das zweijährige Projekt bewilligt werden.

Beendigung der Arbeit

Paragraph 8. Neunzig Tage nach Vorlage des Schlußberichtes beim Präsidenten und beim Kongreß löst die Kommission sich auf.

Zusammenfassung

Die Resolution sieht die Einsetzung einer Nationalen Beratungskommission für Fragen der Gesundheit, Wissenschaft und Gesellschaft vor, die aus 15 vom Präsidenten ernannten Mitgliedern besteht. Die Mitglieder rekrutieren sich aus dem öffentlichen Leben und aus einer Vielzahl von Disziplinen, die für die biomedizinische Forschung und Technologie und die daraus sich ergebenden Konsequenzen von Belang sind.

Die Kommission führt eine auf zwei Jahre begrenzte Untersuchung über die ethischen, sozialen und rechtlichen Implikationen des Fortschritts in der biomedizinischen Forschung und Technik durch. Nachdem der Präsident und der Kongreß einen oder mehrere Zwischenberichte und einen Schlußbericht — nicht später als zwei Jahre nach ihrem ersten Zusammentreten — vorliegen haben, löst die Kommission sich auf.

Anhang 7

„Geschlechtsbestimmung, Wissenschaft und Gesellschaft"*

Amitai Etzioni

Unter Verwendung verschiedener im Zusammenhang mit der Fruchtbarkeitsforschung gewonnener Techniken experimentieren Wissenschaftler mit der Möglichkeit der Geschlechtsbestimmung, der Möglichkeit, im voraus festzulegen, ob ein neugeborenes Kind männlichen oder weiblichen Geschlechts sein wird. Bisher hören wir zwar von beachtlichen Erfolgen bei Versuchen mit Fröschen und Kaninchen, der Erfolg von Experimenten mit menschlichem Sperma scheint sich jedoch in engen Grenzen zu halten, und die wenigen optimistischen Berichte sind meines Erachtens nicht ausreichend belegt. Ehe diese neue wissenschaftliche Möglichkeit Wirklichkeit wird, müssen einige wichtige Fragen überdacht werden. Welche gesellschaftlichen Folgen hätte Geschlechtsbestimmung? Wenn sie im Hinblick auf das Gleichgewicht der Geschlechter nachteilig sind, kann Geschlechtsbestimmung verhindert werden, ohne daß zugleich die Freiheit der Wissenschaft eingeschränkt wird? Die wissenschaftliche Ethik erlegt ja der Forschung zum Schutze des körperlichen und psychischen Wohls und der Intimsphäre der untersuchten Population bereits einige Beschränkungen auf. Aber Geschlechtskontrolle und -bestimmung könnten schließlich die gesamte Gesellschaft beeinträchtigen. Gibt es irgendwelche Umstände, unter denen das gesellschaftliche Wohl eine gewisse Einschränkung der Freiheit der Wissenschaft rechtfertigt? Diese Fragen gelten natürlich auch für viele andere Bereiche wissenschaftlicher Forschung, wie die Arbeit am biologischen Kode und die experimentelle Verwendung von Medikamenten, die das Verhalten und Denken des Menschen verändern. Geschlechtsbestimmung bietet eine günstige Gelegenheit für die Diskussion dieser Fragen, weil sie ein bislang relativ „undrama-

* Dieser Aufsatz erschien erstmals in *Science*, Heft 161, S. 1107–1112, vom 13. Sept. 1968. Eine frühere Version des Aufsatzes hatte ich auf dem „Internationalen Symposion über Wissenschaft und Politik" in Lund, Schweden, im Juni 1968 vorgelegt.

tisches" Problem darstellt. Ein Erfolg scheint noch in weiter Ferne zu liegen, und die nachteiligen Auswirkungen allgemeiner Geschlechtsbestimmung wären, wie wir gleich sehen werden, wahrscheinlich gar nicht so besonders groß. Ehe wir uns mit den möglichen gesellschaftlichen Folgen von Geschlechtsbestimmung und mit den Möglichkeiten, sie einzudämmen, befassen, schildere ich kurz, was an Erkenntnissen auf diesem Gebiet bisher vorliegt.

Der Stand dieser Kunst

Als wichtiger Ansatzpunkt auf dem Weg zur Geschlechtsbestimmung bot sich die Möglichkeit des Ausschleuderns mittels Zentrifuge an. Da X- und Y-Chromosomen sich in der Größe voneinander unterscheiden (das Y-Chromosom ist erheblich kleiner), war anzunehmen, daß das Sperma als Träger der beiden unterschiedlichen Typen auch zweierlei Gewichte haben würde; die Y-tragenden Spermen mußten kleiner und leichter und die X-Träger größer und schwerer sein. Durch Zentrifugieren würden deshalb die beiden Sorten voneinander zu trennen und anschließend zur künstlichen Befruchtung zu verwenden sein. Erste Experimente bestätigten diese Theorie aber nicht. Und Witschi wies darauf hin, daß die Kraft, die beim Zentrifugieren erforderlich war, aller Wahrscheinlichkeit nach so groß sein mußte, daß das Sperma durchaus Schaden nehmen konnte.[1]

In den fünfziger Jahren veröffentlichte ein schwedischer Forscher namens Lindahl[2] Berichte über die Resultate seiner Manier zu zentrifugieren, er arbeitete mit der Methode der Gegenläufigkeit. Er stellte fest, daß bei Verwendung des sich rascher absetzenden Teils von Rinderspermatozoen, die in der Zentrifuge gewesen waren, die Fruchtbarkeit sank, die Anzahl männlicher Kälber unter den Nachkommen jedoch relativ hoch war. Sein Schluß lautete, daß die das weibliche Geschlecht bestimmenden Spermatozoen empfindlicher sind als die männlichen und durch den mechanischen Druck im Zentrifugierungsprozeß Schaden erleiden.

Die Elektrophorese von Spermatozoen ist, wie verlautet, V. N. Schröder, einer sowjetischen Biochemikerin, im Jahre 1932 gelungen.[3] Sie brachte die Zellen in eine Lösung, in der der pH-Wert kontrolliert werden konnte. Als der pH-Wert der Lösung sich änderte, bewegte sich das Sperma mit unterschiedlicher Geschwindigkeit und teilte sich in drei Gruppen auf: ein Teil konzentrierte sich um die Anode, ein anderer um die Kathode und der Rest ballte sich in der Mitte. In Versuchen von Schröder und N. K. Kollstow[3] erbrachte das Sperma, das sich um die Anode ansammelte, sechs Nachkommen, alle weiblichen Geschlechts; das um die Kathode vier männliche und einen weiblichen und das Sperma in der Mitte zwei männliche und zwei weibliche. Eine Versuchsreihe mit Kaninchen während der folgenden zehn Jahre soll in 80 % der Fälle eine erfolgreiche Geschlechtsbestimmung der Nachkommen ergeben haben. Auch mit anderen Säugetieren wird von ähnlichen Erfolgen berichtet.

Am „Animal Reproduction Laboratory" der Michigan State University verifizierte Gordon diese Befunde, wenn auch mit niedrigerer Erfolgsquote.[4] Von 167 überwachten Geburten aus 31 Würfen sagte er das Geschlecht von 113 Jungen korrekt voraus, ein Schnitt von 67,7 %. Bei den Weibchen war die Erfolgsquote höher (62 von 87, oder 71,3 %) als bei den männlichen Nachkommen (51 von 80, oder 63,7 %).

Von 1932 bis 1942 stützte man sich für die Geschlechtsbestimmung hauptsächlich auf die Säure-Lauge-Methode. In Deutschland berichtete Unterberger im Jahr 1932, daß er bei Frauen mit stark säurehaltigem Vaginalsekret, die er wegen Unfruchtbarkeit mit alkalischen Spülungen behandelte, eine hohe Korrelation zwischen Alkalität und männlichen Nachkommen beobachtet habe. So sollen im Laufe von zehn Jahren 53 von 54 behandelten Frauen Kinder bekommen haben und zwar durchweg Knaben. Bei der einen Ausnahme — so Unterberg — hatte die Frau sich nicht an die Vorschriften des Arztes gehalten.[5] Als wiederholte Tests und Versuche die früheren Ergebnisse nicht bestätigten, ging von 1942 an das Interesse an der Säure-Lauge-Methode allmählich zurück.[6]

Es ist schwierig, zu sagen, wie lange es dauern wird, bis routinemäßig das Geschlecht von Tieren bestimmt werden kann (von großem Interesse z. B. für die Rinderzucht); und es ist noch schwieriger, eine solche Einschätzung hinsichtlich der Geschlechtsbestimmung beim Menschen zu geben. In Gesprächen mit Wissenschaftlern, die auf diesem Gebiet arbeiten, hörte ich recht widersprüchliche Aussagen darüber, wie nahe man einem solchen Durchbruch sei. Und zwar waren sowohl die optimistischen wie die pessimistischen Schätzungen vage — „zwischen 7 und 15 Jahren" —, sie basierten nicht auf harten Daten, sondern gaben dem „weiß nicht" und „vermutlich nicht so schnell" der Forscher Ausdruck. Weder war von besonders schwierigen Barrieren die Rede, die zu nehmen seien, noch wurde auf Entwicklungen hingewiesen, die man abwarten müsse, ehe sich die gegenwärtigen Hindernisse forträumen ließen. Fruchtbarkeit ist ein Forschungsgebiet, in das heute enorme finanzielle Mittel investiert werden; und wie wir wissen, besteht durchaus eine Korrelation zwischen gesteigerter Investition und neuen Erkenntnissen.[7] Obwohl das meiste Geld für Geburtenkontrolle und nicht für Untersuchungen über Geschlechtsbestimmung ausgegeben wird, war das zur Erforschung der Geschlechtsbestimmung erforderliche Wissen in der Vergangenheit ein Nebenprodukt der primär finanzierten Arbeit. Schröders Erkenntnisse zum Beispiel waren das Zufallsergebnis einer von ihr geleiteten Untersuchung über Fruchtbarkeit (4; S. 90). Nichts, was Wissenschaftler, die auf diesem Gebiet arbeiten, äußern, läßt den Schluß zu, es gebe irgendeinen speziellen Grund, weshalb wir Geschlechtsbestimmung nicht in spätestens fünf Jahren haben sollten.

Abgesehen von der Ungewißheit darüber, wann Geschlechtsbestimmung möglich sein wird, ist die Folgefrage, wie sie zu praktizieren sei, nicht nur von entscheidender Bedeutung, sondern eine sichere Quelle für Meinungsverschiedenheiten. Der Mechanismus zur Praktizierung von Geschlechtsbestimmung spielt deshalb eine wichtige Rolle, weil bestimmte Techniken größere psychische Kosten verursachen als andere. Beispielsweise wissen wir heute, daß bestimmte Verhütungsmethoden von bestimmten Gesellschaftsschichten vorgezogen werden, weil sie ihnen weniger psychisches „Unbehagen" bereiten als andere; so ziehen die meisten Frauen intrauterine Verhütungsmittel der Sterilisation vor. Ähnlich ist es im Falle der Elektrophorese — denn, wiewohl sie heute eine vielversprechende Möglichkeit der Geschlechtsbestimmung zu bieten scheint, zöge ihre Anwendung doch künstliche Befruchtung nach sich. Und obgleich die Einwände gegen künstliche Befruchtung derzeit abnehmen dürften, ist der Widerstand dagegen doch immer noch beträchtlich.[8] (Allerdings wäre möglicherweise der Widerstand gegen künstliche Befruchtung im Falle der Geschlechtsbestimmung gar nicht so groß, weil das Sperma des eigenen Ehemannes verwendet werden könnte). Wenn orale Mittel oder auch Spülungen verläßlich wären, dann wäre die Geschlechtsbestimmung vermutlich finanziell weniger aufwendig (künstliche Befruchtung setzt ärztliche Hilfe voraus), gäbe es emotional viel weniger dagegen einzuwenden, und sie könnte auf größere Verbreitung rechnen.

In jedem Fall sehen Futurologen und führende Wissenschaftler in der Geschlechtsbestimmung ein in absehbarer Zukunft allgemein praktiziertes Verfahren. Kahn und Wiener, wenn sie über das Jahr 2000 sprechen, sagen, eine der „einhundert technischen Neuerungen, die es in den nächsten 33 Jahren vermutlich geben wird" sei die „Möglichkeit, das Geschlecht ungeborener Kinder zu wählen".[9] Eine ähnliche Position zur Genkontrolle im allgemeinen wird von Muller vertreten.[10]

Welchen Gebrauch macht die Gesellschaft von der Geschlechtsbestimmung?

Wäre eine einfache und sichere Methode der Geschlechtsbestimmung verfügbar, so bestünden wahrscheinlich keinerlei Schwierigkeiten, die Forscher zu finden, die sie auch propagierten, denn der potentielle Abnehmerkreis ist riesig. Die Nachfrage nach der neuen Wahlfreiheit ist ohne Zweifel vorhanden. Paare haben nämlich ihre Vorlieben, wenn sie sich Kinder wünschen. In vielen Kulturen bedeuten Knaben einen wirtschaftlichen Vorteil (als Arbeitspferde) oder gelten als eine Form von sicherer Altersversorgung (wo es noch keine staatliche gibt). Mädchen dagegen stellen in vielen Kulturen eher eine Verbindlichkeit dar; eine Mitgift, die eine recht große ökonomische Last sein kann, muß aufgebracht werden, um sie unter die Haube zu bringen. (Ein Arbeiter in Amerika, der drei oder vier Hochzeiten von Töchtern ausrichten muß, wird dieses Problem sofort verstehen). In anderen Kulturen wiederum werden Mädchen gewinnbringend verkauft. Bei uns haften dem Geschlecht der Kinder Prestigeunterschiede an, die nach ethnischen Gruppen und Klassen zu variieren scheinen[11] (S. 6–7).

Unsere Erwartungen hinsichtlich des Gebrauchs, den unsere

Gesellschaft von der Geschlechtsbestimmung machen könnte, sind keine Frage müßiger Spekulationen. Ergebnisse über Geschlechtspräferenzen basieren sowohl auf direkten „weichen" wie auf indirekten „harten" Daten. Was das weiche Beweismaterial angeht, so haben wir Daten über die Vorlieben von Eltern, ausgedrückt in der Zahl von Jungen und Mädchen, die in einer hypothetischen Situation, in der die Eltern die Wahl hätten, gezeugt würden. Winston befragte 55 Männer aus der Oberschicht und berichtet ohne Namensnennung von ihren Ehe- und Kinderwünschen. 52 wollten irgendwann heiraten und, bis auf eine Ausnahme, auch Kinder haben, wobei der Wunsch nach 2 oder 3 Kindern die Regel war. Insgesamt wurden 86 Jungen im Vergleich zu 52 Mädchen gewünscht, was einem um 65 % höheren Wunsch nach Knaben als nach Mädchen entspricht.[12]

Eine andere Untersuchung, diesmal in Indianapolis im Jahr 1941 durchgeführt, kam zu ähnlichen Vorlieben für Knaben. Hier äußerte etwa die Hälfte der Eltern keine Präferenzen (52,8 der Frauen und 42,3 % der Männer), und während die Frauen mit speziellen Wünschen insgesamt zur Ausgeglichenheit zwischen Jungen und Mädchen neigten (21,8 % gegenüber 25,4 %), wollten viele Ehemänner doch lieber Söhne haben (47,7 % im Vergleich zu 9,9 %).[13]

Solche Zahlen geäußerter Präferenzen sind nicht notwendig auch gute Indikatoren für tatsächliches Verhalten. Deshalb interessieren natürlich insbesondere „harte" Daten darüber, was Eltern tatsächlich tun — in dem engen Bereich der Wahl, die sie bereits heute haben: es interessiert die geschlechtliche Zusammensetzung der Familie zu dem Zeitpunkt, da sie sich entschließt, keine weiteren Kinder zu bekommen. Vielerlei und gewichtigere Faktoren beeinflussen die Entscheidung eines Paares, keine weiteren Kinder zu bekommen, die geschlechtliche Zusammensetzung ihrer Familie ist einer davon. Das heißt, wenn ein Paar schon drei Mädchen hat und sich sehnlichst einen Jungen wünscht, dann ist das ein starker Grund, es „noch einmal" zu versuchen. Wenn man die Zahl der Familien, die nur oder hauptsächlich Mädchen hatten und „es noch einmal versuchten", mit jenen vergleicht, die nur oder hauptsächlich Jungen hatten, dann erhält man einige Auskunft darüber, was als weniger wünschenswerter Zustand angesehen wird. Ein etwas anderer Strang wurde in einer früheren

Studie verfolgt. Winston untersuchte 5466 komplette Familien und fand heraus, daß 8329 männliche Lebendgeburten 7434 weiblichen gegenüberstanden, was einen Geschlechtsquotienten bei der Geburt von 112.0 ergab. Der Geschlechtsquotient des letzten Kindes, der natürlich viel mehr aussagt, betrug 117,4 (2952 Knaben auf 2514 Mädchen). Das heißt, nach der Geburt eines Jungen hatten mehr Familien keinen weiteren Kinderwunsch als nach der eines Mädchens.

Die tatsächliche Vorliebe für Jungen in dem Moment, da Geschlechtsbestimmung möglich wird, dürfte eher größer sein als diese Untersuchungen annehmen lassen, und zwar aus folgenden Gründen. In einer Geisteshaltung spiegelt sich, besonders solange es keine Alternative gibt, das, was die Leute glauben, daß sie glauben müssen — in unserer Gesellschaft: Gleichheit der Geschlechter. Jungen lieber zu wollen als Mädchen, bedeutet Unterschicht, Diskriminierung. Viele Eltern aus dem Mittelstand mögen durchaus solche Vorlieben haben, sind sich aber entweder dessen gar nicht bewußt oder sind nicht bereit, sie einem Interviewer gegenüber zu äußern, insbesondere, da es gegenwärtig die Möglichkeit, das Geschlecht eines Kindes im voraus zu bestimmen, einfach nicht gibt.

Außerdem implizierte in den bisher untersuchten Situationen der Versuch, die geschlechtliche Zusammensetzung einer Familie zu verändern, stets eine größere Kinderzahl als von den Eltern eigentlich in Aussicht genommen, während die Chancen, die gewünschte Zusammensetzung auch tatsächlich zu erreichen, eben nur 50 % und niedriger waren. Beispiel: Wenn Eltern, die drei Kinder und darunter mindestens einen Jungen wollten, es dreimal versucht und jedesmal ein Mädchen bekommen hatten, dann mußten sie sich ihren Sohn schon so sehnlich wünschen, daß sie ihren Widerstand, weitere Kinder zu haben, überwanden und es noch einmal versuchten. Das ist natürlich weit weniger praktisch, als ein Medikament von 99,8 %iger Wirksamkeit einzunehmen und die Zahl von Kindern zu bekommen, die man wirklich will und in der Lage ist aufzuziehen. Das heißt, Geschlechtsbestimmung per Medikation dürfte sich gegenüber dem Geschlechterlotto bei der Zeugung weiterer Kinder mit Sicherheit durchsetzen.

Schließlich, und das ist wichtig, kommen solche Entscheidungen nicht in abstracto, sondern beeinflußt vom sozialen Milieu zustande. So werden zum Beispiel in einem kleinen Kibbuz im Oktober und November jedes Jahres viel mehr Kinder geboren als in allen anderen Monaten, weil die Gemeinschaft es als Nachteil für die Kinder ansah, wenn sie mitten im Schuljahr — in Israel beginnt es nach den großen Ferien im Oktober — eingeschult werden mußten. Ähnlich könnte Geschlechtsbestimmung — selbst wenn sie zunächst unpopulär oder tabu sein sollte —, erst einmal modern geworden, in viel größerem Umfang praktiziert werden.

In den folgenden Darlegungen gehen wir noch einmal an den Ausgangspunkt zurück und nehmen an, daß das tatsächliche Verhalten eine geringere Präferenz ergäbe, als die vorliegenden Daten und die vorangegangene Analyse vermuten lassen. Wir legen einen Unterschied von nur 7 % zwischen den Zahlen lebend geborener Jungen und Mädchen infolge von Geschlechtsbestimmung auf der Basis eines geltenden biologischen Schemas von 51,25 % zu 48,75 % zugrunde. Ergebnis wären 54,75 Jungen auf 45,25 Mädchen oder ein Überschuß von 9,5 Jungen von jeweils 100. Bei einer Bevölkerung, wie die Vereinigten Staaten sie im Jahr 1965 hatten, würde die Praxis der Geschlechtsbestimmung damit einen Überschuß von 357 234 Jungen bedeuten.[14]

Das Ausmaß sozialer Erschütterungen infolge eines solchen geschlechtlichen Ungleichgewichts hängt zum Teil davon ab, inwieweit die Wirkung kumulativ ist. Es ist ein gewaltiger Unterschied, ob ein Jahrgang unausgeglichen ist, oder ob ein solches Ungleichgewicht über Jahre hinweg produziert wird. Eine Akkumulation würde sich auf die Überwindung der Mädchenknappheit dadurch, daß eine einzelne Altersgruppe einmal in der Gruppe der älteren und jüngeren plünderte, zweifellos hemmend auswirken.

Manche Demographen scheinen an eine invisible hand zu glauben (wie sie einst in der Ökonomie beliebt war), sie meinen, eine Überproduktion von Knaben erhöhe den Wert von Mädchen und steigere damit ihre Produktion bis ein Gleichgewicht unter kontrollierten Bedingungen erreicht sei, das dem natürlichen wieder entspreche. Wir brauchen die Gründe dafür, warum solche unsichtbaren Arrangements häufig nicht funktionieren, hier nicht zu wiederholen; Tatsache ist, daß man sich einfach nicht auf sie verlassen kann, wie die sich wiederholenden Wirtschaftskrisen in den Tagen vor Keynes oder die Übervölkerung deutlich zeigen.

Zweitens sollte man die tiefen Wurzeln der Vorliebe für Knaben zur Kenntnis nehmen. Obwohl keine völlige Einigkeit darüber besteht, welches die Gründe dafür im einzelnen sind, und nur wenig Forschungsmaterial darüber vorliegt, wissen wir doch, daß sie sich nur wenig verändern lassen. Winston beispielsweise behauptete, Mütter bevorzugten in ihrem Streben nach Sicherheit oder infolge Freudscher Konstellationen Söhne als Ersatz für die Väter. Väter bevorzugten Jungen, weil Jungen in unserer Gesellschaft (wie in den meisten anderen Gesellschaften auch) es eher zu etwas bringen. Keiner dieser Faktoren dürfte sich plötzlich ändern, wenn der Prozentsatz von Knabengeburten um ein paar Prozente steigt. Wir brauchen gar keine alarmierenden Schlüsse zu ziehen, aber wir müssen daran denken, welche gesellschaftlichen Auswirkungen die Geschlechtsbestimmung angesichts eines relativ geringen Ungleichgewichts haben kann, das, wie wir sehen, bereits einen signifikanten (wenn auch nicht notwendig sehr hohen) männlichen Überschuß produziert, der zudem kumulativ ist.

Gesellschaftliche Folgen

Auch bei der Untersuchung der möglichen gesellschaftlichen Folgen brauchen wir uns nicht auf Spekulationen darüber zu verlassen, wie eine solche Gesellschaft aussehen könnte; wir haben viel Erfahrung und einige Daten über Gesellschaften, deren Geschlechterrelation durch Krieg oder Einwanderung aus dem Gleichgewicht gebracht wurde. So gab es 1960 in New York City 343 470 Frauen mehr als Männer, einen Überschuß von 68 366 Frauen allein in der Altersgruppe der 20—34jährigen.[15]

Zunächst ist festzustellen, daß die meisten Formen sozialen Verhaltens geschlechtsbezogen sind, daß Veränderungen in der geschlechtlichen Zusammensetzung der Gesellschaft also mit großer Wahrscheinlichkeit sehr viele Aspekte des sozialen Lebens beeinflussen. So lesen derzeit in Amerika die Frauen mehr Bücher, gehen häufiger ins Theater und konsumieren allgemein mehr Kultur als die Männer. Frauen gehen auch öfter zur Kirche und tragen bezeichnerderweise die Verantwortung für die moralische Erziehung der Kinder. Im Gegensatz dazu haben die Männer einen wesentlich höheren Anteil an der Kriminalität als die Frauen. Ein signifikanter und kumulativer männlicher Überschuß wird deshalb eine Gesellschaft mit den rauheren Zügen einer Wildweststadt produzieren. Und, das muß hinzugefügt werden, der zahlenmäßige Rückgang von Trägern der moralischen Erziehung sowie die Zunahme von Kriminellen würde bereits bestehende Tendenzen in dieser Richtung verschärfen und damit die sozialen Probleme, die bereits schwer auf unserer Gesellschaft lasten, vermehren.

Die Spannungen zwischen Rassen und Klassen dürften zunehmen, weil einige Gruppen, speziell die Unterschicht sowie Minderheiten[16], stärker männlich orientiert zu sein scheinen als der Rest der Gesellschaft. Es kann also sein, daß das Geschlechterungleichgewicht im gesamtgesellschaftlichen Durchschnitt zwar nur einige wenige Prozent beträgt, in bestimmten Gruppen aber viel höher ist. Das kann zu einem besonders großen Knabenüberschuß in unteren Statusgruppen führen. Diese ,,Überschußjungen" würden sich dann Mädchen in höheren Statusgruppen suchen (oder in religiösen Gruppen außerhalb ihrer eigenen)[11] — in denen diese ebenfalls knapp sind.

Ein anderes Kapitel: Männer wählen systematisch und signifikant demokratischer als Frauen; da die Republikanische Partei im Lauf der letzten Generation beständig an Anhängern verloren hat, könnte ein weiterer 5 % Verlust das Zweiparteiensystem soweit aushöhlen, daß die Demokraten ununterbrochen an der Macht blieben. (Demokratische Herrschaft ist bereits die Regel, die Republikaner hatten in den letzten 36 Jahren nur 8 Jahre lang das Weiße Haus inne). Andere Formen von Ungleichgewicht, die sich nicht voraussagen lassen, sind zu erwarten. ,,Das gesamte soziale Leben wird durch den Geschlechterproporz beeinflußt. Wo immer ein erhebliches zahlenmäßiges Übergewicht des einen Geschlechts über das andere besteht, sind die Aussichten für ein wohlgeordnetes gesellschaftliches Leben geringer.... Ein unausgeglichenes Zahlenverhältnis zieht unweigerlich unausgeglichenes Verhalten nach sich."[17]

Selbst wenn das Zahlenverhältnis der Geschlechter viel unausgeglichener wäre, als wir erwarten, ist aber kaum anzunehmen, daß die Gesellschaft zusammenbräche. Gesellschaften sind überraschend flexible und anpassungsfähige Gebilde. Gefragt, was vermutlich passieren würde, wenn Geschlechtsbestimmung massenhaft praktiziert würde, meinte der bekannte Demograph Davis, vermutlich werde das Heiratsalter der Männer steigen, Prostitution und Homosexualität einen gewissen Aufschwung erleben und die Zahl der Männer, die niemals heiraten, zunehmen. Das heißt, die mit Geschlechtsbestimmung verbundenen „Kosten" würden keinesfalls sämtlich zu Lasten eines einzigen gesellschaftlichen Sektors gehen, also z. B. nicht ausschließlich eine deutliche Zunahme der Prostitution bewirken, sondern sich auf viele Sektoren verteilen und dadurch auch leichter zu verkraften sein. Eine informelle Untersuchung der Situation in der Sowjetunion und in Deutschland nach dem Zweiten Weltkrieg sowie in Israel während der frühen Einwanderungsphase gab Davis' nüchterner Position recht. Dennoch müssen wir fragen, ob die Kosten gerechtfertigt sind. Die Gefahren sind nicht apokalyptisch, aber ist der Gewinn es wert, daß wir sie auf uns nehmen?

Ein Gleichgewicht der Werte

Wir wählen absichtlich ein unspektakuläres Beispiel für die Auswirkungen der Wissenschaft auf die Gesellschaft. Es ließen sich viel dramatischere finden, beispielsweise die Entdeckung neuer „psychodelischer" Drogen, von deren schädlicher Wirkung auf die Gene wir erst sehr viel später erfahren werden (LSD, so ist zu hören, habe solche Folgen), Medikamente, die eine Verkrüppelung des Fötus bewirken (mit der Vermarktung von Thalidomiden bereits passiert) und die Versuche von Schwangerschaftsverhütung mit Hilfe von Mitteln, die möglicherweise Krebs erzeugen (frühen Spielarten intrauteriner Pessare wird eine solche Wirkung nachgesagt). Aber bleiben wir bei einer Entdeckung, die nur ein relativ geringes Maß an menschlichem Elend verursacht, relativ gleichmäßig auf die verschiedenen Sektoren verteilt, so daß es die Gesellschaft nicht ernsthaft unterminiert, sondern nur das Seine — und vielleicht auch nur am Rande — zu den beträchtlichen sozialen Problemen, die wir bereits haben, beisteuert. Nehmen wir an, daß wir nur bei sieben von jeweils hundert Neugeborenen zu deren Unglück beitragen (das Minimalungleichgewicht, das entstehen wird), indem sie keinen Partner finden, sich der Prostitution oder Homosexualität bedienen müssen oder zu einem Junggesellendasein gezwungen sind. (Wenn Sie jemanden kennen, der verzweifelt gerne heiraten möchte, aber keinen Partner finden kann, dann dürfte diese Diskussion weniger abstrakt für Sie sein; multiplizieren Sie den Ihnen bekannten Fall mit 357 234 pro Jahr). Indes, um fair zu sein, muß man von dem Unglück, das Geschlechtsbestimmung mit großer Sicherheit produzieren wird, die Freude subtrahieren, die jene Eltern haben, die das Geschlecht ihrer Kinder bestimmen können; nun handelt es sich aber im Augenblick bei der Geschlechtsbestimmung nur für ganz wenige um ein tiefempfundenes Bedürfnis, und die daraus gezogene Freude scheint im Vergleich zu den Sorgen und Nöten derer, die keinen Partner finden, doch viel geringer.

Einige Rechte werden den menschlichen Versuchskaninchen inzwischen ja zugestanden. So dürfen ihre Gesundheit und ihre Intimsphäre nicht verletzt werden, selbst wenn damit eine Verzögerung des wissenschaftlichen Fortschritts verbunden ist. Der „Rest" der Gesellschaft, das heißt die Menschen, die zwar keine Versuchsobjekte der Forschung, aber heutzutage ebenso von ihr betroffen sind wie die im Labor, haben bislang eher weniger Rechte. Wohl geht man theoretisch davon aus, daß neues Wissen, Grundlage neuer Mittel und Medikamente, die inneren Kreise der Wissenschaft nicht verläßt, ehe seine Gefahrlosigkeit bei Tieren oder Freiwilligen getestet und in manchen Fällen auch von einer Regierungsbehörde, in der Regel von der Nahrungs- und Arzneimittelbehörde (FDA) gebilligt ist. Aber wie der Fall des LSD zeigt, kann der Weg zwischen dem Bericht über eine Entdeckung in einer wissenschaftlichen Zeitschrift bis in den Blutkreislauf von Tausenden von Bürgern extrem kurz sein. Sicher, es vergingen einige Jahre zwischen den Tagen des Jahres 1943, als Hoffman, einer der beiden Forscher, die LDS-25 in den Sandoz-Laboratorien synthetisierten, als erster seine Halluzinogenwirkung verspürte, und den früheren 60er Jahren, als es sich unerlaubt in den Universitätscampus ergoß. (Der Weg von der legitimen empirischen Forschung, ihrer Anwendung in Harvard bis zum unerlaubten, unkontrollierten Gebrauch war wesentlich kürzer). Der springende Punkt ist, daß es keiner weiteren Technologien bedurfte; die Überwindung der Distanz zwischen der chemischen Formel und ihrer unerlaubten praktischen Umsetzung erforderte keine weiteren Schritte.

Allgemeiner gesprochen, die westliche Zivilisation geht seit der Erfindung der Dampfmaschine von der Voraussetzung aus, die Gesellschaft habe sich neuen Technologien anzupassen. Das ist die zentrale Bedeutung, die wir mit dem Begriff der industriellen Revolution verbinden; wir denken an eine in Transformation befindliche Gesellschaft und nicht nur an eine neue Technologie, die in eine Gesellschaft eingeführt wird, welche an ihren früheren Werten und Institutionen festhält. Obwohl die Resultate nicht durchweg als Segnungen bezeichnet werden können (man denke an Umweltverschmutzung und an Verkehrsunfälle), überwiegen, gemessen an der Steigerung des Lebensstandards und der Lebenserwartung, per saldo die Gewinne allerdings bei weitem die Kosten. (Ob dieselben Gewinne sich mit geringeren Kosten erzielen ließen, wenn die Gesellschaft ihre Transformation und ihren Technologie-Input wirksamer steuern würde, ist eine Frage, die weit seltener diskutiert wird[18]). Trotz alledem müssen wir fragen, und zwar insbesondere seit es Kernwaffen gibt, ob wir einen so günstigen Saldo auch in Zukunft erwarten können. Wir wissen heute, daß einzelne Neuerungen ganze Gesellschaften, ja die gesamte Zivilisation buchstäblich in die Luft jagen können; außerdem müssen wir sehen, daß das Maß an sozialem Wandel, das der immer schneller werdende Strom technischer Neuerungen — im einzelnen gar nicht so dramatisch — notwendig macht, das für die Gesellschaft verdauliche Quantum auch überschreiten kann. Könnten wir nicht bis zu einem gewissen Grad Tempo und Einfluß des Technologie-Inputs steuern und auswählen, was in die Gesellschaft eingespeist wird, ohne mit jeder derartigen Aktion die Gans zu töten, die die goldenen Eier legt?

Wissenschaftler kontern häufig mit zwei Argumenten. Erstens, so sagen sie, stehe die Wissenschaft im Dienste der Suche nach Wahrheit und nicht der Erzeugung von Technologien. Die Anwendungsweisen wissenschaftlicher Erkenntnisse würden nicht von den Wissenschaftlern, sondern von der Gesellschaft, den Politikern, den Firmen und Konzernen und den Bürgern bestimmt. Zwar hätten zwei Wissenschaftler die Formel, die zur Herstellung von LSD führte, entdeckt, aber Chemiker bestimmten nicht darüber, ob sie zur Beschleunigung einer psychotherapeutischen Behandlung, zur Erzeugung von Psychosen, ob sie überhaupt verwendet werde oder ob sie, wie Tausende von anderen Studien und Formeln, unbeachtet bleibe. Wissenschaftler hätten zwar das Atom gespalten, jedoch nicht darüber entschieden, ob seine Partikel zur Erzeugung von Energie, zur Bewässerung von Wüsten oder zur Herstellung von Atombomben benutzt werden.

Zweitens, so sagen sie, lasse sich der Gang der Wissenschaft nicht vorhersagen, und jeder neue Strang, der verfolgt werde, könne unerwartete Gewinne abwerfen; einige Forschungsstränge zu kappen — weil sie möglicherweise gefährliche Ergebnisse zeitigten — könne durchaus den Verzicht auf wichtige und wertvolle Resultate bedeuten; so könne ein Verbot der Forschung über Geschlechtsbestimmung die Arbeit über Geburtenkontrolle verzögern. Und umgekehrt, Forschungsstränge, die „gefahrlos" zu sein schienen, könnten gefährliche Ergebnisse produzieren. Deshalb ließen sich potentiell gefährliche Resultate letztlich nur vermeiden, wenn man die gesamte Wissenschaft stoppe.

Diese Argumente werden häufig vorgetragen, als seien sie durch sich selbst empirisch verifiziert oder logisch stimmige Feststellungen. In Wirklichkeit sind sie nichts als eine Formel, die es der wissenschaftlichen Gemeinschaft ermöglicht, sich vor äußerer Einmischung und Kontrolle zu schützen. Eine empirische Untersuchung des Gegenstandes dürfte zeigen, daß die Wissenschaft sehr wohl gedeiht in Gesellschaften, in denen die Wissenschaftler weniger Freiheit haben als das geschilderte Modell sie als notwendig impliziert — beispielsweise in der Sowjetunion. Selbst im Westen finden in der Wissenschaft einige Beschränkungen bei der Arbeit Anerkennung, und die Freiheit zu forschen gilt nicht stets und immer als höchster Wert. Während einige Wissenschaftler gereizt reagieren, wenn die Gesundheit oder die Intimsphäre ihrer Versuchspersonen den Fortschritt ihrer Arbeit behindert oder einschränkt, scheinen die meisten Forscher die Priorität dieser Überlegungen anzuerkennen. (Auch normative Überlegungen haben einen großen Einfluß darauf, welche Bereiche erforscht werden; man vergleiche z. B. das enorme Interesse an einem Heilmittel gegen den Krebs mit der nahezu völligen Bereitschaftslosigkeit der Soziologen seit 1954, das Untersuchungsergebnis, getrennte aber gleiche Erziehung sei nicht praktizierbar, noch einmal zu überprüfen).

Es ist gerechtfertigt, für die Gesellschaft insgesamt den gleichen Schutz zu verlangen, den einzelne Versuchspersonen in der Forschung genießen. Das heißt, die wissenschaftliche Gemeinschaft kann der Verantwortung, nach den Auswirkungen ihrer Aktivitäten auf die Gesellschaft zu fragen, nicht enthoben werden. Im Gegenteil, nur eine Ausweitung der bestehenden Normen und

Mechanismen der Selbstkontrolle werden die Wissenschaft letztlich vor einem gesellschaftlichen backlash und der straffen Hand äußerer Reglementierung bewahren. Die Intensivierung der Debatte über die Verantwortlichkeiten von Wissenschaftlern hinsichtlich der Folgen ihrer Entdeckungen ist selbst bereits ein Schritt auf diesem Wege, weil sie viele Wissenschaftler auf die Tatsache aufmerksam macht, daß die Gebiete, die sie für ihre Forschung auswählen, die Art, in der sie ihre Erkenntnisse mitteilen (einander und der Gesellschaft), die Bündnisse, die sie mit Kapital- und Staatsinteressen eingehen oder vermeiden einzugehen —, daß all dies die Art der Anwendung, die ihre Arbeit erfährt, beeinflußt. Es ist einfach nicht wahr, daß ein Wissenschaftler, der in der Krebsforschung arbeitet, und einer, der sich mit biologischer Kriegsführung befaßt, mit gleicher Wahrscheinlichkeit eine neue Waffe und einen neuen Impfstoff entwickeln. So zufällig verläuft die Forschung ganz bestimmt nicht, und auch ihre Anwendungsweisen sind nicht so leicht von einem Bereich auf den anderen übertragbar.

Zusätzliche Forschung über die gesellschaftliche Auswirkung von Forschung kann diese Probleme klären helfen und hat zugleich sogar einen gewissen regulatorischen Effekt. So werden, falls sich herausstellt, daß ein Medikament zu früh freigegeben wurde, in der Regel die Maßstäbe für die Freigabe experimenteller Medikamente zur Massenproduktion eher verschärft[19], was de facto einen geringeren und zugleich schärfer überwachten technologischen Input in die Gesellschaft bedeutet; zumindest braucht die Gesellschaft sich nicht mit zweifelhaften Forschungsergebnissen herumzuschlagen. Weiterer Fortschritt läßt sich erreichen, wenn man die tatsächlichen Auswirkungen von verschiedenen Mechanismen der Selbstkontrolle auf die Arbeit von Wissenschaftlern empirisch untersucht. Zum Beispiel steht keineswegs fest, daß die Aufforderung an die wissenschaftliche Welt, ihre Arbeit über bestimmte Themen einzuschränken und sich dafür stärker auf andere zu konzentrieren, die Wissenschaft insgesamt aufhält; so dürfte die Soziologie kaum darunter leiden, daß sie sich heute sehr viel zögernder auf die Frage einläßt, wie die amerikanische Armee ausländische Regierungen stabilisieren oder unterminieren könne, als sie es vor dem Scheitern des Camelot-Projektes tat.[20]

In diesem Zusammenhang muß gesagt werden, daß der systematische Versuch, eine Brücke zwischen den „beiden Kulturen" zu schlagen und die Wissenschaft zu popularisieren, durchaus auch unangenehme Nebenwirkungen hat, die unser Problem eher verschärfen. Mathematische Formeln, die griechische oder lateinische Terminologie und eine Fachsprache waren die Hauptfilter, die es Wissenschaftlern in der Vergangenheit gestatteten, gewonnene Erkenntnisse miteinander zu diskutieren, ohne daß Nicht-Fachleute zuhörten. Heute werden oft selbst vorläufige Ergebnisse von den Massenmedien ausposaunt; die Folgen sind politische Anpassung, massenhafter Gebrauch, ja sogar Gesetze[21], lange bevor Wissenschaftler die Möglichkeit gehabt haben, die Befunde und ihre Implikationen selbst noch einmal zu verifizieren. Sicherlich, selbst in den Tagen, da die Wissenschaft viel esoterischer war, ließ sich jemand finden, der ihre Befunde in die Laiensprache übersetzen und sie mißbrauchen konnte; aber der Prozeß ist durch wohlmeinende Leute (und Stiftungen), die zwar einerseits eine Trennung von Wissenschaft und Gesellschaft befürworten, andererseits aber fordern, die Gesellschaft müsse mit der Wissenschaft so gut wie möglich Schritt halten, erheblich beschleunigt worden. Vielleicht sollten die Public-Relations-Bemühungen zugunsten der Wissenschaft neu überdacht und gesetzlich geregelt werden, damit die Wissenschaft frei bleiben kann.

Ein Regelsystem, das auf dem Unterschied zwischen Wissenschaft und Technik ruht, das zum Schutz der Gesellschaft den Technokraten gewisse Beschränkungen auferlegt und die Wissenschaftler selbst nur wenig einschränkt, könnte sich als viel wichtiger erweisen. Die gesellschaftliche Anwendung der meisten neuen wissenschaftlichen Erkenntnisse und Prinzipien vollzieht sich in einer Sequenz von einzelnen Schritten, in einem Prozeß. Ein abstrakter Befund oder eine Erkenntnis müssen häufig in eine Technik, ein Verfahren oder in irgendwelches Material übersetzt werden, die ihrerseits erst der Entwicklung, Überprüfung und Massenproduktion bedürfen, ehe sie sich auf die Gesellschaft auswirken. Während in manchen Fällen, wie beim LSD, dieser Prozeß extrem kurz ist, weil nur wenige, wenn überhaupt irgendwelche Schritte zur Weiterentwicklung der Idee, des Instrumentariums und der Verfahrensweisen notwendig sind, ist er in den meisten Fällen langwierig und kostspielig. So kostete es z.B. über 2 Milliarden Dollar und etliche tausend Wissenschaftler und Techniker, um die ersten Atomwaffen herzustellen, nachdem die Grundprinzipien der Spaltung des Atoms entdeckt waren. Mehr noch, Technologien haben häufig ein Eigenleben; das intrauterine Pessar z. B. ist nicht das Resultat der Anwendung einer neuen Erkenntnis aus der Fruchtbarkeitsforschung, es ergab sich vielmehr aus der Weiterentwicklung früherer Techniken.

Die Bedeutung der Unterscheidung zwischen der Grundlagenforschung („reale" Wissenschaft) und späteren Forschungsstadien liegt erstens darin, daß der verursachte Schaden (wenn er auftritt) im Regelfall von den Techniken und nicht von der zu ihrer Entwicklung angewandten Wissenschaft ausgeht. Wenn es also einen Weg gäbe, nachteilige Techniken einzudämmen, dann könnte die wissenschaftliche Forschung ihre fast absolute Autonomie und Bewegungsfreiheit behalten, und die Gesellschaft wäre geschützt.

Zweitens und wichtigstens unterscheiden sich die Normen, denen sich Forscher im Bereich der angewandten Wissenschaften und Techniker unterordnen, und die Überwachungspraktiken, die für sie gelten, recht erheblich von denen, die die Grundlagenforschung leiten. Angewandte Forschung und technologische Arbeit sind bereits ziemlich stark von gesellschaftlichen, ja sogar politischen Präferenzen bestimmt. So fließen etwa 2 Milliarden Dollar an Forschungs- und Entwicklungsgeldern jährlich in eine mehr oder weniger an den Präferenzen der Wissenschaftler ausgerichtete Grundlagenforschung, während die anderen 13 Milliarden in Projekte investiert werden, die von irgendwelchen Behörden speziell und häufig mit sehr detaillierten Anweisungen in Auftrag gegeben sind, wie z. B. die Weiterentwicklung einer bestimmten Rakete oder eines mit Geruchsstoffen „angereicherten" Tränengases. Untersuchungen von Forschungs- und Entwicklungsunternehmen − in denen ein großer Teil dieser Arbeit unter Verwendung von Tausenden von Fachleuten, die in streng kontrollierten Teams zusammengefaßt sind und ganz spezielle Aufgaben zu erfüllen haben, geleistet wird − zeigen, daß es Freiheit der Forschung hier einfach nicht gibt. Ein Forschungsteam, das eine Geschoßspitze mit vielen verschiedenen Legierungen versehen soll, um herauszufinden, welche die hitzebeständigste ist, dürfte derzeit bei seiner Arbeit wohl kaum zufällig auf eine neue Herzpumpe stoßen, und wenn es auf irgendeinen anderen Weg geriete, dann würde der Leiter des Teams ganz bestimmt verbieten, diesen Weg weiterzuverfolgen, weil er Zeit und Mittel des Unternehmens beanspruchte, die ganz anderen speziellen Zwecken zugedacht sind.

Angewandte Wissenschaft und technologische Entwicklungen sind von wirtschaftlichen und politischen Überlegungen bestimmt, das ist eine Tatsache; es gibt indes keinen Beweis, daß sie unter dieser Bestimmung leiden. Natürlich kann man jede menschliche Aktivität übersteuern, selbst das Tragen von Baumstämmen, und damit Moral, Zufriedenheit und Produktivität der Arbeiter untergraben; aber eine so straffe Lenkung wird in der Regel in der Forschungs- und Entwicklungsarbeit nicht ausgeübt und ist für unsere Zwecke auch nicht erforderlich. Bisher galt die Lenkung vornehmlich der Erreichung von spezifischen Zielen, und sie war weitgehend „unternehmerisch" in dem Sinne, daß die Ziele hauptsächlich von der Industrie (z. B. Entwicklung flacherer Fernsehapparate) oder von aufgabenorientierten Staatsbehörden (z. B. den Mond zu erreichen, ehe die Russen ihn erreichten) gesetzt waren. Eine gewisse „Präventiv"-Kontrolle, wie die absichtliche Nichtvermarktung des maschenfesten Nylonstrumpfes, dürfte allerdings ebenfalls stattgefunden haben und auch recht wirksam gewesen sein.

Ich will damit nicht sagen, die der Technologie durch die Gesellschaft gegebene Richtung sei eine vernünftige. Offen gesagt wäre es mir viel lieber, wenn der Militärindustrie und dem Weltraum weniger Aufmerksamkeit zuteil und dafür mehr in den zivilen Bereich investiert würde, weniger in die Entwicklung neuer verlockender Konsumartikel und mehr in den Fortschritt auf dem öffentlichen Sektor (Erziehung, Wohlfahrt und Gesundheit), weniger in die Natur und mehr in die Gesellschaft. Trotzdem steht fest, daß die Technik — im Guten wie im Bösen — weitgehend bereits gesellschaftlich bestimmt ist; die Behauptung, ihre nachteiligen Folgen ließen sich nicht eindämmen, weil man sie nicht lenken könne, ohne sie gleichzeitig in ihrem Lebensnerv zu treffen, ist deshalb einfach falsch.

Was wir möglicherweise jetzt in Angriff nehmen müssen, ist eine stärker präventive und mehr auf nationaler Ebene wirksame Lenkung, eine, die die Entwicklung jener Technologien verhindert, die, wie aus Untersuchungen hervorgeht, aller Wahrscheinlichkeit nach entscheidend mehr Schaden anrichten, als sie Nutzen bringen. Spezielle Gremien, im besten Falle von der Wissenschaft selbst eingesetzt und kontrolliert, könnten mit einer solchen Reglementierung beauftragt werden, wobei ihre Anordnungen ebenso einklagbar sein müßten wie die der FDA. (Die Nahrungs- und Arzneimittelbehörde, selbst überlastet und personell unterbesetzt, beschäftigt sich hauptsächlich mit den medizinischen und nicht mit den gesellschaftlichen Auswirkungen neuer Technologien). Solche Gremien könnten zum Beispiel verfügen, daß zwar weiterhin uneingeschränkt über Fruchtbarkeit geforscht wird, die Verfahren zur Geschlechtsbestimmung beim Menschen aber nicht weiterentwickelt werden dürfen.

Man kann natürlich nicht sicher sein, daß solche Gremien stets die richtigen Entscheidungen fällen. Dennoch würden sie über eine Reihe von Merkmalen verfügen, die es wahrscheinlich machen, daß sie mit besseren Entscheidungen aufwarten, als das gegenwärtige System sie vorweisen kann, und zwar aus folgenden Gründen: 1. Sie wären für den Schutz der Gesellschaft verantwortlich, eine Verantwortung, die bisher nicht institutionalisiert ist; 2. wenn sie unverantwortlich handeln, könnten einzelne oder alle Mitarbeiter ausgewechselt werden, etwa durch ein Votum der entsprechenden wissenschaftlichen Vereinigungen; und 3. was die Beurteilung der gesellschaftlichen Auswirkungen von neuer (oder antizipierten) Technologien anlangt, so würden sie sich auf exakte Daten stützen, die zum Teil auf ihre Initiative hin extra zu erheben wären, während derzeit Entscheidungen von Kontrollorganen – sofern sie überhaupt zustande kommen – in vielen Fällen auf dem beruhen, was „man" eben so weiß.

Die meisten von uns zucken schon beim bloßen Gedanken an eine Reglementierung der Wissenschaft zusammen, und sei es auch nur, weil der Zweck ihrer Durchführung eben tatsächlich nicht die Wissenschaft selbst ist. Wir neigen dazu, in einer solchen Kontrolle einen ersten Schritt zu sehen, der ein immer tieferes Eindringen der Gesellschaft in den Bereich der Wissenschaft einleiten könnte. Man kann aber auch gegenteiliger Auffassung sein – soll heißen: Wenn die gesellschaftlichen Kosten nicht durch einige Akte der Selbstregulierung in einer Phase des Forschungs- und Entwicklungsprozesses verringert werden, in der es am wenigsten weh tut, dann könnte die Gesellschaft möglicherweise „zurückschlagen" und mit einer viel schwereren Hand nach viel umfassenderen und erheblich stärker eingehenden Kontrollen greifen.

Die Wirksamkeit einer intensiveren Aufklärung der Wissenschaftler über ihre Verantwortung, einer Verstärkung der Barrieren zwischen innerwissenschaftlicher Kommunikation und der Gesellschaft im allgemeinen sowie von selbstauferlegten Kontrollen in der Endphase der Forschung ist möglicherweise einfach nicht groß genug. Eine umfassende Lösung setzt ein hohes Maß an internationaler Zusammenarbeit voraus, zumindest zwischen den technologisch führenden Industrieländern. Die verschiedenen Ansätze zum Schutz der Gesellschaft, die wir hier diskutiert haben, mögen dem Leser unannehmbar erscheinen. Trotzdem muß das Problem in Angriff genommen werden, und es erfordert umso größere Aufmerksamkeit, als ein immer schnellerer technologischer Output mit ständig zunehmenden gesellschaftlichen Verästelungen auf uns einwirkt, die in ihrer Summe die Fähigkeit der Gesellschaft, sich anzupassen, überfordern und individuell mehr Leid verursachen können, als irgendeine Gruppe von Menschen, wie nobel ihre Intentionen auch immer sein mögen, anderen zufügen darf.

Literaturhinweise und Anmerkungen

1 E. Witschi, im persönlichen Gespräch.
2 P. E. Lindahl, *Nature* 181, 784 (1958).
3 V. N. Schröder und N. K. Koltsow, *ibid*. 131, 329 (1933).
4 M. J. Gordon, *Sci. Amer.* 199, 87–94 (1958).
5 F. Unterberger, *Deutsche Medizinische Wochenschrift* 56, 304 (1931).
6 R. C. Cook, *J. Hered.* 31, 270 (1940).
7 J. Schmookler, *Invention and Economic Growth* (Harvard Univ. Press, Cambridge, Mass., 1966).
8 Viele ziehen eine Adoption künstlicher Befruchtung vor. Vgl. G. M. Vernon und J. A. Boadway, *Marriage Family Liv.* 21, 43 (1959).
9 H. Kahn und A. J. Wiener, *The Year 2000: A Framework for Speculation on the Next Thirty-Three Years* (Macmillan, New York, 1967), S. 53.
10 H. J. Muller, *Science* 134, 643 (1961).
11 C. F. Westoff, „The social-psychological structure of fertility", in: *International Population Conference* (International Union for Scientific Study of Population, Wien, 1959).
12 S. Winston, *Amer. J. Sociol.* 38, 226 (1932). Einen kritischen Kommentar, der den vorgetragenen Gedanken nicht berührt, siehe H. Weiler, *ibid*. 65, 298 (1959).
13 J. E. Clare und C. V. Kiser, *Millbank Mem. Fund. Quart.* 29, 441 (1951). Vgl. auch D. S. Freedman, R. Freedman, P. K. Whelpton, *Amer. J. Soc.* 66, 141 (1960).

14 Zugrundegelegt ist die Zahl der im Jahr 1965 registrierten Geburten von 3 760 358 aus *Vital Statistics of the United States 1965* (U. S. Government Printing Office, Washington, D. C., 1965), Bd. 1, S. 1—4, Absatz 1, Tabelle 1—2. Gibt es einen ,,Überschuß" von 9,5 Knaben auf jeweils 100, würde die Überschußrechnung für 1965 wie folgt lauten: 3 760 358/100 x 9,5 = 357 234.
15 Errechnet nach C. Winkler, Hrsg. *Statistical Guide 1965 for New York City* (Department of Commerce and Industrial Development, New York, 1965), S. 17.
16 Winston behauptet das Gegenteil, aber er bezieht sich auf Geschlechtsbestimmung, wie sie durch Geburtenkontrolle zustande kommt, und diese wiederum wird eher in den höheren Schichten praktiziert, zumindest war es so zu der Zeit, als Winston seine Untersuchung durchführte, nämlich vor mehr als einer Generation.
17 Zitiert in J. H. Greenberg, *Numerical Sex Disproportion: in Demographic Determinism* (Univ. of Colorado Press, Boulder, 1950), S. 1. Die angegebenen Quellen sind A. F. Weber, *The Growth of Cities in the Nineteenth Century*, Studies in History, Economics and Public Law, Bd. 11, S. 85, und Hans von Hentig, *Crime: Causes and Conditions* (McGraw-Hill, New York, 1947), S. 121.
18 Eine der besten Erörterungen siehe E. E. Morison, *Men, Machines, and Modern Times* (M.I.T. Press, Cambridge, Mass., 1966). Siehe auch A. Etzioni, *The Active Society: A Theory of Societal and Political Processes* (Free Press, New Yor, 1968), Kap. 1 u. 21, dt: *Die aktive Gesellschaft* (Westdeutscher Verlag, Opladen, 1975).
19 Siehe Berichte in der *New York Times*: ,,Tranquilizer is put under U. S. curbs; side effects noted", 6. Dez. 1967; ,,F.D.A. is studying reported reactions to arthritis drug", 19. März 1967; ,,F.D.A. adds 2 drugs to birth defect list", 3. Jan. 1967. Am 24. Mai 1966 prophezeite Dr. S. F. Yolles, Leiter des staatlichen Instituts für Psychohygiene, in seinen Ausführungen vor einem Unterausschuß des Senats: ,,In den nächsten 5—10 Jahren ... werden wir eine Zunahme der Medikamente, die unsere Gehirnfunktionen beeinflussen können, in Anzahl und Art ums Hundertfache erleben."
20 I. L. Horowitz, *The Rise and Fall of Project Camelot* (M.I.T. Press, Cambridge, Mass., 1967).
21 Einen ausführlichen Bericht darüber siehe in den Ausführungen von J. D. Cooper am 28. Feb. 1967 vor dem Unterausschuß über staatliche Forschung des Ausschusses für Regierungsaktivitäten. U. S. Senat, 90. Kongreß (Erste Sitzung über biomedizinische Entwicklungen, Betrachtung von bestehenden Einrichtungen des Bundes), S. 46—61.

Anhang 8

Ethische und soziale Probleme der Gen-Diagnose*

Ein Bericht der Forschungsgruppe des Institute of Society, Ethics and the Life Sciences über ethische, soziale und rechtliche Fragen genetischer Beratung und genetischer Steuerung; Dr. phil. Marc Lappé, Dr. phil. James M. Gustafson und Dr. phil. Richard Roblin

Zusammenfassung: Die mögliche Einführung allgemeiner genetischer Untersuchungen wirft neue und oft ungeahnte ethische, psychologische und sozio-medizinische Probleme auf, auf die Ärzte und Öffentlichkeit nicht vorbereitet sind. Um die Aufmerk-

---

* Das Statement ist eine Zusammenfassung der wichtigsten vorläufigen Befunde der Gruppe. Autoren des Berichts sind: James M. Gustafson vom Institut für Religionsforschung an der Universität von Yale und Richard Roblin vom Massachusetts General Hospital, Abteilung für ansteckende Krankheiten, als Leiter; Alex Capron von der Yale Law School; Arthur J. Dyck vom Institut für Bevölkerungswissenschaften an der Universität von Harvard, Lee Ehrmann, Abteilung Naturwissenschaften an der staatlichen Universität von New York in Purchase; Richard Erbe, Arzt am Massachusetts General Hospital, Abteilung für Genetik; John C. Fletcher, von der Interfaith Metropolitan Theological Education, Inc.; Harold P. Green von der George-Washington-Universität, Abteilung für Staatsrecht; Kurt Hirschhorn von der Mount Sinai School of Medicine, New York; Hans Jonas von der New School for Social Research; Michael Kaback, John Hopkins Medical School, Abteilung Kinderheilkunde; Karen Lebacqz, Harvard Universität; Ernst Mayr, Harvard Universität, Museum für vergleichende Zoologie; William J. Mellman, Universität von Pennsylvania, Abteilung Kinderheilkunde und medizinische Genetik; Arno G. Motulsky, Universität von Washington, Abteilungen für Medizin und Genetik; Robert F. Murray, Jr., Howard University College of Medecine, Abteilung Kinderheilkunde; John Rainer, Arzt am Psychiatrischen Institut des Staates New York; Paul Ramsey, Princeton Universität, Abteilung für Religion; James R. Sorenson, Princeton Universität, Abteilung für Soziologie; Sumner Twiss, Brown University, Abteilung für Religionswissenschaften; das Institutspersonal bestand aus Marc Lappé, Daniel Callahan, Robert M. Veath und Sharmon Sollitto.
New England Journal of Medicine 286 (25. Mai 1972), S. 1129–1132. Abdruck hier mit Genehmigung der Autoren und des *New England Journal of Medicine.*

samkeit auf die Probleme von Stigmatisierung, Vertraulichkeit und Verletzung der individuellen Rechte auf Privatheit und Entscheidungsfreiheit in der Geburtenfrage zu konzentrieren, haben wir eine Reihe von Prinzipien für die Durchführung von genetischen Untersuchungsprogrammen erarbeitet. Die Hauptprinzipien schließen die Notwendigkeit sorgfältig geplanter Programmziele, die Einbeziehung der unmittelbar durch die Untersuchung betroffenen Gruppen, eine Garantie für gleichen Zugang, angemessene Testverfahren, Abwesenheit von Zwang, ein genau definiertes Verfahren der Einholung von informierter Zustimmung, Vorkehrungen zum Schutz der Versuchspersonen, Offenlegung der Programmziele vor Gruppen und Einzelpersonen, Einrichtung von Beratungsstellen, eine konkrete Vorstellung vom Zusammenhang zwischen Untersuchung und realisierbaren oder potentiellen Therapien sowie klar formulierte Maßnahmen zum Schutz der Rechte der individuellen und familiären Intimsphäre ein.

In den letzten Monaten ist eine große Zahl von umfangreichen genetischen Untersuchungsprogrammen bezüglich des Sichelzellmerkmals und der Sichelzellanämie sowie mindestens eines für den Trägerstatus der Tay-Sachsschen-Krankheit initiiert worden. Mit einer Ausweitung genetischer Untersuchungsprogramme für diese und andere genetische Krankheiten ist zu rechnen, und in einigen Fällen dürfte die Teilnahme daran sogar gesetzlich vorgeschrieben werden.* Da bei Untersuchungsprogrammen genetische Informationen über große Zahlen von normalen und nicht symptomatischen (z. B. Trägerstatus) Einzelpersonen und Familien in einem häufig nur kurzen Kontakt mit dem Arzt gewonnen werden, fällt ihre Durchführung im allgemeinen aus dem üblichen vom Patienten initiierten Arzt-Patient-Verhältnis heraus. Die Folge ist, daß die traditionelle Anwendung der ethischen Richtlinien bezüglich Vertraulichkeit und Verantwortlichkeit des einzelnen Arztes bei Massenuntersuchungsprogrammen unsicher ist. Wir halten es deshalb für wichtig, bereits heute zu versuchen, verschiedene ethische, soziale und rechtliche Fragen, die die Aufstellung und Durchführung solcher Programme betreffen, zu

---

* Massachusetts stimmte am 1. Juli 1971 einem Gesetz zu, „das eine Blutuntersuchung auf das Sichelmerkmal oder auf Anämie zur Voraussetzung der Einschulung macht."

klären. Obwohl wir wissen, daß hinsichtlich der Moralität von Abtreibungen tiefgehende Meinungsverschiedenheiten bestehen und daß Auffassungen vertreten werden, die die pränatale Diagnose dort, wo sie Abtreibung einschließt, für bedenklich halten, wollen wir diese Fragen hier nicht diskutieren. Im folgenden werden nur die Ziele betrachtet, denen genetische Untersuchungsprogramme dienen können, und einige Prinzipien dargelegt, die uns für ihre richtige Durchführung unerläßlich zu sein scheinen.

Ziele, denen genetische Untersuchungen dienen

Von entscheidender Bedeutung ist, daß Untersuchungsprogramme auf der Basis eines oder mehrerer klar definierter Ziele strukturiert sind und daß diese Ziele *vor* Beginn der Untersuchung feststehen und formuliert sind. Es dürfte sich sowohl wissenschaftlich wie menschlich als kostspielig erweisen, auf eine sorgfältige Analyse und Beurteilung der Programmziele zu verzichten oder sie aufzuschieben. Zwar gibt es drei deutlich unterscheidbare Kategorien von Zielen für Untersuchungsprogramme, doch erscheinen uns die Ziele am wichtigsten, die entweder etwas zur Verbesserung der Gesundheit von Personen beitragen, die an genetischen Störungen leiden, oder es den Trägern eines bestimmten abweichenden Gens ermöglichen, eine begründete Entscheidung hinsichtlich ihrer Reproduktion zu treffen, oder auch die Ängste von Familien und Volksgruppen verringern, die mit der Aussicht auf eine schwere genetische Krankheit konfrontiert sind. Im folgenden einige typische Zielsetzungen, die zur Rechtfertigung von Untersuchungsprogrammen genannt worden sind.

Vorteile für Einzelpersonen und Familien

Solche Vorteile können daraus erwachsen, daß man Paaren, deren Untersuchung die Gefahr der Übertragung einer genetischen Krankheit ergeben hat, die Möglichkeit gibt, diese genetische Information mitzubedenken, wenn sie eine verantwortungsbewußte Entscheidung darüber treffen, ob sie Kinder haben wollen oder nicht. In der Regel werden zu diesem Zweck genetische Beratungsstellen eingerichtet, in denen betroffene Paare über bestehende Alternativen und mögliche Therapien (z. B. Untersuchung auf das Sichelzellsyndrom) informiert werden. Ein zweiter Vorteil der Gen-Diagnose besteht im Erkennen nichtsymptomatischer Menschen bei der Geburt, d. h. zu einem Zeitpunkt, an dem die Abschwächung der Auswirkungen einer genetischen Erkrankung bereits möglich ist — z. B. Untersuchung auf Phenylketonurie (PKU). Und ein dritter Vorzug liegt darin, daß Paare, bei denen die Untersuchung ein Risiko erkennen läßt, auf diese Weise die Möglichkeit erhalten, Kinder zu haben, die nicht an einer schweren und unheilbaren genetischen Krankheit leiden (z. B. Untersuchung auf Tay-Sachs).

Informationsgewinnung über genetische Krankheiten

Laborforschung und theoretische Untersuchungen haben bereits Wesentliches für das Verständnis wichtiger Aspekte menschlicher genetischer Krankheiten geleistet. Dennoch dürften einige zusätzliche breit angelegte Untersuchungsprogramme vonnöten sein, um die Häufigkeit seltener Krankheiten zu bestimmen und neue Korrelationen zwischen Genen oder Gengruppen und Erkrankungen herzustellen. In manchen Fällen mag eine Therapie für die pathologische Bedingung nicht unmittelbar zur Verfügung stehen, trotzdem kann das in der Untersuchung gewonnene Wissen zukünftige Therapien ermöglichen. Forschungsprogramme, die in erster Linie darauf angelegt sind, das genetische Wissen per se zu erweitern, sind wichtig. Dennoch glauben wir, daß ihr Wert sich erhöht, wenn sie auch Informationen beisteuern, die für die Beratung einzelner Menschen oder für das allgemeine Gesundheitswesen von Nutzen sind.

Reduzierung von anscheinend nachteiligen Genen

Obwohl über die möglichen günstigen (oder abträglichen) Auswirkungen der meisten nachteiligen rezessiven Gene im heterozygoten Zustand wenig bekannt ist, wäre ihre Reduzierung doch ein Weg, das Auftreten von Leiden zu verringern, die durch ihre homogzygoten Manifestationen verursacht werden. Dennoch scheinen die Mittel, dies zu erreichen, als Ziel von Untersuchungsprogrammen sowohl praktisch wie moralisch unannehmbar. Im Grunde genommen trägt nämlich jeder eine kleine Zahl von nachteiligen oder letal rezessiven Genen in sich, und wollte man die Inzidenz eines speziellen rezessiven Gens reduzieren, um an den Genspiegel insgesamt heranzukommen, wie er durch wiederholte Mutation zustandekommt, dann müßten die meisten oder sämtliche Menschen, die hinsichtlich dieses Gens heterozygot sind, entweder auf jede Fortpflanzung verzichten oder ihre gesamte Nachkommenschaft in utero überprüfen lassen und nicht nur affizierte homozygote Fötusse abtreiben, sondern auch die größere Zahl der heterozygoten Träger dieses Gens.[1-3] Indes, eine substantielle Reduzierung der Häufigkeit einer erblichen Krankheit ist durch pränatale Untersuchung und selektive Abtreibung oder durch die Empfehlung an Personen mit dem gleichen Merkmal, auf Heirat oder Kinder zu verzichten, tatsächlich möglich[3]. Dennoch, diese Mittel, die Leiden infolge von Erbkrankheiten verringern sollen, werfen ihre eigenen moralischen Fragen und Probleme auf.

Prinzipien zur Planung und Durchführung von Untersuchungsprogrammen

Erreichbares Ziel

Ehe ein Programm gestartet wird, sollten die Planer durch Pilotprojekte und andere Studien sichergestellt haben, daß die Ziele des Programms erreichbar sind. Erreichbare Ziele zu formulieren ist notwendig, wenn verhindert werden soll, daß das Programm Ergebnisse in Aussicht stellt, (oder in Aussicht zu stellen scheint), die es nicht zu liefern vermag. Weiter ist es sinnvoll, den Programmentwurf und seine Ziele im Lichte der bei der Durchführung erworbenen Erfahrungen und neuer medizinischer Entwicklungen laufend zu überprüfen und zu aktualisieren. Auch zusätzliche Ziele könnten ins Programm aufgenommen werden — z. B. könnten Sichelzell-Untersuchungsprogramme ihren Rahmen nutzbringend erweitern, indem sie andere Hämoglobinopathien[4] sowie eine allgemeine Untersuchung auf Anämie miteinschlössen.[5]

Beteiligung der Allgemeinheit

Von Anfang an sollten die Programmplaner die Gruppen, die von der Untersuchung betroffen sind, in die Formulierung des Programmentwurfs und der Ziele, in die praktische Durchführung des Programms und in die Analyse der Ergebnisse miteinbeziehen. Das kann heißen, daß — wie im Tay-Sachs-Programm von Baltimore[6] — Laien, religiöse Gruppen und Ärzteschaft mitarbeiten. Eine erhebliche Anstrengung sollte unternommen werden, um die Programmziele der Öffentlichkeit einsichtig zu machen und sie zur Beteiligung zu ermuntern. Neuere Artikel, in denen Programme zur Feststellung von Heterozygoten[6] im Sinne der Tay-Sachsschen Krankheit und von Menschen mit dem Sichelzellmerkmal oder einer Sichelzellerkrankung[7] beschrieben sind, haben den aufklärerischen Aspekt des Programmentwurfs als entscheidendes Moment seiner erfolgreichen Verwirklichung hervorgehoben. Der prinzipielle Wert einer Beteiligung der Allgemeinheit besteht darin, daß dem einzelnen die Kenntnis davon vermittelt wird, daß es diese Art von medizinischer Hilfeleistung überhaupt gibt und welche Selbstbestimmung in ihrem Gebrauch liegt. Eine aufgeklärte allgemeine Beteiligung ist zugleich ein Mittel, das mögliche Risiko zu reduzieren, daß diejenigen, die als genetisch deviant identifiziert sind, stigmatisiert oder sozial ausgestoßen werden.

Gleicher Zugang

Informationen über Untersuchung und Untersuchungseinrichtungen sollten jedermann zugänglich sein. Um Untersuchungen im Hinblick auf bestimmte genetische Bedingungen so ergiebig wie möglich zu machen, sollten vorrangig jene klar begrenzten Bevölkerungsgruppen informiert werden, bei denen ein Merkmal mit signifikant größerer Häufigkeit auftritt, wie das Hämoglobin S bei Schwarzen und die fehlende Hexosaminidase A (Tay-Sachssche Krankheit) bei den Ostjuden.

Adäquate Testverfahren

Um Probleme zu vermeiden, wie sie zu Beginn der PKU-Untersuchung[8] auftraten, sollten die Testverfahren exakt sein, optimale

Informationen liefern und minimalen Anlaß zu Fehlinterpretationen geben. Zur Feststellung autosomal-rezessiver Bedingungen, wie im Falle der Sichelzellanämie, sollte der verwandte Test genau trennen zwischen denen, die das Merkmal in sich tragen, und solchen, die hinsichtlich des devianten Gens homozygot sind.[4,9]

Abwesenheit von Zwang

Unser generelles Prinzip ist: kein Untersuchungsprogramm darf Verfahren enthalten, die dem einzelnen, von welcher besonderen genetischen Konstitution er auch immer ist, in irgendeiner Weise Zwänge hinsichtlich der Zeugung von Nachkommen auferlegen oder Paare stigmatisieren, die in voller Kenntnis der genetischen Risiken sich dennoch eigene Kinder wünschen. Maßstäbe für Normalität, deren Basis die genetische Ausstattung eines Menschen ist, allgemein durchzusetzen, läßt sich durch nichts rechtfertigen. Genetische Untersuchungsprogramme müssen deshalb auf freiwilliger Basis durchgeführt werden. Obwohl Impfung gegen ansteckende Krankheiten und voreheliche Blutuntersuchungen bisweilen zum Schutz der allgemeinen Gesundheit obligatorisch sind, gibt es gegenwärtig keine allgemein-gesundheitliche Rechtfertigung für obligatorische Untersuchungen zur Verhinderung von genetischen Krankheiten. Die Bedingungen, die in Untersuchungsprogrammen getestet werden, sind weder „ansteckend", noch verfügen wir – in den allermeisten Fällen – über eine entsprechende Therapie.[10]

Informierte Zustimmung

Untersuchungen sollten nur vorgenommen werden mit der informierten Zustimmung der zu Testenden, und im Falle von Minderjährigen der Eltern oder ihrer gesetzlichen Vertreter. Den Sinn einer Untersuchung von Vorschulkindern oder Heranwachsenden auf das Sichelzellmerkmal oder eine -erkrankung zweifeln wir nachdrücklich an, weil eine erhebliche Gefahr der Stigmatisierung und nur ein geringer medizinischer Wert in der Feststellung des Trägerstatus in diesem Alter liegt. Indes, angesichts neuer Berichte darüber, daß Sichelzellkrisen möglicherweise gelindert werden können,[10] läge eine nützliche Alternative in der Untersuchung von Neugeborenen, die den SS-Homozygoten bereits in früher Kindheit identifizieren und damit die Probleme und Komplikationen, die mit einer Sichelzellerkrankung verbunden sind, antizipieren und den Eltern mit frühem Rat beistehen könnte.

Neben der Einholung von unterschriebenen Einwilligungserklärungen ist der Projektleiter verpflichtet, sicherzustellen, daß alle, die untersucht werden, ihre *informierte* Zustimmung geben, er muß Verfahren zu ihrer Information entwickeln und praktizieren und sie auf ihre Effektivität überprüfen. Die Richtlinien, die das Ministerium für Gesundheit, Erziehung und Sozialwesen[11] bereit hält, stellen ein nützliches Modell für die Erarbeitung solcher Einwilligungsverfahren dar.

Schutz der Versuchspersonen

Da genetische Untersuchungen im allgemeinen mit relativ unerprobten Testverfahren[9] vorgenommen werden und ein lebhaftes Interesse an neuem Wissen haben, sollte man sie dementsprechend auch als eine Form des „Experimentierens mit Menschen" begreifen. Obwohl solche Untersuchungen in ihrer Mehrzahl nur ein minimales physisches Risiko für die Beteiligten mit sich bringen, besteht doch die Gefahr einer möglichen psychologischen oder sozialen Schädigung; Untersuchungsprogramme sollten deshalb zum Schutze der Versuchspersonen streng nach den Richtlinien des Ministeriums für Gesundheit, Erziehung und Sozialwesen durchgeführt werden.

Zugang zu Informationen

Ein Untersuchungsprogramm sollte der Allgemeinheit und allen zu Untersuchenden umfassend und klar sagen, wie es die Untersuchten über die gewonnenen Testergebnisse zu informieren gedenkt. Als allgemeine Regel sollte gelten, daß alle eindeutigen diagnostischen Ergebnisse der Versuchsperson, ihrem gesetzlichen Vertreter oder einem von ihr autorisierten Arzt zugänglich gemacht werden. Wo keine volle Offenheit praktiziert wird, liegt die Last der Rechtfertigung dafür bei denen, die die Information zurückhalten. Wenn ein angemessenes Aufklärungsprogramm über die Bedeutung diagnostischer Kriterien angeboten wurde und die Versuchspersonen freiwillig an der Untersuchung teilnehmen, kann generell davon ausgegangen werden, daß sie emotional darauf vorbereitet sind, die aus dem Test gewonnene Information entgegenzunehmen.

Beratung

Gut ausgebildete genetische Berater sollten leicht erreichbar sein, damit Menschen, die als Heterozygoten oder seltener als Homozygoten im Untersuchungsprogramm identifiziert wurden, angemessene Hilfe erfahren können (mehrfache beratende Gespräche — sofern erforderlich — eingeschlossen). Als generelle Regel sollte gelten: Die Beratung gibt keine Handlungsanweisungen, die Betonung liegt darauf, den Ratsuchenden zu informieren, Entscheidungen muß er selbst treffen.[12] Die Notwendigkeit eines Katalogs von Qualifikationsanforderungen an genetische Berater im Rahmen von Untersuchungsprogrammen sowie der Sicherstellung einer angemessenen Zahl von geschulten Beratern bleibt dringlich. Es ist ständige Aufgabe der Projektleiter, die Effektivität ihres Programms durch Folgeerhebungen nach der geleisteten Beratung abzuschätzen. Das kann geschehen durch Schritte (unternommen mit Wissen und Billigung der untersuchten Versuchspersonen), die feststellen, wie gut die Information über den genetischen Zustand verstanden wurde und in welcher Weise sie das Leben der Betroffenen beeinflußt.

Ein plausibles Verhältnis zur Therapie

Als Teil des Aufklärungsprozesses, der dem tatsächlichen Testprogramm vorausgeht, sollten Art und Kosten von verfügbaren Therapien oder Pflegeprogrammen für affizierte Nachkommen zusammen mit einer verständlichen Darstellung ihrer möglichen Vorteile und Gefahren allen zu Untersuchenden bekannt gemacht werden.

Wir halten diese Information für einen der Punkte, die Versuchspersonen kennen müssen, wenn sie entscheiden, ob sie an einem Programm teilnehmen wollen oder nicht. Außerdem sollte die Einwilligung in eine Forschungstherapie nicht zur Vorbedingung für die Teilnahme an der Untersuchung gemacht werden, so wenig wie aus der Einwilligung in die Untersuchung eine stillschweigende Einwilligung in eine solche Therapie abgeleitet werden darf. Beide, Tester wie Berater, sollten über aktuelle und unmittelbar bevorstehende Entwicklungen in Diagnose und Therapie stets auf dem laufenden sein [10, 13, 15], damit die Ziele des Programms und die den zu Untersuchenden dargebotene Information mit den verfügbaren therapeutischen Möglichkeiten auch übereinstimmen.

Schutz des Rechts auf Privatheit

Klare Bestimmungen zum Schutz der Intimsphäre des einzelnen und seiner Familie sollten bereits vor Beginn der Untersuchung vorliegen. Wir stellen fest, daß die Mehrzahl der Staaten keine Gesetze hat, die die Vertraulichkeit von Informationen, über die das öffentliche Gesundheitswesen verfügt, anerkennen oder die auch nur im mindesten ausreichen, die Intimsphäre des einzelnen zu schützen.[16] Der Forscher ist deshalb in besonderem Maße verpflichtet, über seine Untersuchungsergebnisse zu wachen. Wir treten aus diesem Grunde für ein Verfahren ein, nach dem allein die zu untersuchende Person oder – mit ihrer Erlaubnis – ein namentlich genannter Arzt oder eine namentlich genannte medizinische Einrichtung informiert werden, für ein Verfahren, nach dem Untersuchungsberichte verschlüsselt aufbewahrt werden, das Speichern nichtverkodeter Informationen in Datenbanken mit telefonischem Computeranschluß verboten und der private und öffentliche Zugang ausschließlich auf anonyme Daten, die zu statistischen Zwecken benutzt werden, beschränkt ist.

Schluß

Selbst wenn die genannten Richtlinien befolgt werden – ein gewisses Risiko, daß die aus der genetischen Untersuchung gewonnene Information mißbraucht wird, bleibt bestehen. Solcher Mißbrauch oder solche Fehlinterpretation muß als eine der wichtigsten potentiell nachteiligen Folgen von Untersuchungsprogrammen gesehen werden. Verschiedene medizinische Forscher haben denn auch erst jüngst ihre Kollegen vor der Möglichkeit einer Mißinterpretation der klinischen Bedeutung von Sichel-,,Merkmal" und -,,krankheit" gewarnt.[5] Wir machen uns Sorgen wegen der Gefahren einer gesellschaftlichen Fehlinterpretation ähnlicher genetischer Bedingungen und der Möglichkeit einer verbreiteten und nachteiligen Abstempelung von einzelnen anhand von genetischen Kriterien. Zum Beispiel können Laien den falschen Schluß ziehen, Menschen mit dem Sichelzellmerkmal seien in ihrer Fähigkeit, sich effektiv am Leben der Gesellschaft zu beteiligen, erheblich eingeschränkt. Außerdem wird auch das Recht auf vertrauliche Behandlung der Testergebnisse nicht alle Versuchspersonen vor einem Gefühl der Stigmatisierung und vor persönlichen Ängsten bewahren können, die aus ihrer eigenen Fehlinterpretation des Trägerstatus herrühren. Deshalb ist allergrößte Vorsicht geboten, ehe Schritte unternommen werden, die einer solchen Stigmatisierung Vorschub leisten — Stigmatisierung kann sich z. B. aus der Empfehlung ergeben, die körperliche Aktivität Heranwachsender wegen ihres Sichelzellmerkmals zu bremsen, oder aus der Weigerung einer Lebensversicherung, erwachsene Träger des Merkmals aufzunehmen — beides medizinisch derzeit keinesfalls indiziert. Angesichts solcher indirekten Gefahren von Untersuchungen ist es wichtig, in die periodischen Überprüfungen der Programme die sorgfältige Reflexion der sozialen und psychologischen Verästelungen ihrer Durchführung einzuschließen.

Literaturhinweise

1 Crow JF: Population perspective, Ethical Issues in Genetic Counseling and the Use of Genetic Knowledge. Hrsg. von P. Condliffe, D. Callahan, B. Hilton et. al. New York, Plenum Press.
2 Morton NE: Population genetics and disease control. Soc. Biol 18: 243—251, 1971.
3 Motulsky AG, Frazier GR, Felsenstein J: Public health and long-term genetic implications of intrauterine diagnosis and selective abortion. Intrauterine Diagnosis (Birth Defects Original Article Series Bd. 7, Nr. 5). Hrsg. v. D. Bergsma, New York, The National Foundation, 1971, S. 22—32.

4 Barnes MG, Komarmy L, Novack AH: A comprehensive screening program for hemoglobinopathies. JAMA 219: 701–705, 1972.
5 Beutler E, Boggs DR, Heller P, et al: Hazards of indiscriminate screening for sickling. N Engl J Med 285: 1485–1486, 1971.
6 Kaback MM, Zieger RS: The John F. Kennedy Institute Tay Sachs program: practical and ethical issues in an adult genetic screening program. Ethical Issues in Genetic Counseling and the Use of Genetic Knowledge. Hrsg. v. P. Condliffe; D. Callahan, B. Hilton, et. al. New York, Plenum Press.
7 Nalbandian RM, Nichols BM, Heustis AE, et. al. An automated mass screening program for sickle cell disease. JAMA 218: 1680–1682, 1971.
8 Bessman PS, Swazey JP: PKU: a study of biomedical legislation, Human Aspects of Biomedical Innovation. Hrsg. v. E. Mendelsohn, JP Swazey, J. Taviss, Cambridge, Harvard University Press, 1971, S. 49–76.
9 Nalbandian RM, Henry RL, Lusher JM, et. al: Sickledex test for hemoglobin S: a critique. JAMA 218: 1679–1680, 1971.
10 May A, Bellingham AJ, Huehns ER: Effect of cyanate on sickling, Lancet 1: 658–661, 1972.
11 The Institutional Guide To DHEW Policy on Protection of Human Subjects, Grants Administration Manual, Kap. 1–40 (DHEW Publication Nr. NIH 72–102), Washington, DC. Division of Research Grants, Department of Health, Education and Welfare, 1971.
12 Sorenson JR: Social Aspects of Applied Human Genetics (Social Science Frontiers Nr. 3), New York, Russell Sage Foundation, 1971.
13 McCurdy PR, Mahmood L: Intravenous urea treatment of the painful crisis of sickle-cell disease; a preliminary report. N Engl J Med 285: 992–94, 1971.
14 Gillette PN, Manning JM, Cerami A: Increased survival of sickle-cell erythrocytes after treatment in vitro with sodium cyanate. Proc Natl Acad Sci USA 68: 2791–2793, 1971.
15 Hollenberg MD, Kaback MM, Kazazian HH, Jr: Adult hemoglobin synthesis by reticulocytes from the human fetus at midtrimester, Science 174: 698–702, 1971.
16 Schwitzgebel RB: Confidentiality of research information in public health studies. Harv Leg Comment 6: 187–197, 1969.

Anmerkungen

Vorwort

1   Siehe „Genetic Engineering: Evolution of a Technological Issue". Bericht des Ausschusses (des Repräsentantenhauses) für Wissenschaft und Raumfahrt an den Unterausschuß für Fragen über Wissenschaft, Forschung und Entwicklung, 92. Kongressperiode (Washington, D. C.: U. S. Government Printing Office, 1972), S. 5. Siehe auch Theodore Friedmann, „Prenatal Diagnosis of Genetic Disease", in: *Scientific American*, 225 (Nov. 1971), S. 34.
2   Amitai Etzioni, *The Active Society* (New York: Free Press, 1968), dt.: *Die aktive Gesellschaft* (Opladen: Westdeutscher Verlag, 1975).

Einleitung

1   *Uniform Crime Reports — 1970* (Washington, D. C.: U. S. Government Printing Office), S. 129.

Erstes Kapitel

1   James S. Coleman, Ernest Q. Campbell, Carol J. Hobson, James McPartland, Alexander M. Mood, Frederick D. Weinfeld und Robert L. York, *Equality of Educational Opportunity* (Washington, D. C.: U. S. Government Printing Office, 1966).
2   Arthur R. Jensen, „How Much Can We Boost IQ and Scholastic Achievement?" in: *Harvard Educational Review* 39 (1969), S. 1–123; Richard J. Herrnstein, „IQ", in: *The Atlantic* 228 (Sept. 1971), S. 43–64; Jerrold K. Footlick, „Jensen for the Defense", in: *Newsweek*, 19. März 1973.
3   Eliot Slater und Valerie Cowie, *The Genetics of Marital Disorders* (New York: Oxford University Press, 1971); „X Marks the Manic", in: *Newsweek*, 28. Aug. 1972; „Hereditary Drunkenness?" in: *Newsweek*, 10. April 1972; Earl Ubell, „Genes May Be the Villains", in: *New York Times*, 27. Aug. 1972; Irving Gottesman und James Shields, *Schizophrenia and Genetics* (New York: Academic Press, 1972).
4   Nathan Glazer, „Paradoxes of Health Care", in: *The Public Interest* 22 (Winter 1971), S. 62–77; Irving Kristol, „About Equality", in: *Commentary* 54 (Nov. 1972), S. 41–47.
5   Warren G. Bennis und Philipp E. Slater, *The Temporary Society* (New York: Harper + Row, 1968).
6   Anonymer Arzt, *Confessions of a Gynecologist* (New York: Doubleday Co., 1972), S. 224.

7 Im folgenden einige Hinweise auf Untersuchungen auf diesem Gebiet: Kenneth Burke, „The ‚XYY Syndrome': Genetics, Behavior and the Law", in: *Denver Law Journal* 46 (1969), S. 261–284; Mary A. Telfer, David Baker, Gerald Clark und Claude Richardson, „Incidence of Gross Chromosomal Errors Among Tall Criminal American Males", in: *Science* CLIX (15. März 1968), S. 1249–1250.
8 Burke, „The XYY Syndrome", S. 261–284; Telfer et. al., „Incidence of Gross Chromosomal Errors", S. 1249–1250.
9 P. S. Bessman und Judith Swazey, „PKU – A Study of Biomedical Legislation", in: E. Mendelson, J. Swazey und I. Taviss (Hrsg.), *Human Aspects of Biomedical Innovation* (Cambridge, Mass.: Harvard University Press, 1971), S. 49–76. Die Programme für Massenuntersuchungen basieren auf den Guthrieschen Blutproben, d. h. das Blut wird auf einen hohen Phenylalaningehalt untersucht, der – falls gegeben – als ausschlaggebendes Symptom für diese Krankheit angesehen, d. h. als Beweis für die Krankheit genommen wird. Nach Bessman und Swazey ist der einzige eindeutige Indikator für PKU jedoch das Fehlen von Protein-Phenylalanin-Hydroxylase in der Leber. Da aber eine Leberbiopsie, ein umständliches und kostspieliges Verfahren, die einzige Möglichkeit ist, diesen Mangel festzustellen, wird der einfachere Guthrie-Test verwendet. Es gibt indes Belege, die einen expliziten Zusammenhang zwischen festgestelltem Säureüberschuß und Zurückgebliebenheit sowie Schweregrad der Zurückgebliebenheit verneinen. Das heißt, die Tests stellen zwar Erkrankungen fest, aber keineswegs immer zu Recht und mit Sicherheit. Mancher PKU-Fall wird gar nicht erkannt, während ein Normallfall mitunter als „falsche Positiv"-Reaktion erscheint. Der hohe Säurespiegel ist keine notwendige und hinreichende Bedingung für PKU, und trotzdem basiert die gesamte Behandlung auf seiner Existenz oder Abwesenheit.
10 R. Guthrie und S. Whitney, zitiert in: Joseph Cooper, „Creative Pluralism, Medical Ombudsman", Research in the Service of Man. Anhörungen vor dem Unterausschuß für Forschungsprojekte der Regierung des Senatsausschusses für Regierungsaktivitäten, 90. Kongressperiode, 1967, Bd. 62, S. 50. Material über die in dem Test steckenden Probleme und ihre Darlegung siehe Cooper, „Creative Pluralism, Medical Ombudsman", S. 46–66; ebenso Bessman und Swazey, „PKU – A Study of Biomedical Legislation", S. 49–76; „After Ten Years of PKU Testing, a Re-evaluation", in: *Medical World News*, 19. Nov. 1971, S. 43–44.
11 Charles Blumenfeld, zitiert in: Cooper, „Creative Pluralism, Medical Ombudsman", S. 51.
12 Vgl. z. B. Lawrence K. Altman, „Artificial Kidney Use Poses Awesome Questions", in: *New York Times*, 24. Okt. 1971.
13 Siehe Jane E. Brody, „How to Save Lives with a ‚Registry' ", in: *New York Times*, 19. Sept. 1971; Gloria Gonzales, „Computer Matches Kidneys in Newark Transplants", in: *New York Times*, 16. April 1972.
14 „Most Doctors and Teachers Are Not Equipped to Help", in: *Life Magazine* (Okt. 1972); Alan Charles, „The Case of Ritalin", in: *New Republic* 165 (23. Okt. 1971), S. 17–19; John Else und Alvin Ross, "A Communication", in: *New Republic* 164 (17. April 1971), S. 37–39; Robert Reinhold, „Rx For Child's Learning Malady", in: *New York Times*, 3. Juli 1970.
15 Erving Goffman, *Asylums: Essays on the Social Situation of Mental*

Patients and Other Inmates (New York: Doubleday + Co., 1961); Ronald Leifer, *In the Name of Mental Health: The Social Functions of Psychiatry* (New York: Science House, 1969), Thomas Szasz, *Ideology and Insanity: Essays on the Psychiatric Dehumanization of Man* (New York: Doubleday + Co., 1970).

16 Richard James, „Genetic Blueprint: Horror or Hope? " in: *Wall Street Journal*, 11. Nov. 1968.
17 James V. McConnell, Richard L. Cutler und Elton B. McNeil, „Subliminal Stimulation: An Overview", in: *American Psychologist* 13 (1958), S. 229—42; Donald P. Spence, „Subliminal Perception and Perpetual Defense; 2 Sides of a Single Problem", in: *Behavioral Science* 12 (1967), S. 183—193; Luther B. Jennings und Stephen G. George, „The Spence-Holland Theory of Subliminal Perception: A Reexamination", in: *Psychological Record* 20 (1970), S. 495—504.
18 Ronald M. Costell, Donald T. Lunde, Bert S. Kopell und William K. Wittner, „Contingent Negative Variation as an Indicator of Sexual Object Preference", in: *Science* 177 (25. Aug. 1972), S. 718—720.
19 Etzioni, *The Active Society*, (dt. *Die aktive Gesellschaft*). Jüngst ist ein Buch erschienen, das *Die aktive Gesellschaft* auch einem weniger wissenschaftlichen Publikum öffnet: Warren Breed, *The Self-Guiding Society* (New York: Free Press, 1971). Vgl. außerdem ein Textbuch das eine Reihe von Aufsätzen zu dieser Theorie enthält, (Hrsg.) Sarajane Heidt und Amitai Etzioni, *Societal Guidance* (New York: Thomas Y. Crowell Co., 1969).
20 Andere metaphysische und/oder ethische Positionen über Eugenik siehe Paul Ramsey, „Moral and Religious Implications of Genetic Control", in: John D. Roslansky (Hrsg.); *Genetics and the Future of Man* (New York: Appleton-Century-Crofts, 1966), S. 107—169; G.E.W. Wolstenholme und Maeve O'Connor (Hrsg.), *Ethics in Medical Progress With Special Reference to Transplantation*; herausgebracht von der Ciba Foundation (Boston, Mass.: Little, Brown and Co., 1966); Paul Ramsey, *The Patient as Person: Explorations in Medical Ethics* (New Haven, Conn.: Yale University Press, 1972); Louis Lasagna, *Life, Death and the Doctor* (New York: Alfred A. Knopf, 1968).
21 Vgl. z. B. O. Ruth Russell, „The Right to Choose Death", in: *New York Times*, 14. Feb. 1972; Robert S. Morison, „Death: Process or Event? " in: *Science* 173 (August 1971), S. 694—698; Leon R. Kass, „Death as an Event: A Commentary on Robert Morison". in: *Science* 173 (Aug. 1971), S. 698—702; David Hendin, *Death as a Fact of Life* (New York: Norton, 1973).
22 Bernard Barber, *Science and the Social Order* (New York: Collier Books, 1970 (Erstveröff. 1952), S. 299.
23 Anonymer Arzt, *Confessions of a Gynecologist*, S. 75.
24 *New York Times*, 26. Sept. 1970.
25 *Ibid.* 29. Sept. 1970.
26 Siehe Cooper, „Creative Pluralism, Medical Ombudsman", S. 46—66; Bessman und Swazey, „PKU — A Study of Biomedical Legislation", S. 49—76; „After Ten Years of PKU Testing", S. 43—44.
27 Peter Steinfels, „Is Science Stoppable? ' in: *Commonweal* 8, 2. Okt. 1970.
28 Weitere Information siehe „Should Science Have a Conscience? ' in: *Rockefeller Foundation Illustrated I* (Okt. 1972), S. 4—5.

Zweites Kapitel

1 James D. Watson, "Moving Toward the Clonal Man — Is This What We Want?" in: *Congessional Record-Senate*, 29. April 1971, S. 12751—12752; "Clonal Propagation", in: *Genetic Engeneering-Evolution of a Technological Issue*. Bericht des Ausschusses für Wissenschaft und Raumfahrt des Repräsentantenhauses an den Unterausschuß für Wissenschaft, Forschung und Entwicklung, 92. Kongressperiode, 2. Sitzung im November 1972, S. 21—22.
2 "Genetic Engineering in Man: Ethical Considerations", Leitartikel im *Journal of the American Medical Association* 220 (1. Mai 1972), S. 721. Weitere Berichte vgl. z. B. "Invit: The View from the Glass Oviduct", in: *Saturday Review*, 30. Sept. 1972; Walter Sullivan, "Implant of Human Embryo Appears Near", in: *New York Times*. 209. Okt. 1970.
3 Watson, "Moving Toward the Clonal Man", S. 12752.
4 "Invit."
5 Leon R. Kass, "Making Babies — the New Biology and the ‚Old' Morality", in: *The Public Interest* 26 (Winter 1972), S. 18—56.
6 R. G. Edwards und Ruth E. Fowler, "Human Embryos in the Lab". in: *Scientific American* 223 (Dez. 1970), S. 44—45.
7 Austin bezog sich hier auf Dr. Patrick Steptoe, den Chirurgen des Edwards-Teams, der gemeinsam mit Dr. Edwards diese neue Technik zur Eientnahme bei Frauen entwickelte.
8 Kass zitiert Dr. Donald Gould, den Herausgeber der englischen Zeitschrift, *The New Scientist*, der fragte: "Was geschieht mit den Embryos, die am Ende des Tages aussortiert werden — sollen sie den Ausguß hinunter?" Kass, "Making Babies", S. 32.
9 Paul Ramsey, "Shall We ‚Reproduce'? The Medical Ethics of In Vitro Fertilization", in: *Journal of the American Medical Association* 220 (5. Juni 1972), S. 1347.
10 *Ibid*.
11 Eine Erörterung über Verläßlichkeit und Grenzen verschiedener Tests siehe Jay Katz, (Hrsg.) *Experimentation with Human Beings* (New York: Russell Sage Foundation, 1972), passim, insbes. Renee C. Fox, "Experiment Perilous", S. 369—376; W. St. Symmers, Sr., "Not Allowed to Die". S. 709; Joseph D. Cooper, "Creative Pluralism — Medical Ombudsman", S. 986—992. Siehe auch Maureen Harris, (Hrsg.) *Early Diagnosis of Human Genetic Defects*, Fogarty International Center Proceedings 6, HEW Publications 1970, S. 72—75.
12 Kass, "Making Babies", S. 28.
13 Aber auch mit anderen Säugetieren sind Untersuchungen angestellt worden, M. C. Chang von der Worcester Foundation für experimentelle Biologie in Massachusetts hat mit Kaninchen gearbeitet; Joseph C. Daniel, Jr., Professor für Biologie an der Universität von Colorado, benutzte Kaninchen, Frettchen und Nerze, um die Entwicklung des Embryos bis kurz vor der Einnistung in den Uterus zu beobachten; Dr. Wesley Whitten vom Jackson Laboratorium in Bar Harbour und Dr. John Biggers von John Hopkins arbeiteten mit Mäuseeiern in vitro. Weitere Einzelheiten siehe bei Edward Grossman, "The Obsolescent Mother", in: *Atlantic* (Mai 1971), S. 39—50.
Von Dr. Luigi Mastroianni ist zu hören: "Ich meine, wir sollten uns schon sehr sicher sein, daß der Nachwuchs, den wir mit dieser Methode

bei Affen produzieren, normal sei, ehe wir so verwegen und kühn sein dürfen, uns an den Menschen heranzuwagen ... In unserem Labor gilt: ‚Untersuchen und erforschen wir die Sache erst einmal mit aller Sorgfalt bei Affen und stellen wir hier den Risikofaktor fest.'" Zitiert bei Victor Cohn, „Lab Growth of Human Embryo Raises Doubt of ‚Normality‘ ", in: *Washington Post*, 21. März 1971.
14 Zitiert bei Grossman, „The Obsolescent Mother", S. 45.
15 Siehe Anthony Shaw, „ ‚Doctor, Do We Have a Choice?' " in: *New York Times Magazine*, 30. Jan. 1972, S. 44, 52 u. 54.
16 Siehe Ramsey, „Shall We ‚Reproduce'?" S. 1346—1350. Ramsey schreibt: „Von Dr. Patrick Steptoe, Kollege von Dr. Edwards, wird berichtet, er habe gesagt, daß die Entscheidung, einen Embryo zu implantieren, solange sie auf Statistiken und Hoffnung basiert — einen Embryo, dessen Karyogramm zur Aufdeckung eines möglichen genetischen oder anderen Schadens als letzte Maßnahme vor der Implantation nicht gemacht werden darf, weil das damit verbundene Risiko weiterer schwerer Schäden zu groß ist —, ‚eine *mutige Entscheidung* verlangt'." Ramsey weiter: „Wenn, was ich für richtig halte, wir auf unsere Sprache in gleicher Weise achten würden, wie wir auf unsere Moral achten, dann hätte Dr. Steptoe seine Sprache schwer mißbraucht. Was er meinte, war ‚Tollkühnheit' des Handelns, die die Folgen für das Leben anderer außer acht läßt, und nicht ‚Mut' insofern, als man sich selbst auf Gefahren oder Widrigkeiten einläßt," S. 1347.
17 Norman Podhoretz, „Beyond ZPG", in: *Commentary* 53,5 (Mai 1972), S. 6.
18 *Ibid.*, S. 7.
19 Grossman, „The Obsolescent Mother", S. 46.
20 Watson, „Moving Toward the Clonal Man", S. 12751.
21 Alvin Toffler, *Future Shock* (New York: Random House, 1970), S. 177.
22 *Ibid.*, S. 177.
23 „Livestock: Sci-Fi on the Range", in: *Newsweek*, 4. Sept. 1972.
24 Jane E. Brody, „500 in the U. S. Change Sex in Six Years with Surgery", in: *New York Times*, 20. Nov. 1972.
25 Kass, „Making Babies", S. 30.
26 *Ibid.*, S. 31.
27 *Ibid.*
28 Eine sorgfältige Analyse des Experimentierens mit Menschen siehe Katz, *Experimentation with Human Beings*, ebenfalls Bernard Barber, John J. Lally, Julia L. Makarushka und Daniel Sullivan, *Research on Human Subjects* (New York: Russell Sage Foundation, 1973).
29 Kass, „Making Babies", S. 19.
30 *New York Post*, 22. Nov. 1972.
31 Siehe die *Attitudes Study*, in Auftrag gegeben von der WNBC-TV (Radio- und Fernsehgesellschaft), Mai 1972, S. 7.
32 Robert G. Edwards und David J. Sharpe, „Social Values and Research in Human Embryology", in: *Nature* 231 (14. Mai 1971), S. 87.
33 Siehe z. B. Edward Shils, „The Sanctity of Life", in: *Encounter* 28 (Jan. 1967), S. 39—49.
34 Kass, „Making Babies", S. 52.
35 Paul Ramsey, *Fabricated Man: The Ethics of Genetic Control* (New Haven, Conn.: Yale University Press, 1970), S. 1—60.

36 Kass, „Making Babies", S. 50.
37 Herman J. Muller, „Human Evolution by Voluntary Choice of Germ Plasm", in: *Science* 134 (8. Sept. 1961), S. 646.

Drittes Kapitel

1 Julian Huxley, „The Future of Man — Evolutionary Aspects", in Gordon Wolstenholme (Hrsg.), *Man and His Future* (Boston, Mass.: Little, Brown + Co., 1963), S. 17.
2 Bentley Glass, „Human Heredity and Ethical Problems", in: *Perspectives in Biology and Medicine* 15 (Winter 1972), S. 243.
3 Eine häufig zitierte Untersuchung von Dr. J. A. Fraser Roberts zeigt, daß die meisten Eltern ein geringes Risiko völlig ignorieren; ist das Risiko dagegen hoch, dann entscheiden sich 65 % gegen Kinder, weitere 15 % zögern mit ihrer Entscheidung, und nur 20 % sind fest entschlossen, Kinder zu bekommen. Siehe *British Medical Journal* 1 (1962), S. 587. Siehe außerdem Claire Leonard, Gary Chase und Barton Childs, "Genetic Counseling: A Consumer's View", in: *New England Journal of Medicine* 287 (31. Aug. 1972), S. 433—439.

Viertes Kapitel

1 Zu diesen Begriffen und ihren verschiedenen Definitionen siehe Edward Tatum, „Manipulating Genetic Change", in John Roslansky (Hrsg.), *Genetics and the Future of Man* (New York: Appleton-Century-Crofts, 1966), S. 49—60; Joshua Lederberg, „Experimental Genetics and Human Evolution", in: *Bulletin of the Atomic Scientists* 23,8 (Okt. 1966), S. 4—11; Irene Taviss, „Problems in the Social Control of Biomedical Science and Technology", in Everett Mendelson, Judith P. Swazey und Irene Taviss (Hrsg.), *Human Aspects of Biomedical Innovation* (Cambridge, Mass.: Harvard University Press, 1971), S. 28; Kurt Hirschhorn, „On Redoing Man" in: *Commonweal* (17. Mai 1968), S. 257—261; „Genetic Engineering: Evolution of a Technical Issue", S. 16.
2 Richard Juberg, „Heredity Counseling", in: *Nurse's Outlook* 14 (Jan. 1966), S. 28—33; D. Mechanic, *Medical Sociology: A Selective View* (New York: Free Press, 1968); Jacob J. Feldman, *The Dissemination of Health Information* (Chicago, Ill.: Aldine, 1966).
3 Robert Crain, Elihu Katz und Donald Rosenthal, *The Politics of Community Conflict* (New York: Bobbs-Merrill, 1969), S. 8; C. S. Rhyne und E. F. Mullin, *Fluoridation of Municipal Water Supply — Review of the Scientific and Legal Aspects* (Washington, D. C.: National Institute of Municipal Law Officers, 1952), Bericht Nr. 140; H. W. Butler, „Legal Aspects of Fluoridating Community Water Supplies", in: *Journal of the American Dental Association* 65 (Nov. 1962), S. 653—658.
4 Thomas McCorkle, *Social Science Knowledge of Fluoridation Controversies*. Pennsylvania Papers in Social Science for Public Health Workers I (Jan. 1963), S. 2; Crain, Katz und Rosenthal, *The Politics of Community Conflict*, S. 243—244.

5 „Genetic Counseling − A Conversation With Dr. Harvey Bender", in: *Correspondence* 6,3 (3. Feb. 1973).
6 William T. Vukowich, „The Dawning of the Brave New World − Legal, Ethical, and Social Issues of Eugenics", in: *University of Illinois Law Forum*, Ausgabe von 1971, S. 189.
7 Gerald Leach, *The Biocrats*, rev. Ausg. (Baltimore, Md.: Penguin Books, 1972), S. 137; *Genetic Engineering: Evolution of a Technological Issue*, S. 34−35.
8 M. Woodside, *Sterilization in North Carolina* (London: Geoffrey Cumberledge, 1950).
9 „The Law: IQ Test", in: *Newsweek*, 30. Okt. 1972.
10 Mario Biaggi, „Retarded Forgotten", in: *New York Times*, 19. Dez. 1972.
11 Leach, *The Biocrats*, S. 139−141.
12 „Population Policy", in Harwood Childs, übers., *The Nazi Primer: Official Handbook for Schooling the Hitler Youth* (New York: Harper + Brothers, 1938).
13 Bentley Glass, *Science and Liberal Education* (Baton Rouge: Louisiana State University Press, 1959), S. 51.
14 H. J. Muller in H. Hoagland und R. W. Burhoe (Hrsg.), *Evolution and Man's Progress* (New York: Columbia University Press, 1962), S. 35.
15 John B. Watson, *Behaviorism*, rev. Ausg. (Chicago: University of Chicago Press, 1962), S. 104.
16 Amitai Etzioni, „Human Beings Are Not Very Easy to Change, After All", in: *Saturday Review*, 3. Juni 1972, S. 45−47.
17 James F. Danielli, „Industry, Society, and Genetic Engineering", in: *The Hastings Center Report* 2,6 (Dez. 1972), S. 7.
18 Robert Ettinger, *Man into Superman* (New York: St. Martin's Press, 1972), S. 54−67.
19 Leach, *The Biocrats*, S. 124.
20 *Ibid.*
21 „... niemand zweifelt daran, daß ein moderner Sklavenstaat seine Klassentrennung mit Hilfe genetischer Kontrollen verstärken würde. Er könnte so aber erst verfahren, nachdem *zuvor* der Zustand der Sklaverei hergestellt ist ... Es trifft in der Tat zu, daß ich eine Steuerung meines Verhaltens mit Hilfe elektrischer Impulse an mein Gehirn fürchten würde, aber ... die Implantation von Elektroden lasse ich nur zu, wenn man mich mit der Pistole dazu zwingt: und die Pistole ist das Problem." Aus Joshua Lederberg, „Genetic Engineering, or the Amelioration of Genetic Defect", in: *The Pharos of Alpha Omega Alpha* 34 (Jan. 1971), S. 10.
22 Leach, *The Biocrats*, S. 96−99, 102−104.
23 M. Fox, *Canine Behavior* (Springfield, Ill.: Charles C. Thomas, 1965), S. 61.
24 Anonymer Arzt, *Confessions of a Gynecologist*, S. 74; und private Gespräche.
25 „An Abuse of Prenatal Diagnosis", Brief an die Redaktion des *Journal of the American Medical Association* 221,4 (24. Juli 1972), S. 408.
26 P. E. Lindahl, *Nature* 181 (1958), S. 784; V. N. Schröder und N. K. Koltsow, *Nature* 131 (1933), S. 329; M. J. Gordon, *Scientific American* 199 (1958), S. 87−94.
27 F. Unterberger, *Deutsche Medizinische Wochenschrift* 56 (1931), S. 304.

28 Leslie Aldrich Westoff und Charles F. Westoff, *From Now to Zero* (Boston, Mass.; Little, Brown + Co., 1971), S. 122.
29 Etwas später (1966) stellte John Peel in einer Stadt im Norden eine kontinuierliche Vorliebe für Knaben fest; von den 912 geplanten Kindern (seines Samples) sollten 491 Jungen und 423 Mädchen werden. Das ergibt zwar einen etwas geringeren Knabenüberschuß, als ich ihn anhand älterer Daten errechnet hatte, doch spiegeln meine Daten eher die Realität wider, während die Peelschen Daten aus einer atypischen liberalen Stadt stammen. Siehe John Peel, „The Hull Family Survey", in: *Journal of Biosociological Science* 2 (1970), S. 55–56.
30 Siehe z. B. anonymer Arzt, *Confessions of a Gynecologist*, S. 156. Siehe auch Leach, *The Biocrats*, S. 87.
31 S. J. Behrman, „Artificial Insemination" in S. J. Behrman und Robert W. Kistner, (Hrsg.), *Progress in Infertility* (Boston, Mass.: Little, Brown + Co., 1967).
32 „Sperm Banks Multiply as Vasectomies Gain Popularity", in: *Science* 176 (7. April 1972), S. 32.
33 Louis Harris, „The Life Poll", in: *Life*, 13. Juni 1969, S. 52.
34 *Ibid.*
35 *Ibid.*
36 Kongressprotokoll 117, Nr. 42 (24. März 1971), Senat, 1. Sitzung S. 1. Siehe auch Sissela Bok, „The Leading Edge of the Wedge", in: *The Hastings Center Report*, Nr. 3 (Dez. 1971), S. 9–11; Paul Ramsey, „The Wedge: Not So Simple", S. 11–12; und S. E. Luria, „Slippery When Wet", Proceedings of the American Philosophical Society, Bd. 116, Nr. 5 (Okt. 1972), S. 351–356.
37 Virginia Apgar und Joan Beck, *Is My Baby All Right?* (New York: Trident Press, 1972), S. 172.
38 Lederberg, „Genetic Engineering, or the Amelioration of the Genetic Defect", S. 9.
39 *Ibid.*
40 „Man's Humanity", in: *Saturday Review of Science* (Febr. 1973), S. 48.
41 Charles F. Westoff und Larry Bumpass, „The Revolution in Birth Control Practices of U.S. Roman Catholics", in: *Science* 179 (5. Jan. 1973), S. 41–44.
42 Westoff und Westoff, *From Now to Zero*, S. 336.
43 James R. Sorensen, „Research Proposal – Genetic Counselors: Professionals in Applied Human Genetics" (Princeton, N.J.: Princeton University, 1971), S. 6.
44 Leonard, Chase und Childs, „Genetic Counseling: A Consumers' View", S. 433.
45 Sorensen, „Research Proposal – Genetic Counselors", S. 7.
46 „Sickle-Cell Anemia: National Program Raises Problems as Well as Hopes", in: *Science* 178 (20. Okt. 1972), S. 283–286.
47 „Sickle-Cell Anemia: The Route From Obscurity to Prominence", in: *Science* 178 (13. Okt. 1972), S. 140.
48 *Ibid.*
49 *Ibid.*
50 „Cooley's Anemia: Special Treatment for Another Ethnic Disease", in: *Science* 178 (10. Nov. 1972), S. 592.
51 *Ibid.* S. 590–593.
52 *Ibid.*

Fünftes Kapitel

1 Barber, Lally, Makarushka und Sullivan, *Research on Human Subjects*.
2 Jean Heller, „Syphilis Victims in U.S. Study Went Untreated for 40 Years", in: *New York Times*, 26. Juli 1972.
3 „Kennedy Says 45 Babies Died in a Test", in: *New York Times*, 12. Okt. 1972.
4 *Ibid.*
5 Sir John Eccles, „Experiments on Man in Neurophysiology", in V. Fattorusso (Hrsg.), *Biomedical Science and the Dilemma of Human Experimentation* (Paris: Council for International Organizations of Medical Sciences, 1967), S. 22–23.
6 H. F. Wiese, A. E. Hanson und D. Adam, „Essential Fatty Acids in Infant Nutrition", Teil I, II und III, in: *Journal of Nutrition* 66 (1958).
7 *Wall Street Journal*, 22. Feb. 1973.
8 Zur Definition des Todes und den damit verbundenen Problemen siehe Morison, „Death: Process or Event?" S. 694–698; Kass, „Death as an Event: A Commentary on Robert Morison", S. 698–702; David White, „Death Control", in: *New Society* (30. Nov. 1972), S. 502–505; Warren T. Reich, „Dignity in Death and Life", in: *New York Times*, 16. Jan. 1973; O. Ruth Russell, „The Right to Choose Death", in: *New York Times*, 14. Feb. 1972; Hendin, *Death as a Fact of Life*.
9 Eine weitere Diskussion siehe David Daube, „Transplantation – Acceptability of Procedures and the Required Legal Sanctions", in: *Ethics in Medical Progress – With Special Reference to Transplantation* (Boston, Mass.; Little, Brown + Co., 1966), S. 198–199.
10 R. A. Spitz, „Hospitalism: An Inquiry into the Genesis of Psychatric Conditions in Early Childhood", in: *Psychoanalytic Study of the Child* 1 (1945), S. 53–74; R. A. Spitz, „Hospitalism: A Follow-up Report on Investigation Described in Volume I, 1945", in: *Psychoanalytic Study of the Child* 2 (1946), S. 113–117. Zahlreiche experimentelle Untersuchungen mit Tieren liegen vor, siehe z. B. S. Svomi, „Repetitive Peer Separation of Young Monkeys", in: *Journal of Abnormal Psychology* 81, 1 (Feb. 1973), S. 1–10.
11 Oliver Cope, „Breast Cancer – Has the Time Come for a Less Mutilating Treatment?" in: *Radcliffe Quarterly* 54, 4 (1970), S. 6–11; „The Breast-Cancer Debate", in: *Newsweek* 16. Nov. 1970, S. 121; Eileen Shanahan, „Women Unionists Back Equal Rights Plan; Doctor Alleges Unnecessary Surgery by Men", in: *New York Times*, 15. Sept. 1970; Jane E. Brody, „New Cancer Treatment View Scored", in: *New York Times*, 20. Mai 1971; S. Kaae und H. Johansen, „Breast Cancer; Five-Year Results: Two Random Series of Simple Mastectomy with Post-Operative Irridation versus Extended Radical Mastectomy", in: *American Journal of Roentgenology, Radium Therapy and Nuclear Medicine* 87 (1962), S. 82–88; B. Fisher, „The Surgical Dilemma in the Primary Therapy of Invasive Breast Cancer: A Critical Appraisal", in: *Current Problems in Surgery* (Okt. 1970), S. 3–53.
12 Zur Diskussion dieser Frage siehe Dr. George Crile, Jr., „Breast Cancer and Informed Consent", in: *Chicago Clinic Quarterly* 39, 2 (Sommer 1972), S. 57–59. Siehe auch sein Buch, *A Biological Consideration of Treatment of Breast Cancer* (Springfield, Ill.; Charles C. Thomas, 1967).

Anmerkungen zum 5. Kapitel 313

13 Crile, „Breast Cancer and Informed Consent", S. 59.
14 Jerry Bishop, „The Heart Transplant Advances at Stanford but Halts Elsewhere", in: *Wall Street Journal*, 4. Dez. 1972; Harold Schmeck, „Experts Say Human Organ Transplants Are at Level Below What Doctors Would Like", in: *New York Times*, 26. Sept. 1972.
15 Bishop, „The Heart Transplant Advances at Stanford but Halts Elsewhere"; Schmeck, „Experts Say Human Organs Are at Level Below What Doctors Would Like"; „Kidney Transplants: How to Save Life With a Registry", in: *New York Times*, 19. Sept. 1971.
16 John A. Clausen, „Mental Disorders", in: Robert K. Merton und Robert Nisbet (Hrsg.), *Contemporary Social Problems* (New York: Harcourt Brace + World), S. 137.
17 H. Basowitz, H. Persky, S. Korchin und R. Grinker, *Anxiety and Stress* (New York: McGraw-Hill, 1955), S. 12–13.
18 Siehe Barbara Seaman, *Free and Female* (New York: Cowar, McCann + Geoghegan, 1972), S. 140–147; Willard Gaylin, „The Patient's Bill of Rights", Leitartikel in: *Saturday Review of Science* (März 1973), S. 22.
19 Edward M. Kennedy, *In Critical Condition — The Crisis in America's Health Care* (New York: Simon + Schuster, 1972).
20 Zena Stein, Mervyn Susser und Andrea V. Guterman, „Screening Program for Prevention of Down's Syndrome", in: *The Lancet* (10. Feb. 1973), S. 305–310. Vgl. verschiedene Berichte, nicht alle gleichermaßen optimistisch, in Maureen Harris (Hrsg.), *Early Diagnosis of Human Genetic Defects* (Washington, D.C.: U.S. Government Printing Office, 1970).
21 Privates Gespräch.
22 Siehe Barbara Seaman, „Do Gynecologists Exploit Their Patients? " in: *New York Magazine* (14. Aug. 1972), S. 47–54; „Vaginal Infections", in: *Up From Under* I (Winter 1971–72), S. 23–28; Seaman, *Free and Female*, S. 139–182; „The Yogurt Cure", in: *Newsweek*, 18. Dez. 1972; Ellen Frankfort, *Vaginal Politics* (New York: Quadrangle, 1972); Susan Bondurant, „It's All Right, Doc — I'm Only Dying", in: *Rough Times* (West Somerville, Mass.: The Radical Therapist, Inc. 1972), S. 10; „The Male-Feasance of Health", in: *Health-Pac* (New York: Health Policy Advisory Center, Inc., March 1970); Eileen Shanahan, „Women Unionists Back Equal Rights Plan: Doctor Alleges Innecessary Surgery by Men", in: *New York Times*, 15. Sep. 1970; Glenda Adams, „Natural Childbirth: Just Another Shuck", in: *Village Voice* (30. Sept. 1970); „Surviving the Hospital", in: *Rough Times* (West Somerville, Mass.: The Radical Therapist, Inc. 1972); „Women, Medicine, and Capitalism", in: *Our Bodies, Our Selves* (Boston Women's Health Course Collective, 1971), S. 134–136; Betty Friedan, „Up From the Kitchen Floor", in: *New York Times Magazine* (4. März 1973), S. 8–9; Diana Scully und Pauline Bart, „A Funny Thing Happened on the Way to the Orifice: Women in Gynecology Textbooks", in: *AJS* 78, 4 S. 1045–1050.
23 Anonymer Arzt, *Confessions of a Gynecologist*, S. 157; Leach, *The Biocrats*, S. 87.
24 „Children of Incest", in: *Newsweek*, 9. Okt. 1972.
25 Den Bericht einer Mutter darüber, daß „der Neurochirurg die Entscheidung getroffen hat", ihr mißgebildetes, neugeborenes Baby zu operieren, siehe Luree Miller, Brief an die Redaktion, in: *Commentary* (Okt. 1972), S. 28.

26 Seaman, *Free and Female*, S. 140–147; Gaylin, „The Patient's Bill of Rights".

Sechstes Kapitel

1 Die Daten stammen aus Charles F. Westoff, „Modernization of U.S. Contraceptive Practice", in: *Family Planning Perspectives* 4, 3 (Juli 1972), S. 10.
2 Westoff und Westoff, *From Now to Zero*, S. 53–54. Siehe auch Christopher Tietze, „Intra-Uterine Conception", in: Stewart Marcus und Cyril Marcus (Hrsg.), *Advances in Obstetrics and Gynecology* I (1967), S. 486–593.
3 Westoff und Westoff, *From Now to Zero*, S. 324–330.
4 Robert G. Potter und James M. Sakoda, „A Computer Model of Family Building Based on Expected Values", in: *Demography* 3 (1966), S. 450–461.
5 W. H. Inman und M. P. Vessey, „Investigation of Deaths from Pulmonary, Coronary and Cerebral Thrombosis and Embolism in Women of Child-bearing Age", in: *British Medical Journal* 2 (27. April 1968), S. 199.
6 M. P. Vessey und Richard Doll, „Investigation of Relation Between Use of Oral Contraceptives and Thromboembolic Disease", in: *British Medical Journal* 2 (27. April 1968), S.,203.
7 Alan F. Guttmacher, *Pregnancy, Birth and Family Planning* (New York: Viking Press, 1973), S. 227–278.
8 Westoff und Westoff, *From Now to Zero*, S. 92.
9 *Ibid.* S. 86–116.
10 *Ibid.* S. 94.
11 *Ibid.* S. 97.
12 *Ibid.* S. 96–99.
13 *Ibid.* S. 99; Seaman, *Free and Female*, S. 232, 229–231.
14 Westoff und Westoff, *From Now to Zero*, S. 100; Seaman, *Free and Female*, S. 232.
15 Seman, *Free and Female*, S. 232.
16 *Ibid.* S. 232.
17 Westoff und Westoff, *From Now to Zero*, S. 52.
18 *Ibid.* S. 101.
19 *Ibid.* S. 101–102.
20 Seaman, *Free and Female*, S. 221.
21 Leach, *The Biocrats*, S. 29.
22 Arthur Frank, Arzt, und Stuart Frank, Arzt, *The People's Handbook of Medical Care* (New York: Random House, 1972), S. 305.
23 Über die unterschiedliche Art der Benutzung siehe Westoff, „The Modernization of U.S. Contraceptive Practice", S. 12.
24 Westoff und Westoff, *From Now to Zero*, S. 99.
25 Morton Mintz, „Drug Official Cited Danger of Pill in 1971", in: *Washington Post*, 10. Dez. 1972.
26 Leach, *The Biocrats*, S. 29.
27 Westoff und Westoff, *From Now to Zero*, S. 99.
28 Weitere Ausführungen hierüber siehe Salhanicks Buch, *Metabolic*

Effects of Gonadal Hormones and Contraceptive Steroids (New York: Plenum Press, 1969).
29 „Birth Control: Current Technology, Future Prospects", in: *Science* 179 (23. März 1973), S. 1222.
30 *Ibid.*
31 G. Barsy und I. Sarkany, *Journal Demografia* 6 (1963), S. 427—467; K. Miltenyi, *Journal Demografia* 7 (1965), S. 73—87; Y. Moriyama et al. „Harmful Effects of Induced Abortion", in: *Family Planning* (Tokio: Family Planning Federation of Japan, Subcommittee on the Study of Induced Abortion, 1966), S. 64—73; Charles Wright, Stuart Campbell und John Beazley, „Second-Trimester Abortion After Vaginal Termination of Pregnancy", in: *The Lancet* 1 (10. Juni 1972), S. 1278—1279.
32 A. Kotasek, *International Journal of Gynecology and Obstetrics* 9 (1971), S. 118.

Siebtes Kapitel

1 Iwan Illich, „Planned Poverty: The End Result of Technical Assistance", in: *Celebration of Awareness* (New York: Doubleday, 1970), S. 162.
2 *Ibid.* S. 163.
3 Jane E. Brody und Edward B. Fiske, „Ethics Debate Set Off by Life Science Gains", in: *New York Times*, 28. März 1971.
4 *Ibid.*
5 Die Zahlen stammen von Dr. Vernal Cave, zitiert in Philip H. Dougherty, „Advertising: City to Begin VD Campaign", in: *New York Times*, 28. Jan. 1972.
6 Unveröffentlichte Daten des National Center for Health Statistics, zitiert bei Harold Schmeck, „Research Funds and Disease Effects Held Out of Step", in: *New York Times*, 10. Feb. 1973.
7 John J. Fried, „The Bloody Pressure on 22 Million Americans", in: *New York Times Magazine*, 25. Feb. 1973.
8 Edward Kennedy, *In Critical Condition — The Crisis in America's Health Care* (New York: Simon + Schuster, 1972).
9 *Ibid.* S. 155.
10 *Ibid.* S. 162.
11 *Ibid.* S. 13, 15.
12 Barber, *Science and the Social Order*, S. 299.

Nachschrift

1 Robert Rosenthal, *Experimenter Effects in Behavioral Research* (New York: Appleton-Century-Crofts, 1966), S. 161. Weiteres über die Folgen einer Etikettierung siehe Amitai Etzioni, „The Stigma of Names and the Case of Local TV Programming Seen in Perspective: Thou Shalt Not Label", in: *Human Behavior* I (Sept./Okt. 1972), S. 6—7.
2 Rosenthal, *Experimenter Effects in Behavioral Research*, S. 411.
3 *Journal of the American Medical Association* 222, 2 (9. Okt. 1972); siehe auch Burke, „The XYY Syndrome", S. 261—284; Telfer et al. „Incidence of Gross Chromosomal Errors", S. 1249—1250.

4 „Sickle-Cell Anemia: The Route From Obscurity to Prominence", S. 138.
5 *Ibid*. S. 138—139.
6 V. Cohn, „Disease Publicity Raises Problems"; in: *Washington Post*, 12. Nov. 1972; Sickle-Cell Anemia: The Route From Obscurity to Prominence", S. 141.
7 Cohn, „Disease Publicity Raises Problems"; „Sickle-Cell Anemia: The Route From Obscurity to Prominence", S. 141.
8 Jane E. Brody, „Problems Seen in Genetics Tests", in: *New York Times*, 25. März 1972.
9 *Newsweek*, 26. März 1973; Apgar und Beck, *Is my Baby All Right?* S. 206—207.
10 Erst vor ganz kurzer Zeit hat eine einzige Luftfahrtgesellschaft — die United Airlines — entschieden, daß Schwarze des Sichelzell*merkmals* wegen nicht von der Anstellung als Kopiloten auszuschließen sind, was allerdings für die Sichelzellkrankheit nicht gilt. *Wall Street Journal* 27. März 1973.
11 Gaylin, „The Patient's Bill of Rights", S. 22.
12 News Release of the Medical Society of the State of New York (11. Jan. 1973).
13 *Ibid*.
14 Jane E. Brody, „Hospitals Prepare for 1,6 Million Abortions Annually", in: *New York Times* (28. Jan. 1973).
15 *Ibid*.
16 Siehe Yukio Manabe, „Danger of Hypertonic-Saline-Induced Abortion", Brief an die Redaktion, in: *Journal of the American Medical Association* 210, 11 (15. Dez. 1969), S. 2091.
17 Brody, „Hospitals Prepare for 1,6 Million Abortions Annually".
18 Siehe Laurie Johnston, „Abortion Clinics in City Face Rising Competition", in: *New York Times*, 19. März 1973.
19 Bernard Barber, *The Problems of Human Experimentation*. Anhörungen vor dem Senatsunterausschuß für Gesundheit des Senatsausschusses für Arbeit und Soziales, 93. Kongressperiode, 8. März 1973.
20 Jay Katz, Eingangserklärung. Anhörungen vor dem Unterausschuß des Senats für Gesundheit des Senatsausschusses für Arbeit und Soziales, 93. Kongressperiode, 8. März 1973.

Personenregister

Austin, Colin R., 38—40, 42, 45—47, 72—86, 88—95, 171, 228

Barber, Bernard, 57, 81, 169, 248
Bearn, Alexander, 220
Bellin, Lowell E., 224
Bender, Harvey, 131
Bennis, Warren G., 26
Bhabha, Homi Jehangir, 32
Biaggi, Mario, 134
Bordelon, Marvin, 61

Callahan, Daniel, 68, 237
Case, John, 94, 144, 152, 188, 192—195, 197
Clark, Kenneth B., 31
Clemenceau, Georges, 57
Coleman, James S., 24, 138
Crile, George, Jr., 183

Davis, Kingsley, 280—281
Dooren, L. J., 173—175, 176, 179—185
Dubos, René, 217
DuVal, Merlin K. 68

Edwards, R. G., 73—74, 81, 90, 92, 94
Etzioni, Amitai, 38—39, 43—44, 47—48, 55, 63—66, 117—118, 122, 217, 271

Fliedner, T. M., 42—46, 123, 176—183, 216
Florkin, Marcel, 123
Fowler, Ruth E., 90
Fraser, George, 39, 41, 89—90, 109—117, 121, 128, 130

Gaylin, Willard, 243
Gellhorn, Alfred, 22—23, 26—33, 39, 43—45, 47—48, 69, 73, 88—89, 91, 122—123, 215, 217, 227, 229, 234
Glass, Bentley, 100, 137, 139, 143
Glazer, Nathan, 25
Goddard, Brian, 39
Gordon, M. J., 273

Hafez, E.S.E., 86
Hamburger, Jean, 55—56, 69, 123, 168, 179—180, 227—228
Herrnstein, Richard J., 25, 138
Herzog, Marie-Pierre, 121, 220
Huxley, Julian, 100, 107

Illich, Ivan, 216

Jasper, Herman, 69
Jensen, Arthur R., 25, 138

Kahn, H., 275
Kass, Leon, 68, 73, 75, 80, 89—91, 95, 97
Katz, Jav, 249
Kennedy, Edward, 202—225, 248
Kennedy, John F., 158
Klein, David, 39, 53—55, 220
Kolstov, N. K., 273
Kornberg, Arthur, 67
Kristol, Irving, 25

Lamy, Maurice, 39, 86, 118, 220
Lawton, Stephen, 69
Lederberg, Joshua, 62—64, 87, 144, 159
Lejeune, Jérôme, 83, 85, 171, 193
Lindahl, P. E., 272

Luria, Salvador, 32

Marx, Karl, 52
Miller, Henry, 48, 188−192, 220−223
Moltmann, Jürgen, 39, 48−55, 69, 119, 141, 175
Mondale, Walter, 67−69, 234, 236, 248, 266
Muller, Hermann J., 23−24, 107, 137, 139, 143, 275

Nathanson, Bernard, 246
Neel, J. V., 115

Perutz, Max, 73
Petrucci, Daniele, 77−78
Podhoretz, Norman, 85

Ramsey, Paul, 73, 77
Reichardt, Robert, 42
Rogers, Paul, Jr., 69
Rosenthal, Robert, 238
Rubinoff, Lionel, 61

Salhanick, Hilton A., 93, 199−200, 202−203, 205, 209, 211−214
Schiffer, Morton A., 246
Schröder, V. N., 272−274

Seaman, Barbara, 205
Seemanova, Eva, 196
Slater, Philipp E., 26
Steinberg, Arthur G., 83, 101−109, 114, 116, 120, 128, 130, 184−185
Steinfels, Peter, 66, 236
Steptoe, P. C., 74

Tanenbaum, Marc H., 60
Tietze, Christopher, 214
Trussell, Ray E., 224

Unterberger, F., 273

Vaux, Kenneth, 61

Wallace, Bruce, 161
Wallich, Henry, C., 67
Watsons, James D., 67, 73, 86, 137, 154
Weber, Hans-Ruedi, 61
Wechsler, James, 169
Westoff, Charles F., 204, 207−208
Westoff, Leslie Aldrich, 204, 207−208
Wiener, A. J., 275
Winston, S., 277, 279
Witschi, E., 272

Sachregister

Abstempelung
  Rosenthal-Experimente 238–240
  von Opfern der Sichelzellanämie 239
  von XYY-Opfern 238–239
Abtreibung 37, 54, 102, 105, 109, 111, 125, 147, 163
  als Geburtenkontrolle 209, 213
  Gefahren 214, 245
  Moral 213–214
  Oberster Gerichtshof, Urteile 171
  selektive Abtreibung 110–112
Adoption 75, 91–92, 99, 112, 121–122, 132
Ärzte
  Autoritarismus 189
  Bewußtsein der Kostenfrage 217
  „guter Glaube" 189
  individualistisch orientiert 100–101
  Orientierungshilfen bei der klinischen Forschung 262–265
  Reglementierung 33, 56, 231–232
  Verantwortung 49–50
  Vergabe von Mitteln 220–221
American Jewish Committee 60
Amerikanische Psychologische Gesellschaft 31
Amniozentese 27, 37, 80, 99, 102–103, 110, 125, 128, 147, 163
  Moral 193
  Sicherheit 193

Bevölkerungs-Nullwachstum
  Folgen für die Altersverteilung 164

„Bill of Rights" des Patienten 241–244, 257–259

Council for International Organizations of Medical Sciences (CIOMS) 16, 17
  Resolution 229–230
Council on Theological Education and the Commission on Ecumenical Mission and Relations of the United Presbyterian Church 60

Ehe
  zwischen Geistesschwachen 136
  Rassenvermischung 132–136
Embryo-Implantation 78, 86–87, 146
Erklärung der allgemeinen und besonderen Rechte von geistig Zurückgebliebenen 85
Eugenik, siehe Genetische Therapie; Züchten
Euthanasie 84–85
E-Wellen und sexuelle Abweichung 35
Experimente mit Menschen 89–90, 169–170, 189–192, 249
  informierte Zustimmung 171–172
  Tuskegee-Experiment 169

Familie
  künstliche Befruchtung als Ehebruch 152
  Unantastbarkeit 97–98, 131–133
Fötus
  Experimente 172
  Rechte 81–82, 83–85
  Schwangerschaftsvorsorge 255–256

Fötus
  siehe auch Abtreibung; Leben, Definition
Food and Drug Administration (FDA) = Nahrungs- und Arzneimittelbehörde 68, 129, 162, 205

Geburtenkontrolle
  Beurteilung 199—210
  in Indien 32
  Methoden
    Abtreibung 209, 213
    Diaphragma 207—210
    Gefahren 202—204, 209—213, 251—254
    IUP 201, 207
    orale Kontrazeptiva 50, 54, 202—213
    Politik 205—206, 213
    Verzicht auf Nachkommen 112—113
    Warnung der FDA 205
Gen-Diagnose
  ethische und soziale Probleme 292—302
  heterozygote Träger 26
  Massachusetts-Gesetz 164
  Report des Institute of Society, Ethics and Life Sciences 237—240
  vor der Ehe 111—112
Genetisch bedingte Erkrankungen
  Bluter-Krankheit 103, 113, 119
  Cooleysche Krankheit 141, 169, 239
  Diabetes 115
  Dysautonomie 240
  Huntingtonsche Krankheit 159
  Immunitätsmangel 173—183
  Klinefeltersches Syndrom 27, 103, 125
  Muskeldystrophie 64, 119
  Parkinsonsche Krankheit 31
  Phenylketonurie (PKU) 11, 29, 65, 110, 128—129, 237
  Retinablastom 109
  Sichelzellanämie 107, 141, 164
    Diagnose 90
    gesetzlich vorgeschriebene Untersuchung (Massachusetts) 239

Genetisch bedingte Erkrankungen
  Tay-Sachssche Krankheit 141, 164, 239
  Turnersches Syndrom 27, 103
  Zystische Fibrose 107, 141, 240
Genetische Beratung
  Berater 118—119
  prospektive 111
  Ratsuchende 117—118
  retrospektive 110—111
  Verbreitung 169—170
  Wirksamkeit 117, 118
  Zweck 117, 120
Genetische „Planung" 13
Genetische Therapie
  freiwillig versus obligatorisch 127
  gesellschaftliche 131—135
  individuelle 127—130
  Ziele 125—126
  Zwangsmaßnahmen 131—132, 154, 157
Gen-Pool, siehe „Verunreinigung des Pools"
„Gen-shopping" (Gen-Kauf) 145, 147
Geschlechtswahl 11, 18, 35—36, 58—59, 126, 148, 271—272
  Methoden 147—148, 272—274
  Praktizierung 274—279
  soziale Folgen 149, 278—281
Gesellschaftliche Lenkung 15, 33, 37—38
  Active Society, The 37
  Keynessche Theorie 38
  und Technologie 160—161
Gesundheitsversorgung
  des Fötus 255—256
  Situation in den USA 224—225

„Informierte Zustimmung"
  zur chirurgischen Behandlung 183—184
  von Eltern zur Behandlung ihrer Kinder 174—175, 178, 182
  des Spenderkindes 174—175
  zur Typisierung zu Transplantationszwecken 184—185
  von Versuchspersonen 172—173

Institute of Society, Ethics and Life Sciences 68
In vitro 72, 73—81, 84—86, 90, 154, 160
  Risiken 79—81, 93—94
IQ
  biologische Konzeption 24—25, 138—140
  edukationalistische Konzeption 25, 137—138
  Folgen von in vitro und Amniozentese 93—94

Klonen 12, 23, 72, 87, 154—155
Kommission für Gesundheit und Ethik 37—38, 51, 69, 88, 123, 129, 171, 225—233, 248—250
Kontrollorgane zur Einhaltung fachlicher Normen, siehe Medizinische Kontrollorgane
Krebs
  Brust 183—184
  Forschung 47—48, 89
Künstliche Befruchtung 23, 68, 78, 98, 106, 112—113, 126, 163
  als Ehebruch 152
  ethische Probleme 150
  Haltung der Öffentlichkeit 151—152
  psychische Probleme 150
  als unbeabsichtigter Inzest 195—196
  zu Zuchtzwecken 142

Laparaskopie 75—76, 79
Leben
  Definition 171—172
  „Lebensfähigkeit" des Fötus 171
  Unantastbarkeit 94—96
  siehe auch Abtreibung, Moral; Fötus, Rechte

Medikamente
  Dexedrin 32
  Dopamin 31
  LSD 36, 282
  Ritalin 32
  verhaltensmodifizierende 32
Medizinische Kontrollorgane 246—247

Mondale-Vorlage, siehe Nationale Beratungskommission für Fragen der Gesundheit, Wissenschaft und Gesellschaft
Mongolismus 11, 27, 28, 54, 85, 125, 147
  pränatale Diagnose 155
  Wahrscheinlichkeit 155
Moralisches Ausgleiten 157—158
Moralische Tabus 62

Nationale Beratungskommission für Fragen der Gesundheit, Wissenschaft und Gesellschaft (Mondale-Vorlage) 233—236, 266—270
Nationale Kommission für biomedizinische Forschungsethik 248
Nazistische Rassenhygiene 24
Nieren
  Dialyse 51
  Verpflanzung 11, 14, 30, 31, 51

Recht auf Information
  über alternative Behandlungsweisen 182—184
  über Amniozentese 193—194
  über die Anti-Baby-Pille 206, 208—210
  über Experimente 189—191
  über den Spender bei künstlicher Befruchtung 195—196
Recht auf Zustimmung
  zu „heroischen Bemühungen" 170
  zur medizinischen Behandlung 182—185

Spermabank 23, 151
Staatliche Akademie der Wissenschaften 68
Staatliche Gesundheitseinrichtungen 61
Staatliche Sonderkommission für Genetik 62—63, 64—65, 66—67
Sterilisation
  freiwillig 131
  zwangsweise 132, 136

Tod
  freie Entscheidung über den Zeitpunkt 52—53
  Definition 52—53, 170, 260—261
  „heroische Maßnahmen" 30, 170
  siehe auch Euthanasie

UNESCO 17, 22, 39, 43
Unfruchtbarkeit
  Hormonbehandlung 75—78
  siehe auch Adoption; In vitro; Künstliche Befruchtung und Spermabank
United States Catholic Conference 61
Unterschwellige Kommunikation 34

Vereinigung für Geburtenkontrolle 32
Vergabe von Mitteln
  durch Ärzte 220—221
  von Geldmitteln 46, 216—218, 223
  von Organen 31, 51, 55, 168—169, 186—187
Verpflanzung
  Mangel an Organen 186
  Spender 184—186
  siehe auch Nieren, Verpflanzungen; Vergabe von Organen
„Verunreinigung des Gen-Pools" 100—123
  Auswirkungen von Abtreibung 105—106, 112
  Auswirkungen des Alters 113—114
  Auswirkungen von künstlicher Befruchtung 112—113
  Genetischer Pool 101—106
  Mutationsrate 103—108, 110, 134—135

Weltgesundheitsorganisation (WHO) 17, 43, 55
Weltkirchenrat 50
Wissenschaftler
  Verantwortung 40—41, 43—44, 47—48
Wissenschaftliche Forschung
  angewandte 45—46
  Grundlagenforschung 41, 45—47
  Moral des Experiments 189—190
  Orientierungshilfen bei der klinischen Forschung 262—265
  Reglementierung 35—36, 39—44, 56—58, 60, 68—69, 88, 283, 288—290
    in Israel 37
    durch die Katholische Kirche 37
  und Technologie 286—288

XYY 12, 27, 28
  Abstempelung 238—239
  Abtreibung 132

Züchten
  Eugenik 126
  Euphenik 126
  Eutelgenese 126
  freiwilliges Züchten 131, 141
  genetische Chirurgie 126
  gesellschaftliches Züchten 136—145
  individuelles Züchten 145—153
  Inzucht 146
  menschliche Kreuzungen 140
  selektives Züchten 136
  staatliche Regelung 123
  Zwangsmaßnahmen 132, 136, 144, 153
    Kastration 136

Fundierte Information:
Voraussetzung für sachgerechtes Urteilen

Fritz Croner
Die deutsche Tradition
Über die Schwierigkeit,
Demokratie zu leben
1975. 266 Seiten. Gebunden

Dick Leurdijk
**Eine Welt —
Eine Zukunft**
Mit den Armen teilen?
1977. 144 Seiten. Folieneinband

Timothy W. Mason
Sozialpolitik im Dritten Reich
Arbeiterklasse und Volksgemeinschaft
1977. 372 Seiten. Folieneinband

Alf Mintzel
Geschichte der CSU
Ein Überblick
1977. ca. 280 Seiten. Folieneinband

Helmut Schelsky
Die Arbeit tun die anderen
Klassenkampf und Priesterherrschaft
der Intellektuellen
2., erw. Auflage 1975. 447 Seiten.
Gebunden

Die Zukunft des Wachstums
Kritische Antworten zum Bericht
des ‚Club of Rome'
Herausgegeben
von Henrich von Nussbaum
1973. 352 Seiten. Folieneinband

 Westdeutscher Verlag

Die Zukunft ist noch nicht verspielt.

Wir haben nur Zukunft

1977. 358 Seiten
Format: 15,5 X 22,6 cm

ISBN 3-531-11391-7

Der neue Bericht an den **Club of Rome** ist der praxisnahe Entwurf für eine grundlegende »Reform der internationalen Ordnung«. Unter Leitung des Nobelpreisträgers Jan Tinbergen haben 21 internationale Experten realisierbare Vorschläge zur Lösung der dringlichsten Probleme der Menschheit erarbeitet. Sie fordern fundamentale Änderungen der politischen, wirtschaftlichen, sozialen und kulturellen Verhältnisse im internationalen System und in den Ländern der Ersten, Zweiten und Dritten Welt. Konkrete Aktionsvorschläge gelten den Bereichen Abrüstung, Einkommensverteilung, menschliche Umwelt, Nahrungsmittelproduktion, Energie und Rohstoffressourcen, Industrialisierung, technologische Entwicklung, internationale Währungsordnung, Transnationale Unternehmen und Verwaltung der Meere.

Der Bericht ist ein neuer Anstoß für den notwendigen Dialog zwischen Öffentlichkeit, Bürgern, Politikern und Experten. Nur durch schnelles, entschlossenes Handeln können wir unsere und der Menschheit Zukunft sichern. Richtung und Ziele des Handelns weist dieses Buch.

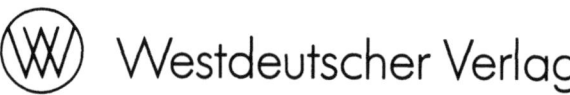 Westdeutscher Verlag

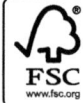

MIX
Papier aus verantwortungsvollen Quellen
Paper from responsible sources
FSC® C105338

If you have any concerns about our products,
you can contact us on
ProductSafety@springernature.com

In case Publisher is established outside the EU,
the EU authorized representative is:
**Springer Nature Customer Service Center GmbH
Europaplatz 3, 69115 Heidelberg, Germany**

Printed by Libri Plureos GmbH
in Hamburg, Germany